U0251726

牙髓显微外科治疗技术
MICROSURGICAL ENDODONTICS

牙髓显微外科治疗技术

MICROSURGICAL ENDODONTICS

（意）阿纳尔多·卡斯泰卢奇　主　编
（Arnaldo Castellucci）

阙克华　屈铁军　主　译

毕　成　江　喆　副主译

北方联合出版传媒（集团）股份有限公司

辽宁科学技术出版社

沈阳

图文编辑

刘 菲 刘 娜 康 鹤 肖 艳 王静雅 纪凤薇 刘玉卿 张 浩 曹 勇

This edition of Microsurgical Endodontics is published by arrangement with EDRA SpA.
The author: Arnaldo Castellucci, ISBN 978-88-214-4930-7
All rights reserved.

©2021，辽宁科学技术出版社。
著作权合同登记号：06-2019第110号。

图书在版编目（CIP）数据

牙髓显微外科治疗技术 /（意）阿纳尔多·卡斯泰卢奇
（Arnaldo Castellucci）主编；阙克华，屈铁军主译. —沈阳：
辽宁科学技术出版社，2021.6
　ISBN 978-7-5591-1857-8

　Ⅰ. ①牙… 　Ⅱ. ①阿… ②阙… ③屈… 　Ⅲ. ①牙髓病—
显微外科学 　Ⅳ. ①R782.1

中国版本图书馆CIP数据核字（2021）第035457号

出版发行：辽宁科学技术出版社
　　　　　（地址：沈阳市和平区十一纬路25号　邮编：110003）
印 刷 者：上海利丰雅高印刷有限公司
经 销 者：各地新华书店
幅面尺寸：210mm×285mm
印　　张：19.25
插　　页：4
字　　数：385千字
出版时间：2021年6月第1版
印刷时间：2021年6月第1次印刷
策划编辑：陈　刚
责任编辑：殷　欣　苏　阳　金　烁
封面设计：袁　舒
版式设计：袁　舒
责任校对：李　霞

书　　号：ISBN 978-7-5591-1857-8
定　　价：398.00元

投稿热线：024-23280336
邮购热线：024-23280336
E-mail:cyclonechen@126.com
http://www.lnkj.com.cn

作者简介
The Author

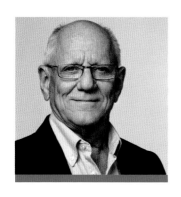

阿纳尔多·卡斯泰卢奇（Arnaldo Castellucci）

阿纳尔多·卡斯泰卢奇博士于1973年毕业于意大利佛罗伦萨大学医学专业，1977年，他在同一所大学主修牙科。1978—1980年，他参加了美国波士顿大学的牙髓病学继续教育课程，并于1980年在Herbert Schilder教授的牙髓病科工作了4个月。从那时起，他专注于牙髓病治疗领域。

他是意大利牙髓病学学会S.I.E.（Italian Endodontic Society）的前任主席，也是欧洲牙髓病学学会E.S.E.（European Society of Endodontology）的正式成员，1981—1983年，担任欧洲牙髓病学学会秘书。自1985年以来，他是美国牙髓病学医师学会的正式成员。1990—1992年，他担任国际牙髓病学学会联合会主席。他是卡利亚里大学牙科学院的牙髓病学助理教授和那不勒斯费德里科第二大学口腔外科专业的显微外科牙髓病学教授。

他曾是《The Italian Endodontic Journal》《The Endodontic Informer》的编辑、Warm Gutta-Percha Study Club创始人和主席、《Endo Tribune》的主编以及《Endodontic Practice》《Endodontic Practice US》杂志的编辑顾问。他是佛罗伦萨牙髓显微培训中心的创始人和主席，在那里他教授非手术和牙髓显微外科治疗的实践课程。他在最负盛名的《牙髓病学》杂志上发表了60多篇文章。1993年，他出版了由Martina编辑的《EndodonziA》，该书于2004年被更新并翻译成英文，书名为《EndodonticS》。他为第7版《Ingle's Endodontics》教材撰写了"根管充填"一章，为Springer主编的《恒牙列中的根管解剖学》一文撰写了"牙内解剖与根管充填"一章。他是国际讲师，不仅在意大利而且在全世界50多个国家发表过演讲。

可以通过castellucciarnaldo@gmail.com或通过其网站www.endocastellucci.com与他联系。

编委名单
Co-Authors

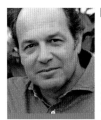

Massimo Gagliani MD, DDS

Active on Restorative Dentistry and Endodontics since 1990, he became Researcher at the University of Milan in 1992; in the same University was upgraded to Associate Professor in 2000. Member of the major international and national Society on Restorative & Endodontics, he is one of the five founders of the Digital Dental Academy (DDA).
He published in all the major international journals several papers on restorative & endodontics topics. Since 2014 is the Scientific Coordinator for Editorial Group EDRA.

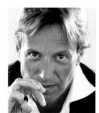

Fabio Gorni MD, DDS

Was Consulting Professor in Endodontics at the University of Milan, H. San Paolo. He is active member of the Italian Society of Endodontics, of the Italian Academy of Microdentistry, specialist member of the European Society of Endodontology and member of the American Association of Endodontists. He is speaker in several courses and congresses in Italy and in the entire world and published numerous scientific articles on national and international papers. He produced a series of scientific videos in collaboration with Dr. C.J. Ruddle, named "The Endodontic Game" distrubuted in Europe, USA, Canada, Australia and Asia. Co-founder of StyleItaliano Endodontics.

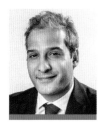

Naheed Mohamed DMD, MSD, Dip Perio, DABP, FRCD©

Is a Board-certified periodontist and Diplomate of the American Academy of Periodontology. He is a partner in a group periodontal practice in Mississauga and maintains his own private practice in Oakville. He can be reached at naheedm@gmail.com.

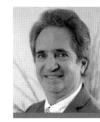

Yosef Nahmias DDS, MSc

Was born and raised in Mexico City. After he graduated from the Universidad Tecnologica de Mexico, School of Dentistry, in 1980, he decided to advance his education and chose Endodontics as his specialty. Dr. Nahmias earned his Master's of Science degree in Endodontics in 1983 at Marquette University in Milwaukee, Wisconsin. He has authored many articles and continues to lecture in Canada and internationally. Dr. Nahmias has been a practicing Endodontist in Oakville, Ontario since 1983. He can be reached at yosi@allianceds.com.

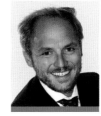

Matteo Papaleoni DDS

Graduated from the University of Florence School of Dentistry in 2004. Dr. Papaleoni earned his II Level Master in Endodontics and Restaurative Dentistry in 2006 at the University of Siena. Active Member of the Italian Society of Endodontics, he published several scientific articles and chapters of endodontic textbooks. He can be reached at matteo.papaleoni@gmail.com.

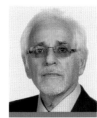

Ken Serota DDS MMSc

Graduated from the University of Toronto Faculty of Dentistry in 1973 and received his Certificate in Endodontics and Master of Medical Sciences degree from the Harvard-Forsyth Dental Center in Boston, Massachusetts. Active in online education since 1998, he is the founder of the online forums ROOTS and NEXUS. Dr. Serota is a clinical instructor in the University of Toronto Postdoctoral Endodontics Department.

译者名单
Translators

主　译　阙克华　屈铁军

副主译　毕　成　江　喆

译　者　薛　晶　刘　洁　娄雅昕　李　蓉　周云杰　蔡冬萍

梁春云　张振芳　赵志颖　马　玲　王　芳　肖作慧

闻　雯　贺　丹　文　静　卢丹阳　潘周燕　王丽沙

陈　意　孙广旭　武佳鑫　颜巾杰

意大利牙科学会佛罗伦萨分会演讲词

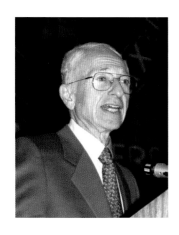

我很高兴地告诉你们，我看到了意大利的牙髓病学在以医学为导向的基础上发生了很大的变化，这个变化比我在世界上其他任何国家看到的变化都要大。

然而，现在我担心在某种程度上可能会有一些后退，因为我理解人们不断关注牙根根尖区组织的问题、担心多余材料对组织的影响，但我认为这些是我们已经掌握的了，并不用担心。

这些年来，我尽力去教授的是针对某个技术的规律，如果按照规律去做，那么工作容易成功。如果一个人不能运用该规律，那么他就不会得到好的结果，并且为了合理解释，人们想了很多没有得到这些结果的原因，其中许多都是捏造和幻想。

25年前，每个人都知道在牙髓病变起源的根尖病损处有上皮组织，并且每个人都知道很难用牙髓治疗治愈。而现在能够治愈了！现在，只有一种生物学，不是两种不同的生物学。不是1962年的生物学，不是1987年的生物学；不是波士顿的生物学，也不是佛罗伦萨的生物学。

只有一种生物学，一种不能违背临床实际的生物学。

Herbert Schilder
佛罗伦萨，意大利
1987年11月

序
Foreword

"Endodontic Surgery" or "Surgical Endodontics"; that is the question！

这是一个巨著的开场白，但这也正是这本里程碑式的著作想要达到的目标。

在过去的几十年里，牙髓病学领域中技术和材料方面发生了一些改变。

以往用低质量的手术方法和材料完成的根尖手术，如今通过手术显微镜、超声倒预备工作尖、生物相容性材料和生物活性材料，其治疗效果得以改善。

阿纳尔多·卡斯泰卢奇尽心竭力地将大量的研究、临床经验和收集来的临床病例汇集成可读的内容并总结成一本书，以指导牙髓病学专家和年轻医生去应对牙髓外科治疗手术的所有关键问题。由本书可得出一个基本信息：手术必须由牙髓病和根尖周病领域的专家来完成。这种理念驱使阿纳尔多·卡斯泰卢奇在他宝贵的职业生涯中，以敏锐的精确度，致力于解决由于根管治疗失败而采用根尖入路来治疗牙髓来源的根尖周病变相关的问题。这种敏锐的精确度意味着关注所有的细节，包括：准确地使用放大设备，从牙科放大镜到牙科显微镜均已涵盖；外科手术中的根尖切除；最后但同样重要的是，对"逆向处理根管系统"的深度清理和成形，以预备出足够的空间，便于用最好的根尖倒充填材料进行封闭。

本书详细叙述了这些所有步骤，教学式地完美呈现了阿纳尔多·卡斯泰卢奇的理念，展示了他在整个牙髓病学领域的广博学识。

最后，对于开场提出的这个长期存在的困扰，本书给出了明确的答案：Surgical Endodontics是通过外科手段进行的牙髓治疗，而不是出于牙髓原因而进行的手术。因此，我们都应该感谢阿纳尔多·卡斯泰卢奇在这一问题上的基础性贡献。

Massimo Gagliani，MD，DDS

前言和致谢
Preface and Acknowledgements

促使我们写这本书的想法是一种绝对的信念，那就是牙科专业的这个分支应该始终且仅应与牙髓病学专家密切相关。实际上，只有牙髓病学专家掌握牙髓学的解剖学知识，了解牙齿需要手术治疗的原因，以及器械和材料为何需要改变，知道是什么原因使得牙髓治疗失败的牙齿中有远高于90%的比例通过手术取得了新的长期成功。

我们已不再安排患者进行（可能是全身麻醉下进行）根尖切除术来切除不需要切除的囊壁。

Herbert Schilder教授第一次来到意大利开始向全世界传授牙髓病学原理时（我们说的是很久以前的1962年！）就教给了我们这一点。他告诉我们，无须考虑肉芽肿和囊肿之间的任何区别，因为它们都只是"牙髓来源的病变"，只要进行正确的根管治疗，无论是否进行手术，均可痊愈。而手术仅应用于髓腔入路的正向根管治疗不可能获得根尖封闭的情况。

我们已不再接受不进行根管系统倒充填的情况下进行根尖手术。这样的治疗意味着医生未能理解根尖周病变的原因，即细菌依然留在根管系统内。

因此，如果想要做牙髓外科手术，包括也想做这个手术的口腔颌面外科医生，都应该用牙髓病医生所拥有的知识和器械来做。多年后我们才知道，这种手术不是用肉眼来做的，而是在手术显微镜（自20世纪90年代引进并广泛使用）的辅助下进行；这种手术不再使用车针，而是使用专用的超声尖（在20世纪80年代末引进）；这种手术也不再使用银汞合金，而是使用了新的生物相容性材料（在20世纪90年代初引进）。

我觉得第一个需要感谢的人是我的朋友和同事Massimo Gagliani博士，是他给了我动力，让我开始书写这个令人着迷的话题。当然我也同样要感谢我的妻子Sandra，她多年来一直耐心地站在我身边，从未抱怨过我花了多少时间来完成我的各种项目，而不是陪伴她。

真诚地感谢我的牙科助手Isabella Talone和Denise De Santis，多年来他们为我存档了X线片、临床照片和视频剪辑。

特别感谢图片设计Elisa Botton，我觉得只能用真正的"独一无二"来形容他制作的图片。

感谢图片摄影师Luca Ciapetti，他拍摄了这些精彩且高度清晰的照片。

衷心感谢我的朋友兼同事John Theunissen，他将全文翻译成了英文。

真诚地感谢我的同事Matteo Papaleoni博士，他帮我起草了一些章节；感谢我在牙科诊所的法定合伙人，他们帮助我进行了第3章的准备；感谢我的好朋友Domenico Riccucci博士，他为我提供了第2章中宝贵的组织学图像；感谢Yosi Nahmias博士、Ken Serota博士和Naheed Mohamed博士，他们写了第9章关于骨皮质开窗的新技术；感谢Fabio Gorni博士和Massimo Gagliani博士，他们为第13章和第15章的准备做出了贡献，并且提供了漂亮的病例，丰富了其他章节。

最后，衷心感谢出版商EDRA，也就是Giorgio Albonetti先生和Paola Sammaritano女士，感谢他们决定出版本书以及对我的信任。

祝大家阅读愉快，愿牙髓显微外科的发展越来越好。

谨以此书献给Sandra，

我一生忠实的伴侣。

我将永远感激和珍重她一如既往的

爱、理解、无比的耐心和极大的精神支持。

没有这些，我不可能开始

并完成这项振奋人心的工作。

目录
Contents

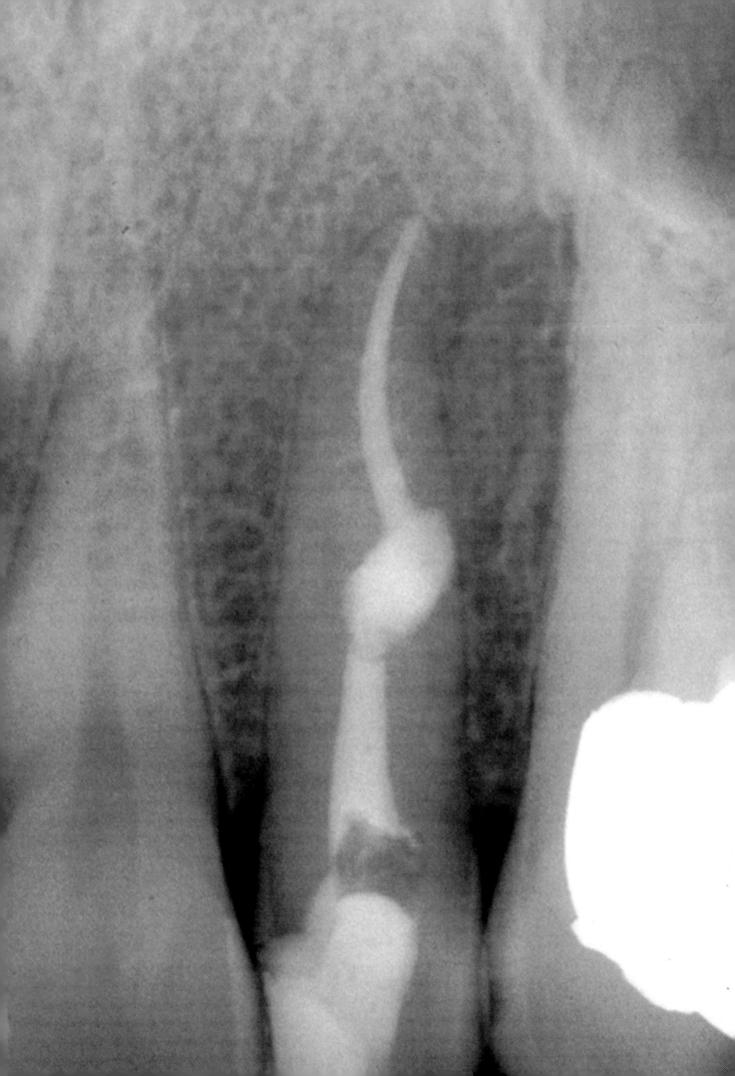

为什么选择牙髓显微外科技术？
Why Microsurgical Endodontics?

　　牙髓显微外科是口腔医学的一个分支，适用于无法用传统牙髓治疗方法诊断和治疗或用传统方法难以成功的牙髓源性病变[1]。牙髓显微外科适用于仅采用外科翻瓣入路而非髓腔入路（图1.1）来进行根管根尖区三维清理、成形和充填的病例。因此，"Surgical Endodontics"比"Endodontic Surgery"更适合描述牙髓显微外科治疗，因为该治疗应该作为牙髓治疗程序来设计和实施。只是通过外科手术入路来进行，而不是一项用以治疗根尖疾病的外科手术学（例如牙齿根尖区有肉芽肿或囊肿病变），因此就认为必须通过外科手术来清除这些感染组织。

　　直至20世纪80年代末，牙髓疾病的手术方案都被认为是不得已才采取的治疗措施：由于过去手术中没有合适的器械和足够清晰的视野，术后并发症频发，许多病例最终治疗失败导致患牙拔除。因此，在牙髓病学领域并不重视手术这一治疗方法，牙医学院对其教学热情也不高，仅有极少数牙医在个人执业中使用。

　　20世纪90年代初，牙髓显微外科的新时代开始了。牙髓显微外科领域出现了一些重要的发展，如外科手术显微镜、显微器械、超声根尖倒预备术以及生物可接受性和相容性更好的根尖封闭材料的应用。多种优异技术的同时发展使牙医获得了对根尖解剖形态更深入的理解、更高的治疗成功率以及更好的患者评价[2]。

　　新技术的应用使传统的根尖切除术逐步发展为现代的牙髓显微外科。牙髓显微外科的所有操作都是在不同放大倍数下进行的，包括麻醉、翻瓣、去骨、根尖探查、根尖切除、刮除炎性组织、观察根尖切除后的牙根表面、根尖倒预备、根尖倒充填和缝合。

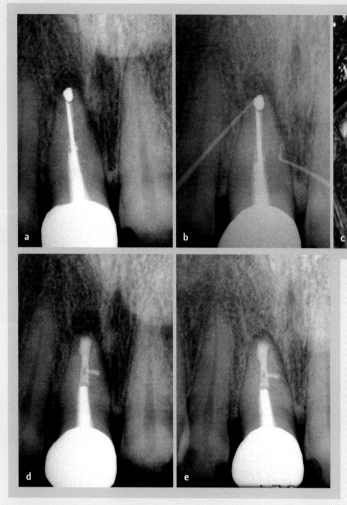

扫码关注后
输入xw01
观看视频

图1.1 牙髓显微外科治疗的典型病例。a）术前X线片。b）中切牙有两处病变和两个窦道，一处在根尖，一处在根侧。c）使用SuperEBA材料倒充填主根管和侧支根管。d）术后X线片。e）2年后随访X线片。

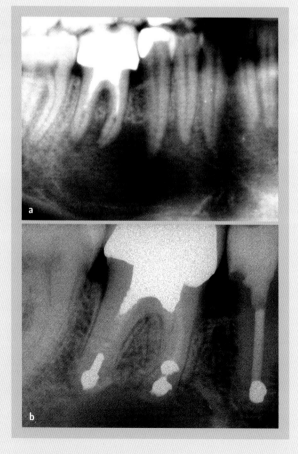

图1.2 传统根尖手术的典型病例。a）全景片显示病变累及下颌第二前磨牙和下颌第一磨牙。b）3年前曾行传统的根尖手术和银汞合金倒充填治疗。该患者的治疗计划为拔除患牙、摘除囊肿和种植术。已告知患者术中刮除囊肿可能损伤下牙槽神经。

Setzer等[3-4]在最近一篇文章中对相关文献进行了Meta分析和系统回顾。作者将使用了外科手术显微镜提供高放大倍数的牙髓显微外科与仅使用放大镜或无可视化辅助的手术进行比较（其他器械和手术方法均相同），得出结论：在口腔手术显微镜高倍放大辅助下，手术成功的可能性显著提高。这一结论与最近的文献研究结果一致[5-10]，且在不同的研究报道中，牙髓显微外科手术成功率可高达98%！

1992年，Frank等[11]报道术中用银汞合金封闭根尖孔并且在术后认为成功的根尖手术成功率在10年后下降至57.7%。他们的研究指出，手术失败的原因在于根尖封闭材料的选择即银汞合金，银汞合金膨胀后可能导致根裂。同时也出现了一些根尖吸收的失败病例，但不能判断根尖吸收是手术失败的原因还是结果。最后他们得出结论：银汞合金是造成失败的唯一原因，应该考虑使用其他材料来代替。1991年，Friedman等[12]通过术后6个月至8年的随访观察得出，用银汞合金作为根尖封闭材料的治疗成功率为44.1%。Kvist和Reit[13]在一项随机对照试验中比较了手术和非手术治疗的效果，发现两种治疗结果间无系统性差异，成功率均为56%～60%。他们注意到，手术再治疗似乎会使根尖周骨组织修复更迅速；然而，手术治疗病例"后期失败"的可能性更高，因此需要更长时间的随访。

上述研究为未借助手术显微镜、显微外科器械和生物相容性材料的传统手术方式。Kvist和Reit[13]预测显微镜、超声、倒预备工作尖和新型倒充填材料的出现将在不久后完全改变手术方式。口腔手术显微镜已成为手术和非手术治疗牙髓疾病的重要组成部分，也是达到完美治疗不可或缺的一部分。有证据表明，与不使用视觉增强设备相比，使用显微镜更便于临床操作且治疗效果更好。使用口腔手术显微镜可以更好地关注患者，现代牙髓治疗的效果也因此更好[14]。

如果我们承认牙髓治疗的成功取决于彻底清除所有坏死和感染组织并且完全封闭整个根管系统，那么造成传统手术方法失败的原因则显而易见：使用传统的外科手术技术，医生无法准确定位、清理和充填所有复杂的根尖部分支（图1.2）。这些局限性只能通过使用具有放大和照明效果的显微镜、显微外科器械、超声倒预备工作尖和新型生物相容性材料来克服。

显微镜下治疗将更容易识别根尖和解剖细节，如峡部、根管鳍、隐裂和侧支根管。此外，去骨量更少及切除根尖角度更小，可以保留更多骨皮质、牙体组织和牙根长度[2]。

因此，正确的说法应是"显微"（因为现在必须使用显微镜来完成整个手术）和"牙髓外科"，如前所述，治疗目的是通过外科翻瓣入路进行牙髓根尖疾病治疗，而不是为了去除根尖周炎性组织而选择外科手术。因此，牙髓显微外科是一种与牙髓病专科医生相关的治疗方式，并且必须通过牙髓病专科医生的知识、技能和双手来实现。医生通过外科手术方式对根管系统进行三维清理、成形和封闭，仅因为（大多数情况下）不采用手术方式将无法很好地完成治疗（图1.3）。

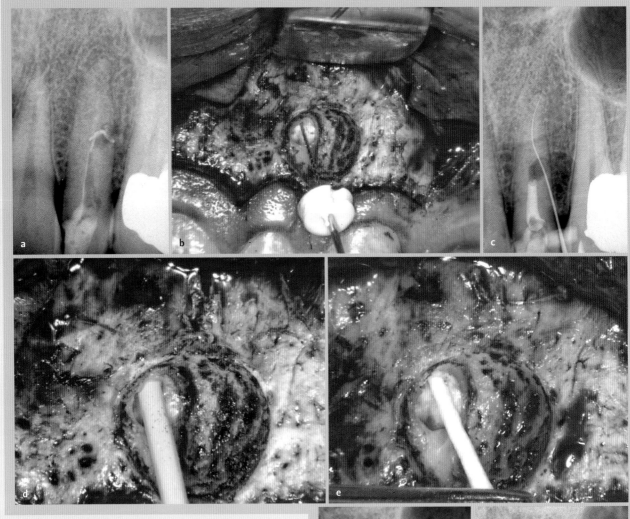

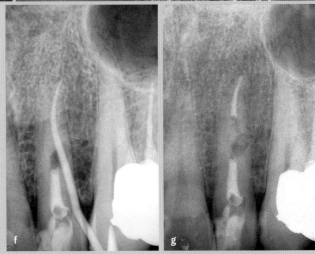

图1.3　外科翻瓣入路进行牙髓治疗。a）左上颌侧切牙术前X线片。非手术再治疗无法完全清除牙胶且器械难以通过牙根缺损处到达根尖，最终决定手术治疗。b）手术入路到达牙根缺损处。c）术中X线片检查工作长度，术前用热牙胶充填根管上段。d）手用器械和镍钛旋转器械依次预备根管，试主尖。e）次氯酸钠和17%EDTA冲洗后，纸尖干燥根管。f）术中X线片试主尖。g）Schilder技术垂直加压充填。

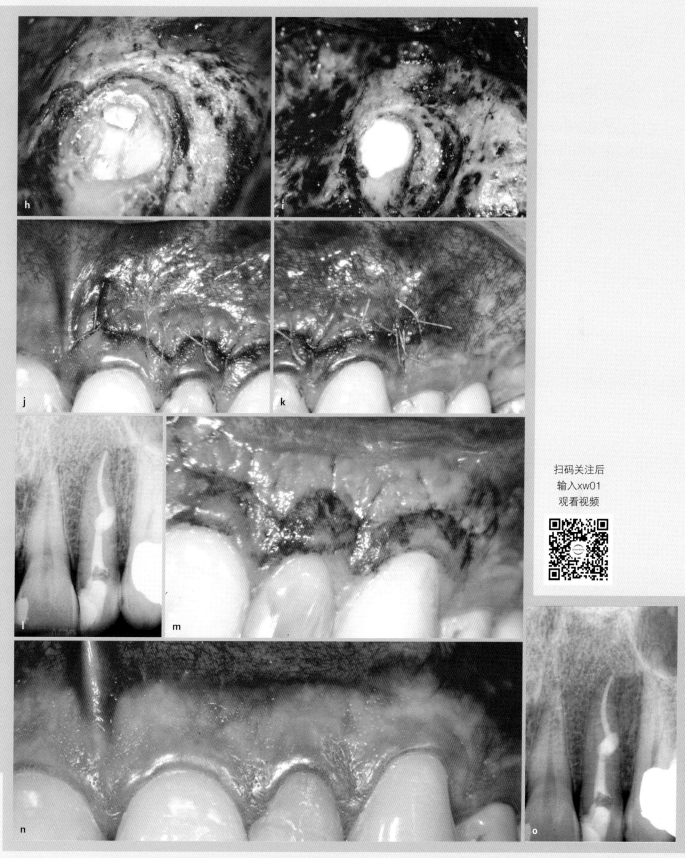

图1.3（续）　h）热牙胶回填至牙根缺损处。i）MTA修补缺损。j、k）6-0缝线缝合。l）术后X线片。m）术后24h拆线。n）愈合良好无瘢痕。o）19年后随访X线片。

牙髓治疗的质量保证是一个重要问题[15]。显微外科技术已经在牙髓外科领域中应用多年[16]，甚至已成为牙髓病学专业研究生教育的一项标准[17]。许多牙髓手术治疗失败归因于术野不够清晰、对根尖细微病因的诊断和治疗能力差[18]。显微外科手术的目的是改善外科治疗的预后[19]。

借助于现代技术如显微镜高倍放大、合适的材料和使用显微器械，牙髓外科已逐步发展成为牙髓显微外科，并将产生可预期的成功疗效（表1.1）[18-21]。与传统根尖手术成功率相关的研究表明，其成功率比显微外科手术低近50%[7,19-20,22-26]。

近几十年来手术的发展及其对预后的积极影响

以下是显微外科手术中已证明可提高手术成功率的一些具体改变[27]：

  ○ 去骨少，直径为3 ~ 4mm（图1.4）
  ○ 切除根尖3mm以消除侧支根管和根尖分歧（图1.5）

表1.1　显微手术与传统手术的比较

作者	随访年数	放大设备	根尖倒预备	根尖倒充填	成功率
显微手术					
Christiansen[22]	1	显微镜	超声	MTA	96%
Kim[23]	2	显微镜	超声	IRM/EBA/MTA	95.2%
Rubinstein，Kim[20]	1	显微镜	超声	EBA	96.8%
传统手术					
Tsesis[7]	1 ~ 4	无	车针	IRM	44.2%
Arad[24]	11.2	无	车针	银汞合金/IRM	44.3%
Wessen[25]	5	无	车针	银汞合金	57%
Haise[26]	1	无	车针	银汞合金	68.7%

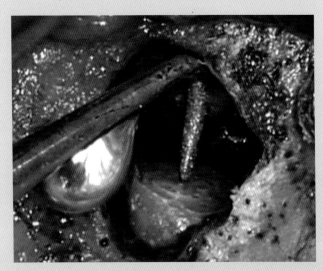

图1.4　超声工作尖长3mm，去骨创口仅比超声工作尖稍大。

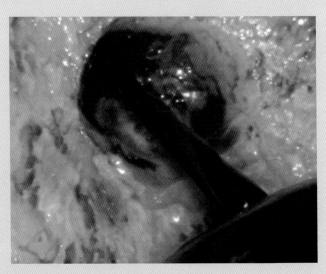

图1.5　Lindemann裂钻截断根尖3mm。

○ 根尖切除角度减小或无倾斜角度（图1.6）

○ 可对根尖切除后的牙根表面进行清晰的检查，以观察裂纹、峡部或其他复杂的解剖结构（图1.7）

○ 根管倒预备3mm（图1.8）

○ 用生物相容性材料进行根尖倒充填（图1.9）

　　总之，牙髓显微外科不应被视为最后手段，而是根管再治疗方案中必不可少的一部分[2]。在需要保留天然牙时，牙髓显微外科可以有效消除慢性根尖周病病因且术后很少或没有任何不适[28-29]。

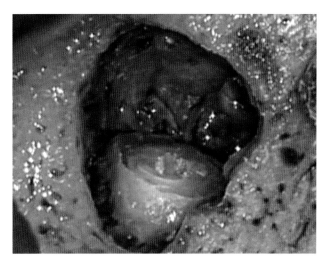

图1.6　根尖切除方向与牙长轴成90°。

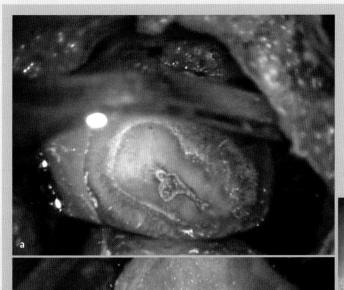

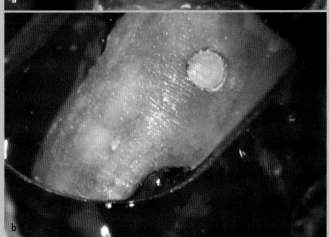

图1.7　a～c）使用显微口镜可以精确检查根尖切除后的断端表面。

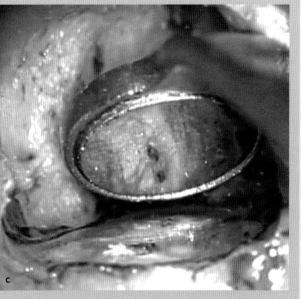

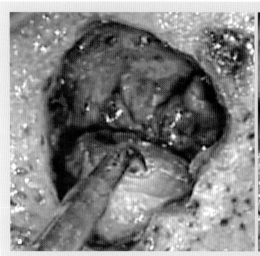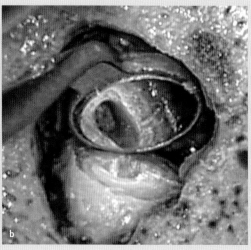

图1.8　a）超声工作尖根管倒预备3mm。b）显微口镜可以精确检查根管内部。

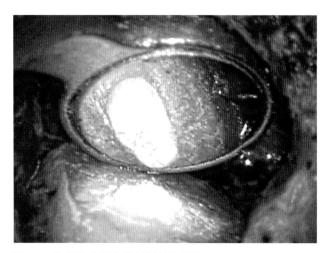

图1.9　使用生物相容性材料封闭根尖。

当患牙已行根管治疗但症状仍持续存在且患者想要保留患牙时，应考虑根管再治疗[27]。再治疗有两种方案：通过髓腔入路的非手术性再治疗或直达根尖和根尖周的手术再治疗。两种方法都非常有效，且研究表明，这些方法对根尖周炎的治愈率平均达80%[30]。选择手术或非手术再治疗应视患者个人情况而定。当前研究表明，如果以前的根管治疗完善，则非手术再治疗的成功率将大大降低，意味着这种情况下根尖手术可能是首选[31]。但是在这种情况下，临床医生必须告知患者显微外科手术是一种比非手术再治疗、拔牙或种植更好的治疗方法。种植是现代口腔医学领域中一项不平凡的成果，但滥用该技术会对患者造成严重的后果[27]。

参考文献

[1] FRIEDMAN S, STABHOLZ A. *Endodontic retreatment – case selection and technique. Part 1: criteria for case selection.* J Endod. 1986;12:28-33.

[2] KIM S, KRATCHMAN S. *Modern endodontic surgery concepts and practice: a review.* J Endod. 2006;32(7):601-623.

[3] SETZER FC, SHAH SB, KOHLI MR, KARABUCAK B, KIM S. *Outcome of endodontic surgery: a meta-analysis of the literature-Part 1: Comparison of traditional root-end surgery and endodontic microsurgery.* J Endod. 2010; 36:1757-1765.

[4] SETZER FC, KOHLI MR, SHAH SB, KARABUCAK B, KIM S. *Outcome of endodontic surgery: a meta-analysis of the literature-Part 2: Comparison of endodontic microsurgical techniques with and without the use of higher*

magnification. J Endod. 2012; 38(1):1-10.

[5] SONG M, SHIN S-J, KIM E. *Outcomes of endodontic micro-resurgery: a prospective clinical study.* J Endod. 2011;37:316-320.

[6] SONG M, JUNG I, LEE SJ, LEE CY, KIM E. *Prognostic factors for clinical outcomes in endodontic microsurgery: a retrospective study.* J Endod. 2011;37(7):927-933.

[7] TSESIS I, ROSEN E, SCHWARTZ-ARAD D, ET AL. *Retrospective evaluation of surgical endodontic treatment: traditional versus modern technique.* J Endod. 2006;32:412-416.

[8] TSESIS I, FAIVISHEVSKY V, KFIR A, ROSEN E. *Outcome of surgical endodontic treatment performed by a modern technique: a meta-analysis of literature.* J Endod. 2009;35:1505-1511.

[9] TSESIS I, ROSEN E, TASCHIERI S, STRAUSS YT, CERESOLI V, DEL FABBRO M. *Outcomes of surgical endodontic treatment performed by a modern technique: an updated meta-analysis of the literature.* J Endod. 2013;39(3):332-339.

[10] GUTMANN J, HARRISON J. *Success, failure, and prognosis in periradicular surgery.* In: Gutmann J, Harrison J, eds. *Surgical endodontics.* Oxford: Blackwell Scientific Publications. 1991:338-384.

[11] FRANK AL, GLICK DH, PATTERSON SS, WEINE FS. *Long term evaluation of surgically placed amalgam fillings.* J Endod. 1992;18(8):391-398.

[12] FRIEDMAN S, LUSTMANN J, SHAHARABANY V. *Treatment results of apical surghery in premolar and molar teeth.* J Endod. 1991;17(1):30-33.

[13] KVIST T, REIT C. *Results of endodontic retreatments: a randomized clinical study comparing surgical and nonsurgical procedures.* J Endod. 1999;25(12):814-817.

[14] SETZER FC. *The dental operating microscope in endodontics.* AAE Colleagues for Excellence. 2016;2:1-8.

[15] MAGGIO JD, BRAY KE, HARTWELL GR, LINDEMANN MB, PISANI JV, E.M.R. *Appropriateness of care and quality assurance guidelines,* 3rd. Chicago: American Association of Endodontists. 1998:24-32.

[16] VELVART P, PETERS C. *Soft tissue management in endodontic surgery.* J Endod. 2005;31(1):4-16.

[17] COMMISSION ON DENTAL ACCREDITATION OF THE AMERICAN DENTAL ASSOCIATION. *Standards for Advanced Specialty Education Programs in Endodontics 1998 (revised 2004).* http://www.ada.org/prof/ed/accred/standard/endo.pdf.Accessed Nov. 16;2004.

[18] KIM S. *Principles of endodontic microsurgery.* Dent Clin North Am. 1997;41:481-497.

[19] RUBINSTEIN RA, KIM S. *Long-term follow-up of cases considered healed one year after apical microsurgery.* J Endod. 2002;28:378-383.

[20] RUBINSTEIN RA, KIM S. *Short-term observation of the results of endodontic surgery with use of a surgical operation microscope and Super-EBA as root-end filling material.* J Endod. 1999;25:43-48.

[21] ZUOLO ML, FERREIRA MO, GUTMANN JL. *Prognosis in periradicular surgery: a clinical prospective study.* Int Endod J. 2000;33:91-98.

[22] CHRISTIANSEN R, KIRKEVANG LL, HORSTED-BINDSLEV P, WENZEL A. *Randomized clinical trial of root-end resection followed by root-end filling with mineral trioxide aggregate or smoothing of the orthograde gutta-percha root filling-1-year follow-up.* Int Endod J. 2009;423:105-114.

[23] KIM E, SONG JS, JUNG IY, LEE SJ, KIM S. *Prospective clinical study evaluating endodontic microscurgery outcomes for cases with lesions of endodontic origin compared with cases with lesions of combined periodontal-endodontic origin.* J Endod. 2008;34:546-551.

[24] SCHWARTZ-ARAD D, YAROM N, LUSTIG JP, KAFFE I. *A retrospective radiographic study of root-end surgery with amalgam and intermediate restorative material.* Oral Surg Oral Med Oral Pathol Oral Radiol Endod. 2003;96:472-477.

[25] WESSON CM, GALE TM. *Molar apicoectomy with amalgam root-end filling: results of a prospective study in two district general hospitals.* Br Dent J. 2003;195:707-714.

[26] HALSE A, MOLVEN O, GRUNG B. *Follow-up after periapical surgery: the value of the one-year control.* Endod Dent Traumatol. 1991;7:246-250.

[27] AAE ENDODONTICS. COLLEAGUES FOR EXCELLENCE. *Contemporary endodontic microsurgery: procedural advancements and treatment planning considera-tions.* Fall 2010. https://www.aae.org/specialty/wp-content/uploads/sites/2/2017/07/ecfefall2010final.pdf

[28] IQBAL M, KRATCHMAN S, GUESS G, KARABUCAKL K, KIM S. *Microscopic periradicular sur-gery: perioperative predictors for postoperative clinical outcomes and quality of life assessment.* J Endod. 2007;33:239-244.

[29] PENARROCHA M, BARCIA B, MART E, BALAGUER J. *Pain and inflammation after periapical surgery in 60 patients.* J Oral Maxillofac Surg. 2006;64:429-433.

[30] TORANINEJAD M, CORR R, HANDYSIDES R, SHABAHANG S. *Outcomes of nonsurgical retreatments and endodontic surgery. A systematic review.* J Endod. 2009;35:930-937.

[31] DE CHEVIGNY C, DAO T, BASRANI B, MARQUIS V, FARZANEH M, ABITBOL S, FRIEDMAN S. *Treatment outcome in endodontics: the Toronto study - Phases 3 and 4: orthograde retreatment.* J Endod. 2008;34:131-137.

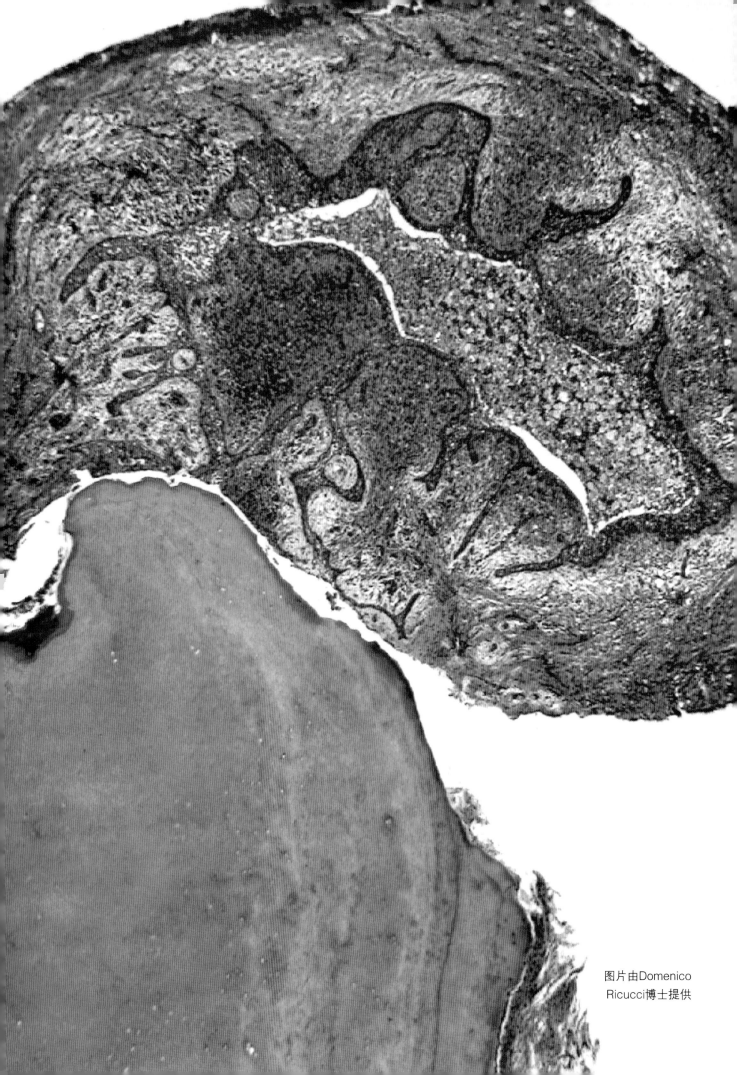

图片由Domenico
Ricucci博士提供

诊断和治疗计划
Diagnosis and Treatment Plan

患者知情同意

在开始任何非手术或手术治疗之前，医生必须以一种清晰、全面和容易理解的方式将治疗方案及其替代方案告知患者。医生应与患者一起讨论其临床和影像学检查结果、诊断及治疗方案，并且确认患者充分理解已拟订的治疗计划。

必须充分告知患者该治疗方案的优点、风险及其他治疗方案，并且让患者有提出问题的机会[1]。关于手术风险，必须告知患者手术过程中一些重要的神经血管束可能会损伤及上颌窦可能会穿通。即使术后下颌后部出现感觉异常的情况并不常见，但也应将之告知患者，因为有些患者不愿意承担出现这种潜在的并发症风险[1]。具有自限性且易于控制的其他并发症包括：肿胀、出血和感染。但是，如

果不使用本书中所阐述的现代技术、仪器和材料的情况下进行外科手术，这些并发症（例如疼痛、肿胀、出血和瘀斑）的出现会更加频繁。当患者曾有过不愉快的手术经历时，医生应说服患者忘记之前的经历，并让他们认识到"新"的手术将会带来完全"新"的体验：在手术过程中不会感到疼痛，且在术后数小时内不会感到疼痛或只有极轻微的疼痛。还应告知患者术后第二天和第三天会出现轻度肿胀的症状，这不是由感染引起的，而是由于术中组织受到一定程度损伤所致。

患者应签署知情同意书，以证明他/她知情并接受或拒绝了治疗方案。这份签名的书面文件不仅从医学法律的层面上保护患者和医生，还可以帮助医患之间建立信任，这是任何治疗开始的"必要条件"。

显微外科手术知情同意书

姓氏 _____ 名字 _____ 日期 _____

出生年月 _____ 籍贯 _____ 国籍 _____

我声明_____医生已充分告知我相关的临床检查情况、所有可供选择的治疗方案及推荐的治疗方案。

我已知拟订的手术可能出现的不适、副作用和所有后果。

我已知拒绝手术治疗的后果和可能出现的并发症。

我已知该手术需切开黏膜，这可能会留下永久性的瘢痕，其长度和位置已向我描述和展示。

医生已经清楚地向我说明了拟订手术操作的效果和真实内容。医生解答了我所有的疑问且我完全理解。

我知道口腔临床操作无法做到完全精确，因此无法保证预期结果。我承认没有人对我在此授权的操作做出任何担保和保证。

我已同意医生以诊断或教学目的进行拍照或录像且该材料由他/她留存。

我授权医生使用此类材料为科学论文、书籍或讲座配图。

如果医生需要CBCT提供的三维数据以便于诊断，我接受此项检查。

我承担治疗过程中所产生的所有经济责任。

日期：_____

患者签字：_____

诊断和治疗计划

一旦确定先前的根管治疗失败，就必须了解失败的原因，以评估通过髓腔入路的根管再治疗或手术再治疗纠正失败的可能性。正如Reit和Dahlen所述，决策过程中应该考虑多种因素[2]。一些专家指出外科手术的临床效果比髓腔入路的根管再治疗好[3]，但也有一些专家指出两种技术的临床效果相似，只是随着时间延长有轻微差异[4]。Gorni和Gagliani[5]指出，在诊断阶段，医生只能了解到患者的临床体征和症状，还需要通过影像学检查获得更多的信息。两位学者对再治疗病例的不同临床指征进行分类，并与治疗24个月后的结果进行比较。经过影像学分析（有时会用两种不同的投射角度进行分析），将根管系统分为以下两类：先前根管治疗未改变根管原有形态的牙齿（root-canal-morphology-respected，RCMR）和先前根管治疗改变了根管形态的牙齿（root-canal-morphology-altered，RCMA）。在他们的研究中，两组的成功率差异很大。该研究的结论是：先前根管治疗对根管系统原有形态的改变看起来具有关键作用，根尖形态的改变是制订治疗方案和决策的依据；当根尖解剖形态发生改变时，最好的选择是手术治疗。

仅在非手术治疗不可行或非手术治疗失败后，才选择手术干预。换言之，不能将根尖手术作为根管清理不完善和根充不佳根管治疗病例的替代治疗方法（图2.1）。如Nygaard-Ostby和Schilder[6]所言，牙髓显微外科适用于无法根管预备和充填或非手术再治疗失败的病例。即使在这种情况下，作者仍建议尽可能地选用传统方法充填根管。

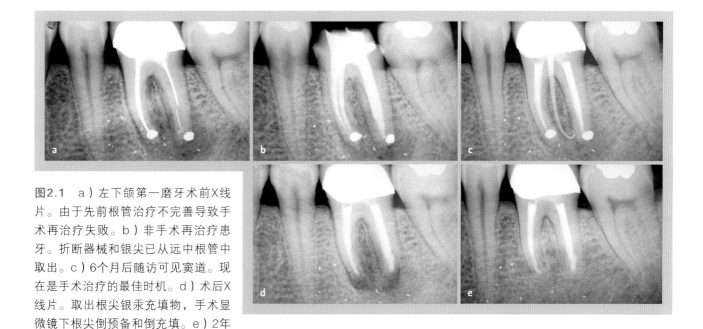

图2.1 a）左下颌第一磨牙术前X线片。由于先前根管治疗不完善导致手术再治疗失败。b）非手术再治疗患牙。折断器械和银尖已从远中根管中取出。c）6个月后随访可见窦道。现在是手术治疗的最佳时机。d）术后X线片。取出根尖银汞充填物，手术显微镜下根尖倒预备和倒充填。e）2年后随访，X线片显示预后良好。

最后，根据Weine和Gerstein的观点[7]，即使已明确符合手术适应证，仍建议尽可能地去除原有的根管充填不到位的材料，并用牙胶再次充填：通过这种方法，可以充填侧支根管和遗漏的根管，有时便无须手术治疗（图2.2）。对于那些仍然需要手术治疗的病例，与几年前相比，成功率也已显著提高，这要归功于牙髓显微外科领域最近的技术进步：外科手术显微镜、超声倒预备工作尖和新型生物相容性材料。

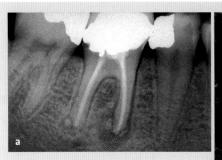
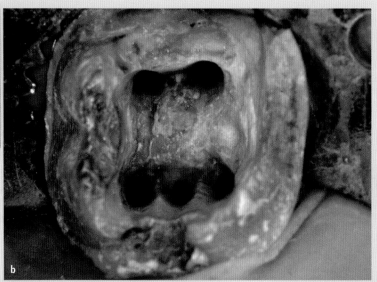
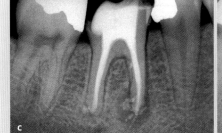
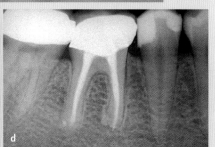

图2.2　a）右下颌第一磨牙术前X线片。即使部分根充材料超出根尖孔，依旧选择非手术再治疗。b）有两个遗漏根管：远中舌侧根管和近中中部根管。c）术后X线片。d）7年后随访X线片显示根尖病变愈合，超充材料已被吸收。

图2.3　a）左下颌第一磨牙术前X线片。患牙两个牙根根尖均可见小范围病损，且有明显叩痛。由于患牙已行桩核冠修复，患者同意手术方案。b）术后X线片。c）2年后随访X线片。

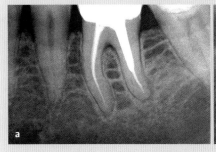
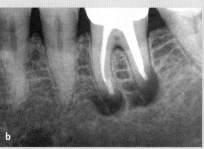
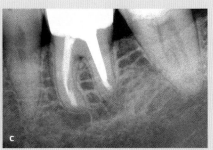

总而言之，对于某些病例来说，当我们评估不同的治疗方案时，手术方法比非手术方法更为保守。如根管充填质量尚可接受且冠部为新的桩核冠修复，但根尖周病变持续存在或扩大的患牙（图2.3）。与牙髓显微外科手术相比，通过破坏或拆除冠部修复体、拆除根管桩以及根管再治疗会导致破坏更大、耗时更长、价格更昂贵且治疗效果更难以预测[8]。当牙周情况良好时，外科手术再治疗比非手术再治疗具有更高的成功率[9]。当然，除了根尖手术的优点外，还需告知患者成功手术的预后以及手术过程中的风险。告知患者手术可能产生的短期影响也同样重要，如疼痛、肿胀和瘀伤变色[10]。

适应证和禁忌证

所有患牙的牙髓疾病都可被成功治愈，这意味着从理论上讲，只要患牙的牙周组织健康或牙周病变可以治愈，牙髓治疗就没有禁忌证。只要可以封闭所有根管系统与牙周组织交通支，选择任一种治疗方法均可，无论是保守的、传统的非手术治疗（用橡皮障隔离患牙并通过髓腔入路进行非手术再治疗）或逆向的手术治疗（翻瓣后切除根尖并进行倒充填）[11]都可以作为选择（图2.4）。

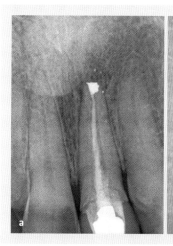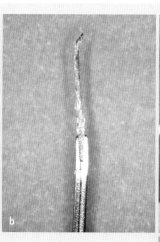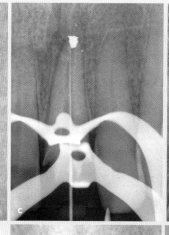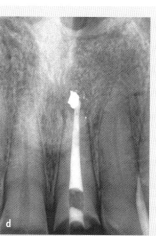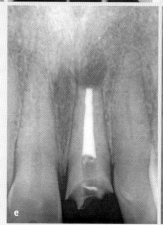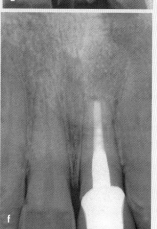

图2.4　a）左上颌侧切牙术前X线片。b）非手术再治疗轻松取出单根牙胶。c）由于之前根尖倒预备固位不足，根管预备过程中将根尖部银汞充填物部分推入牙周膜。d）非手术再治疗结束后患者疼痛症状持续存在。e）手术取出原先银汞充填物，根尖倒预备及白色MTA倒充填。f）2年后随访X线片。

伪适应证

由于技术、设备和材料的进步，以前的一些根尖手术适应证已不再适用。以下各节提供一些示例。

大范围病变（图2.5）

Louis Grossman[12]在他的第10版著作中提到，根尖周手术的第一个适应证是根尖周组织、牙槽骨或牙周膜存在广泛的破坏，累及牙根根尖1/3或更多。此外我们认为，病变的范围（大或小）、位置（根尖周或侧方）和组织学特性（肉芽肿或囊肿）均不影响病变的愈合过程。无论病变的大小、位置或组织学特性如何，它们都是牙髓来源，不管是否采用手术方法，都可以通过正确的根管治疗来治愈。

囊肿（图2.6）

Grossman在他同一版教科书中提到的第二个适应证是累及根尖的囊性病变[12]。许多口腔外科医生和颌面外科医生仍然遵循这一旧理论。许多人仍然深信，为了使病变愈合，需要手术完全摘除上皮囊壁。

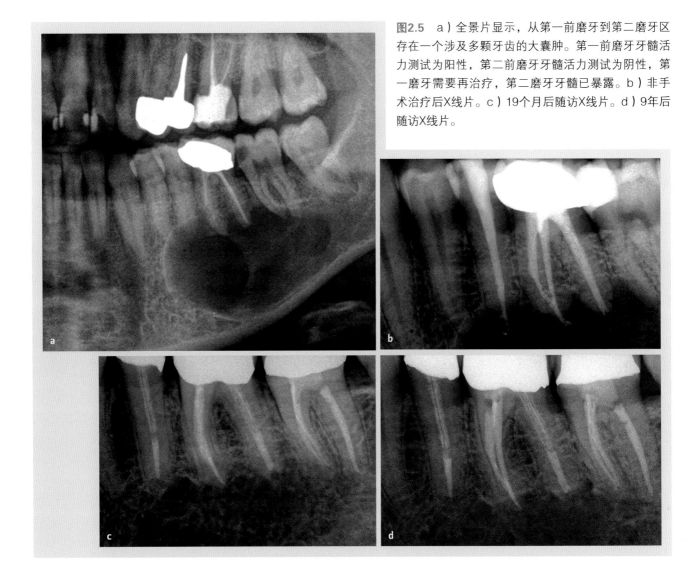

图2.5　a）全景片显示，从第一前磨牙到第二磨牙区存在一个涉及多颗牙齿的大囊肿。第一前磨牙牙髓活力测试为阳性，第二前磨牙牙髓活力测试为阴性，第一磨牙需要再治疗，第二磨牙牙髓已暴露。b）非手术治疗后X线片。c）19个月后随访X线片。d）9年后随访X线片。

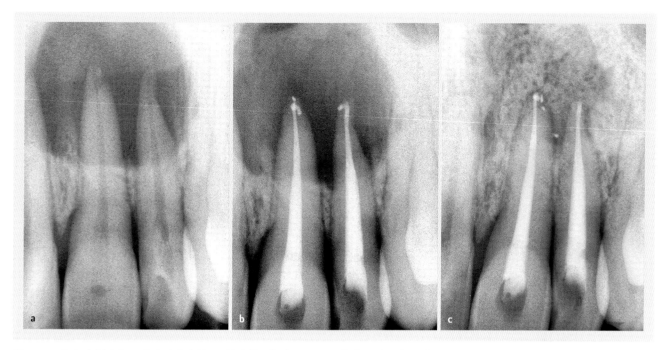

图2.6　a）左上颌中切牙和左上颌侧切牙的术前X线片。两颗牙齿的牙髓活力测试均无反应。大范围病变包绕两颗牙齿根尖，影像学表现提示为囊肿。b）术后X线片。c）2年后随访X线片。

有关囊肿的发病机制，我们知道，Malassez上皮剩余是上皮根鞘的残余物，在牙齿发育完成后会分解成为牙周组织中的天然组分，在牙根形成后它们存留于牙根表面附近的牙周膜中[13]。正常情况下，它们没有临床意义，因为它们在正常的牙周膜中处于静止状态，但是在根尖周炎中它们可能会受到刺激而增生[14]。

当牙髓源性病变进展到牙周膜时，炎症过程也会不可避免地影响到这些细胞巢。由于炎症的刺激，它们可能增殖并发展成囊肿的核心[15-17]。囊肿形成的机制存在几种理论。最让人信服的理论之一是"分解理论"[17-18]。该理论认为，上皮细胞的持续增殖使得中心位置的细胞与营养源的距离增加，这些细胞失去营养。随后，这种活跃增殖的细胞巢最内层细胞死亡，其降解产物通过简单的渗透作用吸引液体，病变的范围因此增大。然而，最重要的是要意识到这是一个炎症过程。

因此，一旦刺激因素被去除，它就像任何其他

牙髓源性病变一样会愈合[18]。囊肿的诊断基于影像学表现。一些学者坚持认为，直径≥1cm的圆形、边界清晰的透射影提示为囊肿，而更小的边界不清晰的透射影则为肉芽肿[19]。如前所述，实际上并不需要区分两者；准确地说，仅靠影像学标准是不可能做到这一点的（图2.7）[20-27]。大量研究[25-30]证实了透射影的大小和形状与其组织学特性之间缺乏相关性。此外，即使在组织学上，肉芽肿和囊肿之间也没有明确的区分：小的病变可能包含囊腔，大的病变可能完全由肉芽组织组成（图2.8）。进行正确诊断的唯一方法是组织病理学检查，但也需考虑到有许多的组织学过渡形式[20]。然而，必须对非牙髓坏死引起的且影像学上可能类似于牙源性囊肿的透射影进行鉴别诊断，包括根侧囊肿、切牙管囊肿、鼻腭管囊肿（图2.9）、创伤性骨囊肿[31]（也称为出血性[32]或孤立性[33]骨囊肿，其为缺乏上皮衬里的骨腔[34]）（图2.10），还有角化囊肿[35-36]（图2.11）。

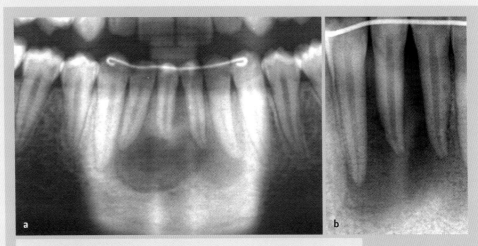

In data 17/1/2006 la paziente è stata sottoposta ad intervento chirurgico in anestesia generale consistito in:

- Enucleazione di neoformazione cistica in regione 42-41-31-32;
- Accurato curettage osseo:
- Apicectomia con otturazione retrograda in amalgama dei 41,31,32;
- Lavaggi della cavità residua;
- Sutura in seta.

c　E' in corso esame istologico.

图2.7　a）全景片显示这位15岁女孩存在一个大的根尖区病变。颌面外科医生诊断为囊肿。b）口内X线片显示该病变累及4颗下切牙。c）该医院的一位颌面外科医生在全身麻醉下给这位年轻的患者做了"囊性病变"摘除术和精细的骨搔刮术。d）术后2年X线片。e）在手术期间行活检以进行组织学检查。f）组织病理学家给出了感染的"牙源性角化囊肿"的诊断。g）高倍镜下的组织学切片显示只是一个简单的肉芽肿。

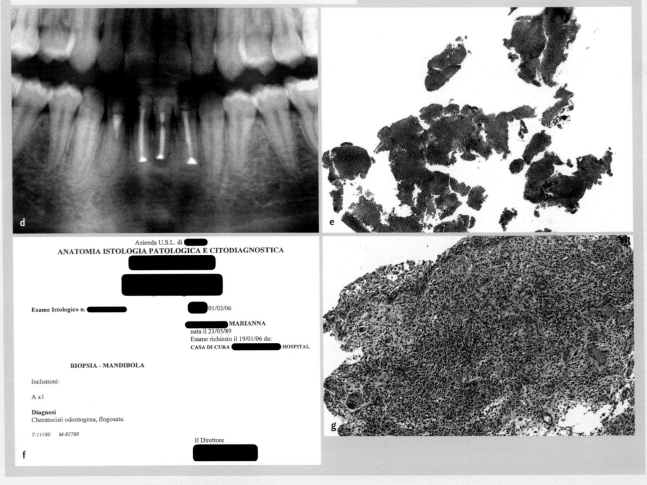

Azienda U.S.L. di ▮▮▮
ANATOMIA ISTOLOGIA PATOLOGICA E CITODIAGNOSTICA

Esame Istologico n. ▮▮▮　▮▮▮ 01/02/06
▮▮▮ MARIANNA
nata il 21/05/89
Esame richiesto il 19/01/06 da:
CASA DI CURA ▮▮▮ HOSPITAL

BIOPSIA - MANDIBOLA

Inclusioni:

A x1

Diagnosi
Cheratocisti odontogena, flogosata.

T-11180　M-92700

Il Direttore
▮▮▮

f

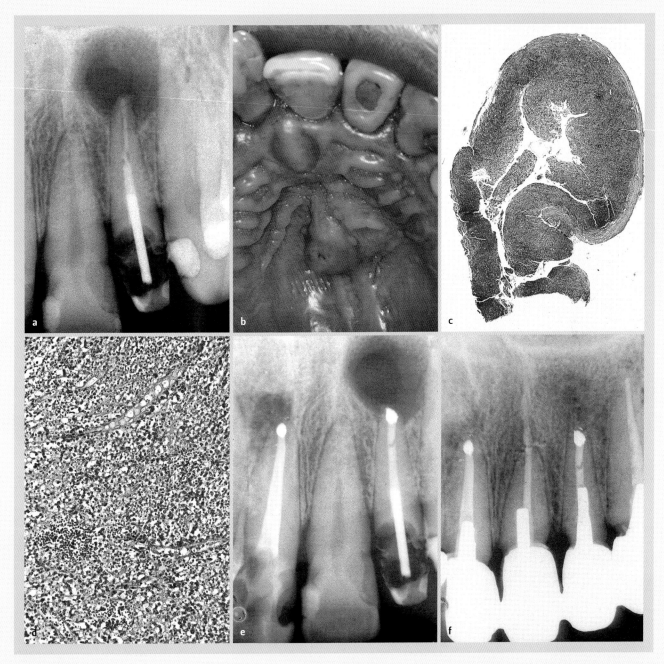

图2.8 a）左上颌侧切牙的术前X线片。病变的形状、透射度、锐利边界和大小提示为囊性病变。b）可见腭侧膨隆。c）病变的组织学表现（×2.5）。d）在高倍镜下，病变具有肉芽肿的所有特征（×250）。e）术后X线片。同时也对右上颌中切牙进行了倒充填。f）1年后X线片。请注意左上颌侧切牙牙根上方几毫米处的"根尖瘢痕"愈合。

囊肿应通过根管治疗的方法来处理，即使未被怀疑或未被诊断为囊肿的患牙也都应这样做。Bhaskar[22]声称，在牙髓坏死且根尖出现骨质破坏的病变中，囊肿占42%。Ingle[37]指出，根管治疗的成功率高达80%～90%，这间接证明了牙源性囊肿可以通过合适的根管治疗来解决（然而，多数口腔外科医生是不会同意的）（图2.12）。

因此，选择治疗囊肿的方法不是手术摘除，而是对牙髓坏死的患牙进行根管治疗，然后常规进行随访和X线片检查[38]（图2.5）。只有在传统的非手术治疗失败或出现新的症状[39]后才进行手术治疗（图2.13和图2.14）。此外，在进行手术干预时，仅在完全确定不会损害根尖附近的血管束或重要的邻近解剖结构（例如上颌窦底、鼻腔、颏神经或下牙槽神经）的情况下，才可以进行囊肿摘除术。如果心存疑虑，最好只切除囊壁的一小部分，有足够的

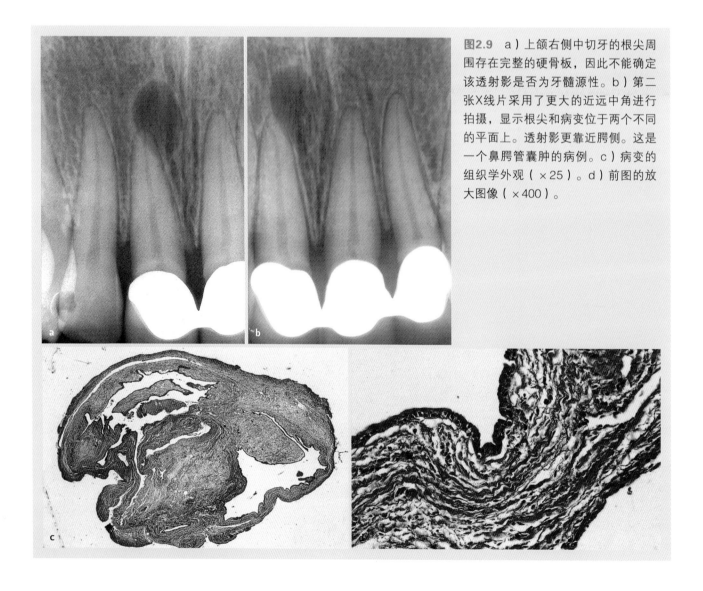

图2.9　a）上颌右侧中切牙的根尖周围存在完整的硬骨板，因此不能确定该透射影是否为牙髓源性。b）第二张X线片采用了更大的近远中角进行拍摄，显示根尖和病变位于两个不同的平面上。透射影更靠近腭侧。这是一个鼻腭管囊肿的病例。c）病变的组织学外观（×25）。d）前图的放大图像（×400）。

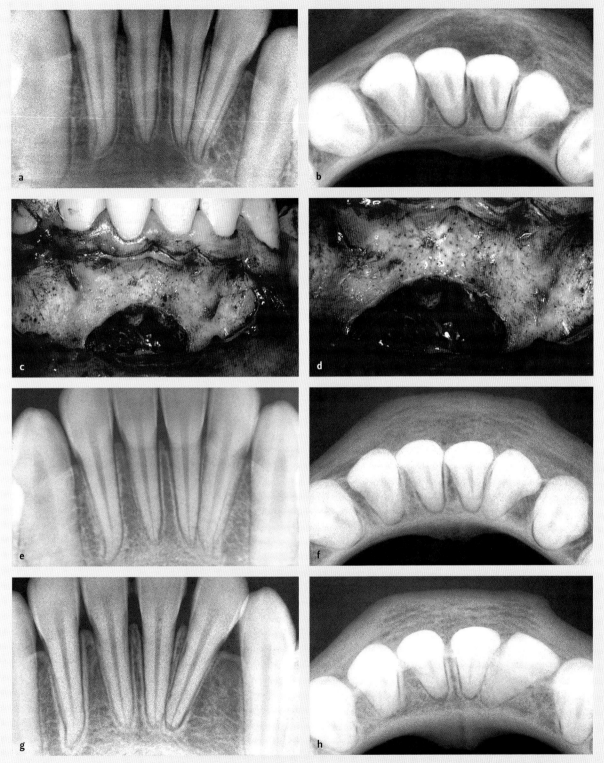

图2.10　a）下颌切牙的术前X线片。存在一个边界清晰的大透射影。它似乎累及了4颗切牙和右侧尖牙的根尖。所有牙齿的牙髓活力测试均有阳性反应。该年轻患者自述约2年前此区域有过外伤史。诊断为创伤性骨囊肿。b）殆片中的同一病变。c）翻瓣并去除薄弱的前庭骨。骨腔内空虚，没有任何出血或囊性内容物，也没有上皮衬里。请注意，2颗切牙的根尖似乎浸入了囊肿中。d）高倍镜下的骨腔。右下颌中切牙根尖可见两个根尖孔。e）8个月后X线片。f）8个月后殆片中的同一部位。g）4年后X线片。牙齿仍保持了牙髓活力。h）4年后殆片中的同一部位。

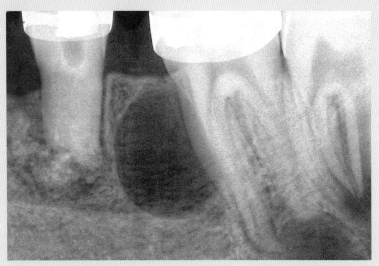

图2.11　Gorlin-Golz综合征或基底细胞痣综合征患者的角化囊肿。（病例由Gazzotti等发表[32]）

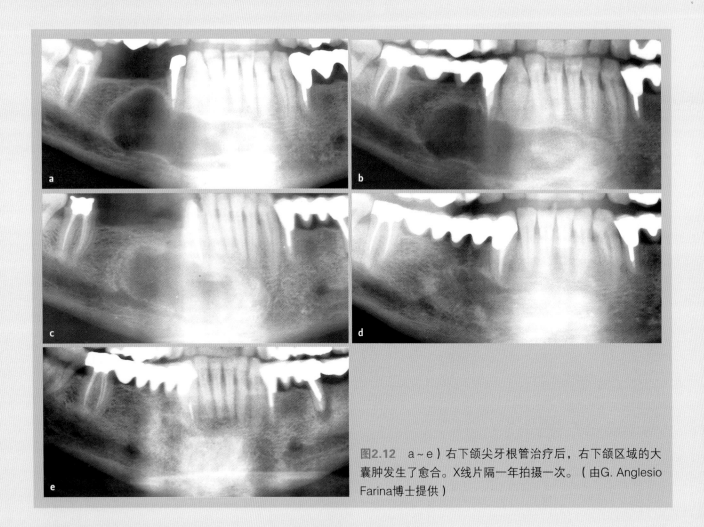

图2.12　a~e）右下颌尖牙根管治疗后，右下颌区域的大囊肿发生了愈合。X线片隔一年拍摄一次。（由G. Anglesio Farina博士提供）

外科手术入路进入受累牙齿的根尖即可。病变的残留物可能会留在原处（图2.13和图2.15），但这不必担心[40]。

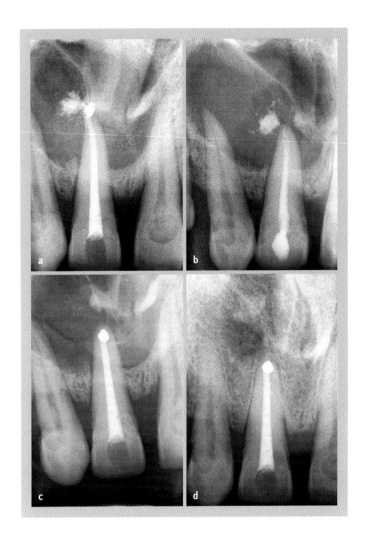

图2.13 a）右上颌中切牙的术前X线片，先前已做过根管治疗。显示存在一个可能为囊肿的大病变，该病变持续存在的原因可能是根尖下方的刺激物。b）非手术再治疗后的X线片。c）由于症状的持续存在，进行了根尖切除和根管倒充填术，这是术后X线片。手术期间只进行了改善根尖封闭和去除刺激物的操作，有目的地将囊壁留在原位，以免损害相邻牙齿的活力。d）4年后。尖牙的牙髓活力得以保留。两个根尖之间的透射影并非表示治疗失败，而是代表根尖的瘢痕愈合，这是大病变进行非手术或手术治疗后的典型表现。

图2.14 a）右上颌侧切牙的术前X线片。显示存在一个大的脓肿样囊性病变。尖牙和第一前磨牙的活力测试为阳性反应，而中切牙为阴性反应。b）腭部的急性牙槽脓肿由慢性病变发展而来。c）根管治疗后的X线片。d）根尖切除术后8年X线片。急性感染症状复发（可能与难以获得干燥根管而导致的根尖封闭不全有关），随后对侧切牙、中切牙均进行了根尖切除术和银汞倒充填术。

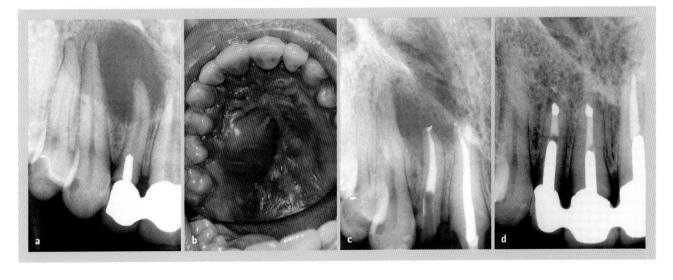

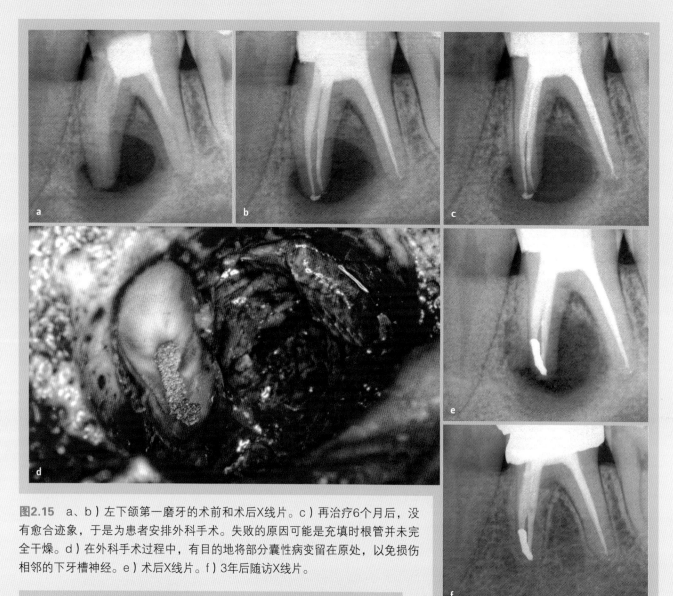

图2.15　a、b）左下颌第一磨牙的术前和术后X线片。c）再治疗6个月后，没有愈合迹象，于是为患者安排外科手术。失败的原因可能是充填时根管并未完全干燥。d）在外科手术过程中，有目的地将部分囊性病变留在原处，以免损伤相邻的下牙槽神经。e）术后X线片。f）3年后随访X线片。

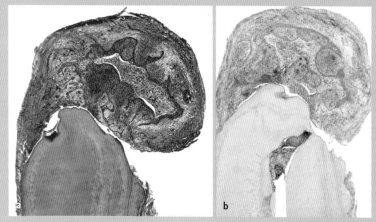

图2.16　拔除的上颌第一磨牙，远颊根附着有根尖周病变组织。a）切片包含一个根尖孔。显示存在一个充满坏死碎屑并内衬完整上皮层的中央腔。囊腔与根尖孔之间未见连通（HE染色，×16）。b）与图a相距100个连续切片。该切片存在两个根尖孔，一个位于根尖正中，另一个位于右侧面。囊腔仍然独立于根管腔外。在任意连续切片中均未发现连通，组织学诊断为"真性囊肿"。请注意，大的根尖分歧的管腔完全被细菌生物膜充满（Taylor改良Brown–Brenn革兰法细菌染色，×16）。（由Domenico Ricucci博士提供）

真性囊肿和袋状囊肿

在慢性根尖周炎的病变中提到两种类型的囊肿：真性囊肿（图2.16）和袋状囊肿（图2.17）。真性囊肿完全由上皮衬里包绕，其囊腔与受累牙的根管不相通[41-42]，而袋状囊肿则是一个袋状的根尖炎性病变，有上皮衬里的囊腔向根管开放并与之连续[41]。

真性囊肿的特征是存在一个或多个被上皮衬里完全封闭的腔，在连续切片中均未见囊腔与根管腔相通。

袋状囊肿是一个上皮囊壁包绕的囊腔，但其上皮囊壁是附着于牙根外表面的，并将根尖孔包绕其中，与病变的其余部分隔开。囊腔与根管腔直接相通。

根据Ricucci和Siqueira的研究[41]，袋状囊肿和真性囊肿很难明确区分，尤其是在根尖1/3存在复杂根管解剖的情况下，例如存在多个根尖分歧，这些根尖分歧在牙根表面的开口之间还存在一定的距离。实际上，只有在粗大的单根管正好位于几何根尖顶（解剖学顶点）附近的情况下才容易进行鉴别诊断。Nair及其小组[43-45]的研究反复展示的都是仅具有简单根管解剖的牙根切片，甚至没有提及可能的常见变异情况。也就是说，在根尖区根管解剖复杂的情况下，同一样本不同层面的组织学切片，根据囊肿是否与根管相通，可能会做出两种不同的诊断。

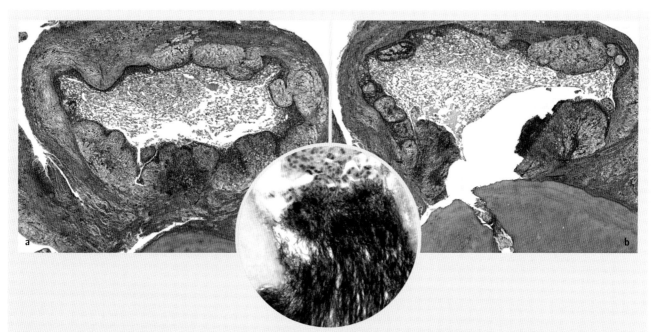

图2.17 拔除的上颌第三磨牙，存在较大的根尖周病变。a）切取团块中心附近组织制作切片，未见根尖孔。病变中心的囊腔充满碎屑和胆固醇结晶，囊壁内衬完整的上皮层。仅依据该切片，这个病变的组织学诊断会是真性囊肿（HE染色，×16）。b）与图a相距约120个连续切片，却显示出一个完全不同的病变形态。囊腔与根管相连续，因此正确的诊断是袋状囊肿（×16）。中间插图为图b相邻的切片。从根尖孔的高倍视野中可见厚厚的细菌生物膜，并有中性粒细胞聚集（Taylor改良Brown-Brenn革兰法细菌染色，×400）。
注意事项：1）只有采用连续切片时，才能对真性囊肿或袋状囊肿做出组织学诊断。2）不管囊肿的形态如何，其病因都是根尖区根管腔的感染。如果感染被治疗控制，真性囊肿就一定会愈合。（由Domenico Ricucci博士提供）

与此同时，不同类型的根尖囊肿是否会存在不同治疗方案的讨论是十分重要的。Nair基于形态学观察，推测所谓的真性囊肿难以通过常规的根管治疗治愈是由于囊腔与根管腔之间缺乏直接的连通。其病理过程是自我维持的，因此能够独立于根管感染的影响而继续扩展[46-47]。但另一方面，根据Ricucci和Siqueira的说法，这一假说仍然没有得到证实，根据临床和影像学资料也难以证实[41]。还必须要指出的是，根据目前的知识，没有确切的依据表明这两种不同形态的囊肿对根管治疗会有不同的反应，因为它们具有相同的病源（根管腔的感染），因此不应将其视为两个不同的病理学实体[41]。如前所述，囊肿应仅通过根管治疗来处理，手术治疗仅在传统的非手术治疗失败或新症状出现后才进行[39]。

窦道（图2.18）

有时，慢性牙髓感染分泌物会通过口内通道引流到牙龈表面，这就是我们所知的窦道[48]。这个通道有时候会被上皮覆盖，从感染源一直延伸到附着龈表面的开口或窦道口[49]。如后文所述，它也可以向口外延伸。"瘘管"一词经常被不恰当地用来描述这种类型的引流通道。根据定义，瘘管实际上是两个内脏之间的异常连通，或者是两个上皮衬里表面之间的通路[50]。

一些学者[51-55]仍然坚信，窦道的出现表明存在更严重的病变，除了拔除患牙外，还需要特殊的干预，例如手术切开并切除整个窦道（图2.19），这是因为窦道本身存在一层上皮衬里。组织学研究发现，大多数窦道的上皮衬里不会贯穿全长。Harrison和Larson[56]在他们的研究中发现10条窦道中只有1条有上皮衬里，其他9个样本被肉芽组织覆盖。只要问

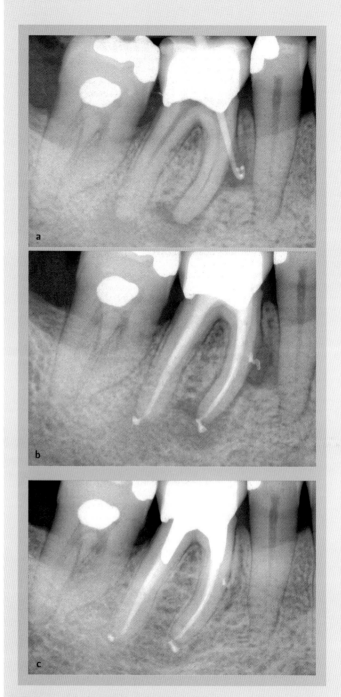

图2.18　a）右下颌第一磨牙的术前X线片：该患牙出现一个由侧支根管引起的窦道。b）术后X线片：注意侧支根管的填充情况。c）24个月后随访X线片显示，根尖和侧方病变均已完全愈合。

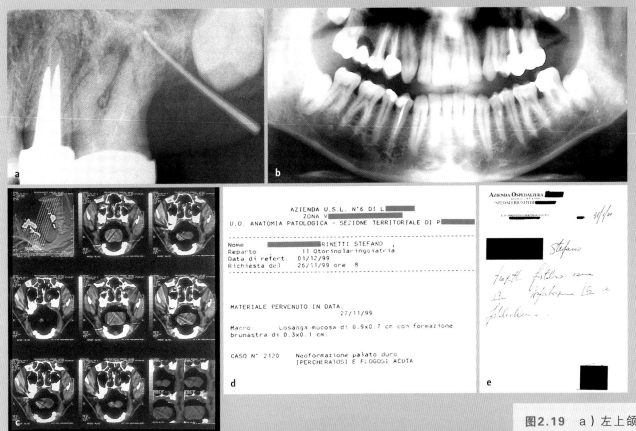

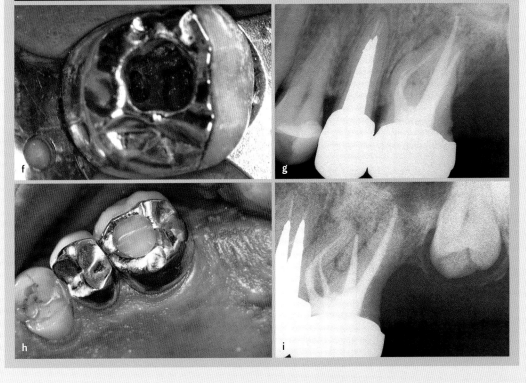

图2.19 a）左上颌第一磨牙的根管治疗完全没到位。窦道口位于缺失的第二磨牙的腭侧区域，使用牙胶尖对该窦道进行追踪。该患者首次就诊于外院的一位口腔外科医生处，已拍摄了全景片。b）计算机断层扫描。c）进行了组织活检（角化过度和急性炎症）。d）计划行患牙拔除术和瘘管切除术！e、f）患者于我院进行根管再治疗术，去除殆面旧的修复体后，发现这个通道很明显是以前留下的髓腔入路：髓角被误诊为根管口，而且临床医生忘记去除大部分的髓室顶。g）术后X线片。h）窦道已愈合。i）2年后随访X线片。

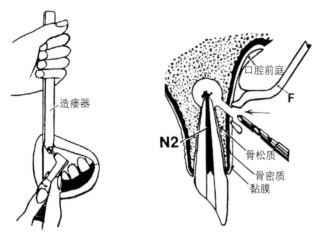

图2.20 Sargenti博士发明的造瘘器，用于无瘘管时制造瘘管，以免发生诊间急症[61]。

题的根源得到了正确的诊断和充分的治疗，并且牙髓病变已经治愈，上皮衬里的存在与否似乎并不会阻止窦道的闭合。窦道无法愈合将需要进一步的诊断程序，以确定是否存在其他病因或是否发生了误诊[48]。实际上，窦道的存在应被视为有利的体征，因为它具有许多优点，以至于有些学者[57-64]建议如果没有窦道，则应人为制造窦道（图2.20）。

窦道的存在可能对诊断非常有帮助。通过插入牙胶追踪窦道，可为定位患牙提供客观依据[63]（图

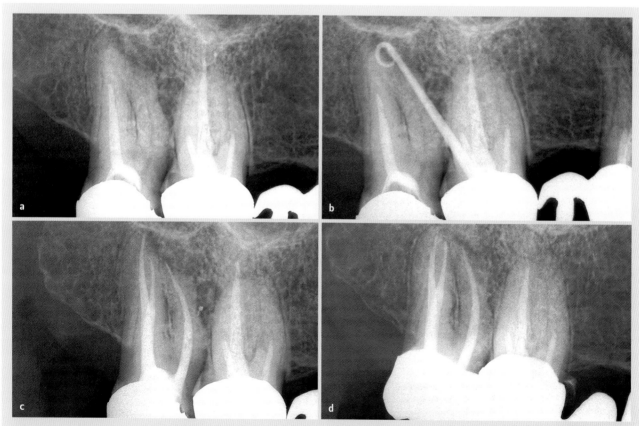

图2.21 a）右上颌第一、第二磨牙的术前X线片。请注意第二磨牙的近中颊根与第一磨牙的远中颊根之间的圆形透射影。患者在第一磨牙的根方出现了前庭瘘。出于经济能力原因，患者仅想再治疗患病的牙齿。b）放置在瘘管中的牙胶尖表明，瘘管起因于第二磨牙。c）第二磨牙的术后X线片。请注意：第二磨牙近中颊根的侧支根管已被充填，该侧支根管明显与术前X线片中所见的病变有关。d）5年后随访X线片。

2.21）。一旦去除了与窦道形成有关的病因，窦道口和窦道将在几天内闭合[48]。除了上述的引流方式，窦道还可从患牙本身的牙周膜间隙内引流（图2.22）。它甚至可能横穿相邻健康牙齿的牙周膜进行引流[65]，使相邻的牙齿看起来像存在牙周源性病变（图2.23和图2.24）。另外，不需要在根管内放入任何药物，仅通过清理和成形感染根管，约1周后病变愈合了（图2.25），就能证实诊断是正确的且这个治疗是有效的。这也表明该病变预后良好。

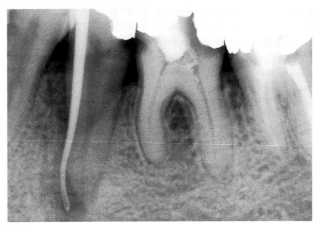

图2.22 牙髓坏死的左下颌第二前磨牙术前影像学检查，其瘘管朝牙周膜间隙内开放。图中示牙胶尖从瘘管中插入。

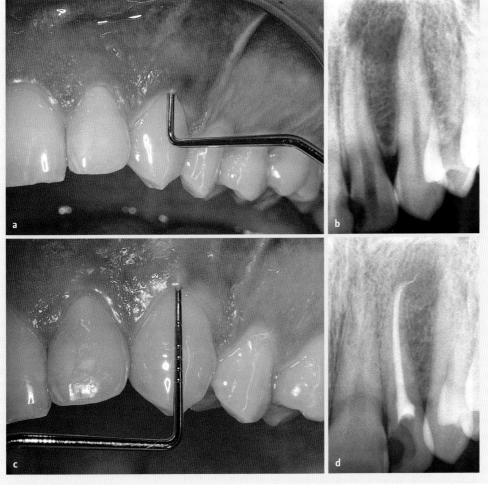

图2.23 a）一位口腔卫生良好，其他象限牙周都健康的患者，牙周探针探查该尖牙有深牙周袋。尖牙牙髓活力测试反应正常，而侧切牙则牙髓坏死。b）侧切牙的术前X线片。显示侧切牙的病变已波及相邻尖牙牙根的近中面。c）侧切牙清理和成形1周后，尖牙牙龈的临床表现。d）术后X线片。

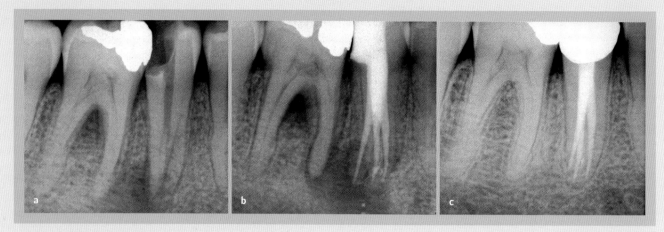

图2.24　下颌第一磨牙存在根分叉病变。该牙牙髓活力正常，且患者口腔中其他象限的牙齿无牙周疾病。该影像透射区并非牙周来源，而是来源于第二前磨牙牙髓坏死引起的牙髓源性病变。该病变通过磨牙根分叉区的牙周膜引流。a）术前X线片。b）术后X线片。c）4年后随访X线片。

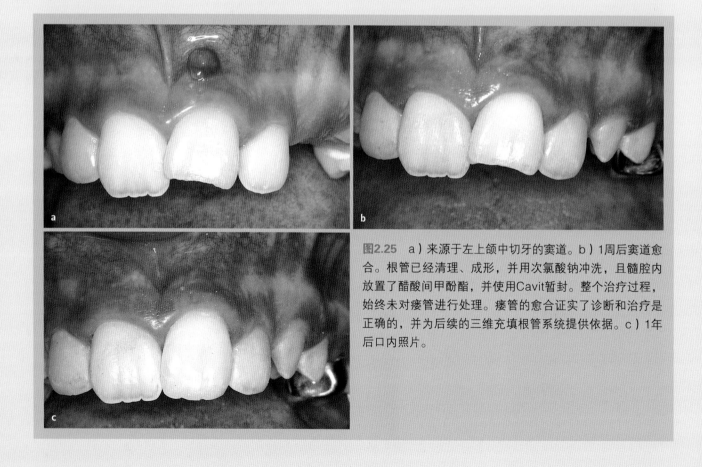

图2.25　a）来源于左上颌中切牙的窦道。b）1周后窦道愈合。根管已经清理、成形，并用次氯酸钠冲洗，且髓腔内放置了醋酸间甲酚酯，并使用Cavit暂封。整个治疗过程，始终未对瘘管进行处理。瘘管的愈合证实了诊断和治疗是正确的，并为后续的三维充填根管系统提供依据。c）1年后口内照片。

脓液会在周围组织中阻力最小的部位形成一条窦道。它可能会从口腔黏膜甚至皮肤的任何部位排出[66]。口外窦道口并不少见，尤其是在年轻患者中，如果累及下颌切牙，则可见于颏部联合处（图2.26）；如果累及下颌第一磨牙，则可见于下颌下区域（图2.27）；如果累及上颌中切牙，则可见于鼻前庭[67-68]。

然而，口外窦道有时被视为独立的皮肤病损进行治疗，而其与黏膜窦道一样具有相同的致病因素和预后，也需要同样的治疗方法[69-70]。文献综述显示[71-74]，在确诊窦道只是根尖周组织病变的引流通道之前，伴有口外窦道的患者有时候进行了反复的手术切除和活检（图2.19d）。许多具有口外窦道的患者会提供由全科医生和皮肤科医生采用全身性或局部性抗生素和/或外科手术治疗口外窦道的病史。

在这些特殊病例中，只有在经历多次治疗失败后，患者最终才被转诊到牙医处以确定是否有牙源性病因[75]。

试图通过环形切开口外窦道口并切除整个窦道及其分支来治疗此类病变，这种干预措施所造成的后果（尤其是美学方面）都不符合现有的治疗准则，并且被认为是非常愚蠢的。

必须确诊与窦道相关的患牙，然后清理、成形并充填该患牙的根管系统，约1周后窦道完全愈合。

如果非手术治疗或再治疗牙齿有困难，或者患者明确要求手术，则可进行外科手术治疗，但必须将注意力集中在获得良好的根尖封闭上，而不是清除窦道或其皮肤瘘口（图2.26）。如前所述，有些学者认为需要手术切除窦道的原因在于他们误认为窦道被覆上皮衬里[76]。然而，Grossman[39]指出这些

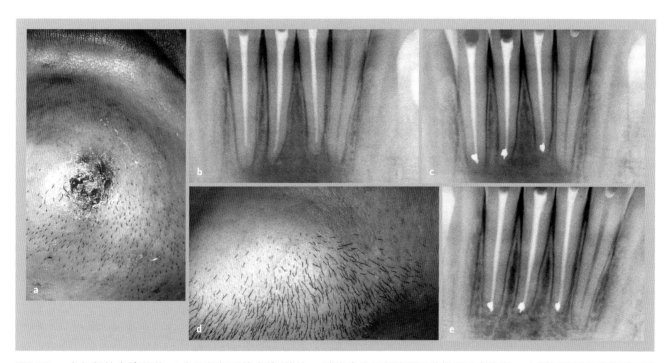

图2.26 a）颏部的皮肤窦道。b）下颌切牙的术前X线片。该患者出于经济原因选择了手术治疗。左侧切牙已经进行了开髓测试，牙髓活力正常。c）术后X线片。3个牙根进行了根尖切除并采用银汞倒充填。而不是将注意力放在去除所有肉芽组织或刮除病变周围的骨质或根尖，或切除窦道，或环形切除皮肤窦道口上。d）2年后皮肤窦道完全愈合，没有遗留任何瘢痕。e）2年后X线片证实了先前的透射影全部愈合。这是患者在数年前进行的治疗，那时超声工作尖和MTA还没有开始使用。

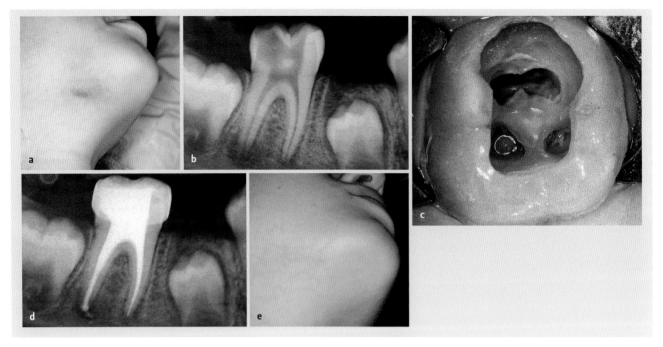

图2.27   a）右下颌下区域的皮肤瘘管。b）患侧下颌第一磨牙的术前X线片。牙齿在1个月前被"打开"，并保持开放以"引流"。请注意，由于髓室顶未揭全，髓腔入路中心有一个小的阻射影。c）髓腔入路的临床外观：髓室顶已形成3个开口！1个对应远中根管，形状像"8"，另外2个圆孔对应近中根管，髓角被误当作根管口。d）术后X线片。牙齿已经用预成冠修复。e）2年后瘘管愈合。完全没有任何瘢痕。

窦道由肉芽组织被覆。在他的研究中并未鉴别出任何上皮组织。

Bender和Seltzer[77]也对许多窦道进行了组织学研究，但未发现任何上皮衬里。

其他作者[49,63,78]也认为，窦道可能内衬多层扁平的上皮细胞，但更常见的是内衬肉芽组织，并伴有急性和慢性炎症细胞。

鉴于目前的知识水平，我们没有理由建议手术切除此类窦道。即使存在上皮衬里，在恰当的牙髓治疗之后，窦道也将愈合。

窦道内存在的上皮衬里可能来自口腔黏膜或根尖周病变中增殖的上皮细胞。 但是，上皮的存在与否与瘘管的临床表现或病程之间没有相关性。Ordman和Gillman[79]在动物实验中证明如果将皮肤缝线留在皮肤缝合处数周，缝线将会被完全上皮化。一旦拆除缝线，上皮内衬的通道总会完全愈合。

由此我们认为，一旦去除炎症刺激，由牙髓坏死引起的可能含有上皮衬里的窦道也同样会愈合。

显然，这些窦道必须与先天性的颈部瘘管区分开，包括位于颈部侧方（来源于第二鳃裂）和中间（来源于甲状舌管的残余物）的瘘管，这些瘘管内衬上皮。然而，这种瘘管具有不同的发病机制，并且也不能自发地消退，而只有通过手术仔细切除整个窦道后才可以治愈[79]。此外，还有以下情况需鉴别诊断[67,69]：

- 局部皮肤感染，例如脓皮病、丘疹、毛发内生和汗腺阻塞
- 外伤或医源性损伤
- 骨髓炎
- 肿瘤
- 结核
- 放线菌病

填充材料的超充（图2.28）

首先，有必要对充填过量和充填不严密，以及充填过长和充填过短之间进行区分。

充填过长和充填过短仅描述垂直方向上的充填情况，充填超出或短于根尖孔。

充填不严密是指在所有维度上都充填不充分（例如，在长而宽的根管中放置1个短而细的银尖，或者只有糊剂的短充，且充满大量气泡）。

超充是指已进行了三维充填但其中有一小部分材料超出了根尖孔。

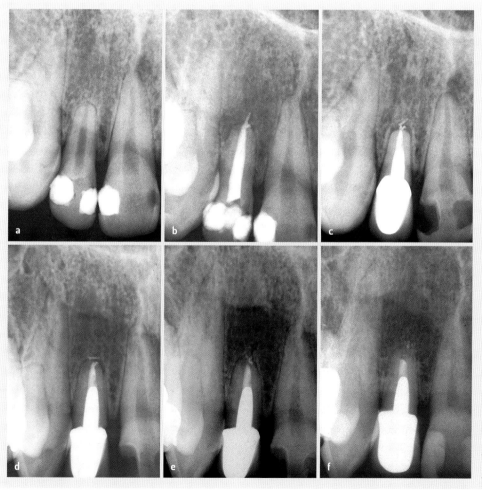

图2.28 a）右上颌侧切牙的术前X线片。b）术后X线片：牙胶尖端已经超出根尖孔2~3mm，这可能是因为牙胶的"回拉阻力"是来自根中部而非根尖部。c）6个月后：超充的材料似乎在根尖孔处折断。d）术后12个月：牙胶的尖端水平位于根尖上方。e）术后5年：超充的材料仅剩少许痕迹。f）34年的随访证实了在三维已严密充填的根管中，超充不是手术的指征，也不是根管治疗失败的原因。

根管轻微的充填过量完全不同于根管垂直向上的充填过长和过短。前者是充填材料对整个根管系统进行三维严密充填后，多余的材料从根尖孔中挤出。充填过长是指充填材料超出根尖孔但并未密封根尖孔，因此并未在三维上严密充填根管系统。

在这些病例中，失败的原因不是银尖或牙胶的尖端"刺入"牙周膜[80]，实际上是其不能密封根尖孔。这可能需要手术治疗，以改善根管系统的根尖密封性（图2.29）。

Ingle[81]指出，尽管出现充填过量现象，根管治疗仍能获得很高的成功率。

Weine[82]指出，幸运的是，由于根尖周组织对牙胶的耐受性非常好，因此很少有与充填过量相关的治疗失败情况发生。大多数情况下影像学上均无异常（图2.30），实际上，在某些病例中，超充的牙胶材料会被吞噬而出现截断现象（图2.28）。

Schilder[83]声称他从未发现因根管充填过量而失败的病例。

那些因根尖孔外有超充物而被列为失败的病例实际上是在垂直方向上充填超出了根尖孔而根管内充填不足的情况，其失败的原因是根管系统内存在细菌，且尚未进行严密的三维充填[84]。文献已广泛证明与根管治疗失败相关的主要因素是根管清理不足或根管封闭不全[85-87]，而充填的长度并不是决定因素[88-90]。

牙骨质-牙本质界以外的多余材料对愈合没有影响[91-92]，或许可被认为是无关紧要的。但是，我们仍需要避免这种情况的发生，因为它可能在根充时给患者带来不适[83]。

针对超充材料对治疗失败的影响所进行的临床研究我们不考虑在内，因为它们排除了太多关于这些根管的清理和成形以及根管三维充填的真实情况。

Deemer和Tsaknis[93]以及Tavares等[94]的动物实验组织学研究表明，根尖周组织可以完全耐受牙胶。他们的研究结果与Schilder[92]在人样本上的研究结果相一致。

Bergenholtz等[95]指出，在过量充填的情况下，充填材料本身未必是失败的直接原因。研究已经证明，在体外细胞培养物[96]和实验动物体内植入[97-98]的牙胶都能与活组织相容。最近的影像学研究表明，随着时间的流逝，超充的根管充填材料并未引起慢性炎症，其最终可能被根尖周组织清除[89,99]。因此，今后需对阻止充填过量病例愈合的真实原因进行研究。

由于非常担心超充物周围会引起异物反应，Yusuf[100]进行了相关的实验，实验显示在根尖孔下方的肉芽组织中，牙本质和牙骨质碎片周围存在炎症反应，这些碎片像异物一样起作用。相反，银汞或其他根管充填材料的碎片通常发生纤维化反应并被纤维包裹，而没有活动性炎症。

这进一步证实了根管充填材料的组织耐受性。因此，虽然清理、成形和三维充填根管发生意外的轻度超充并非我们所希望的，但除非有明确的证据表明治疗失败，否则并不作为手术清除多余材料的指征（图2.31）。

如果根尖周组织对超充的牙胶有如此良好的耐受性，那么根充糊剂引起的超充情况会更加乐观，例如Pulp Canal Sealer这个根管封闭剂，已经被证实其具有良好的生物相容性。Pertot等[101]在动物实验中证实，根充封闭剂植入下颌骨4周时，巨噬细胞、淋巴细胞和浆细胞不再存在（图2.32）。在这个实验的大多数样本中，可观察到新骨与封闭剂直接接触。在12周时也未出现中等程度炎症反应，似乎表

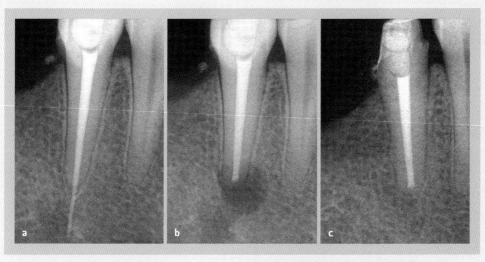

图2.29　a）右下颌第二前磨牙的术前X线片。数毫米的牙胶已被推到颏神经上，患者感觉异常和疼痛。b）术后X线片。在手术过程中，先去除超充的牙胶，然后采用超声尖而非Lindemann车针斜切根尖（原因是距离颏神经太近），接着倒预备根管并用白色MTA封闭根管。使用同一个超声尖去除神经表面的根管封闭剂碎屑。c）6年后随访X线片。

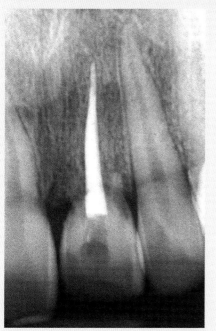

图2.30　左上颌中切牙的X线片，3年前因外伤牙齿脱出而重新植入。牙根存在骨替代性吸收。影像学检查显示牙胶与骨直接接触，且没有炎症表现。

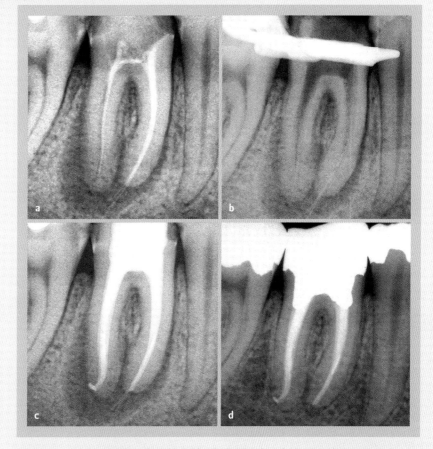

图2.31　a）右下颌第一磨牙的术前X线片显示该牙存在不完善的牙髓治疗：远中根管充填不足，近中每个根管都有一根牙胶尖过长充填到根尖周组织。b）术中X线片：尝试去除根尖孔外的牙胶，但失败了。c）术后X线片：病损中仍然存在两根牙胶。d）3年后随访X线片：病变完全愈合且两根牙胶完全消失。术前的低密度影显然是根管系统中残留细菌引起的牙源性病变，而非两根牙胶尖引起的异物反应！

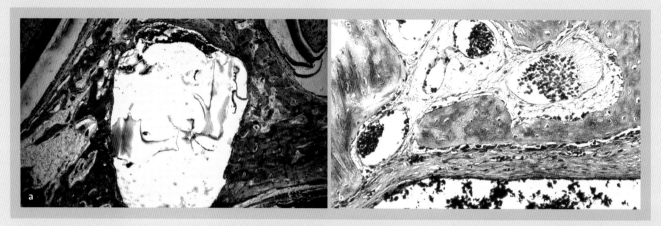

图2.32　Pulp Canal Sealer植入骨组织中4周后的骨反应。a）正常的骨髓腔（原始放大倍数：×5。Masson三色染色）。b）Pulp Canal Sealer和骨之间的纤维结缔组织层未见炎症细胞。骨的外观正常，有活的骨细胞，周围有一层成骨细胞（原始放大倍数 ×25。Masson三色染色）。（由Wilhelm–Joseph Pertot医生提供）

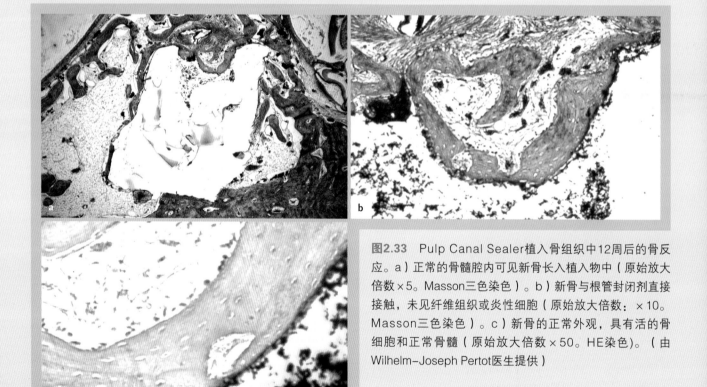

图2.33　Pulp Canal Sealer植入骨组织中12周后的骨反应。a）正常的骨髓腔内可见新骨长入植入物中（原始放大倍数×5。Masson三色染色）。b）新骨与根管封闭剂直接接触，未见纤维组织或炎性细胞（原始放大倍数：×10。Masson三色染色）。c）新骨的正常外观，具有活的骨细胞和正常骨髓（原始放大倍数×50。HE染色）。（由Wilhelm–Joseph Pertot医生提供）

明新鲜混合的根管封闭剂体外毒性随着时间的推移而减少和消失[102-104]（图2.33）。

如果我们能接受根充物超出根尖孔几毫米的情况，那么在三维严密填充根管时牙胶意外超出根尖孔1mm的情况就可以接受（图2.34和图2.35）。

总之，在失败的病例中正好存在超充的牙胶时，这个超充的牙胶不应被解释为失败的原因，而原因应是由于根尖封闭不足，使根尖孔成了一个传输通道，从而使根尖孔处形成根管内外的交通（图2.36和图2.37）。

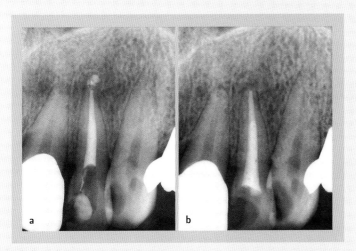

图2.34 a）左上颌侧切牙的术后X线片。b）7个月后：超充的根充糊剂消失。

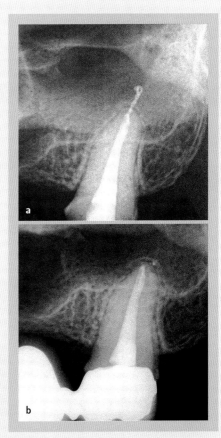

图2.35 a）左上颌第二磨牙的术后X线片。b）8个月后：超充的材料消失。

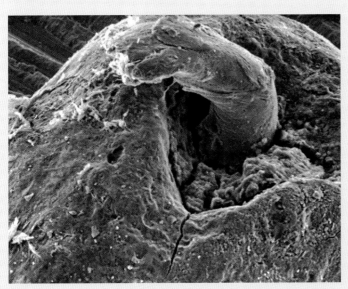

图2.36 扫描电镜照显示泪滴状的根尖孔可见超充的充填材料（x65）。

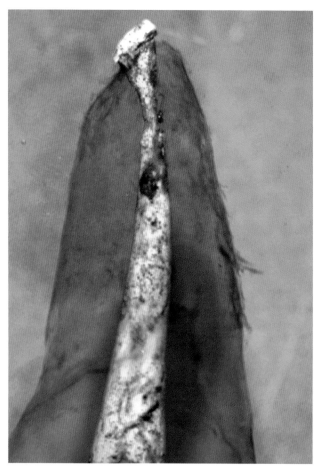

图2.37　由于根尖孔呈泪滴状，透明牙齿显示根尖1/3的根管呈沙漏状。

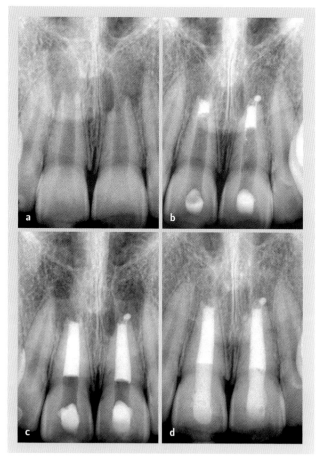

图2.38　a）上颌中切牙的术前X线片。该牙牙髓坏死且根尖孔发育不全。b）经过1周的氢氧化钙封药后，在根尖孔处放置3mm的MTA。c）术后X线片。d）2年后随访X线片。

开放的根尖孔（图2.38）

多年以来，一直使用根尖诱导成形术的方法来治疗牙髓坏死且根尖孔发育不全的牙齿，其目的是在根尖孔处诱导钙化屏障的形成，以避免常规充填时发生超充。可使用氢氧化钙封药数月，直到钙化屏障形成且在影像学上可见。最近，这些牙齿开始使用根尖屏障术进行治疗[105]，通过在开放的根尖孔处放置3~4mm的MTA，作为根充时的屏障。对于发生牙髓坏死的年轻恒牙，建议采用另一项最新技术——牙髓血运重建，来获得根尖周病变的愈合和牙根发育的完全成熟，这归功于根管内存在活的组织。但是，根据最近的文献报道，这种技术的预后

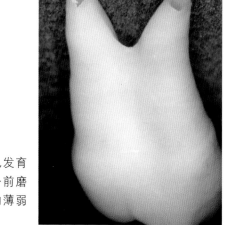

图2.39　根尖孔发育不全的上颌第一前磨牙，注意管壁的薄弱和易折。

似乎并没有得到一致的认可[106]。

在这些技术出现之前，这些牙齿采用外科手术治疗，这种手术只是存在解剖上和心理上的意义，并无实际的临床意义[107-108]。根尖孔发育不全的牙齿根管宽大，管壁非常薄且易碎（图2.39）。因此，当大量的汞合金被填入管壁极弱的管腔中时，极易发生折裂[109]。手术治疗的病例通常也会失败，因为脆弱的管壁既不允许切割预备获得固位洞形，也不允许在充填汞合金时施加所需的压力，因此通常不能获得良好的根尖封闭[110]。当时，有些学者建议对根管进行超充填，然后进行根尖刮除术，从而代替倒充填。然而，所有进行手术的病例都易出现不良的冠根比。

此外，根尖发育不全的牙齿通常发生在年龄较小的患者中，他们由于恐惧和害怕牙医而不能很好配合，因此不是外科手术的理想患者。直到今天，仍有一些作者[111]认为患牙牙髓坏死且根尖发育不全是进行根尖手术的指征，但绝大多数人仍认为在这些情况下，选择根尖诱导成形术或根尖屏障术是治疗的首选。当患者已成年，而患牙已在根尖发育未完成时进行了根管治疗并失败，这时手术治疗将是正确的治疗选择（图2.40）。

钙化根管（图2.41）

众所周知，牙齿的钙化是从冠方向根尖方向发展的，这意味着即使牙髓腔、牙根冠1/3或根中1/3完全钙化，如今使用外科手术显微镜和CBCT，我们仍然有可能找到根管并以非手术方式完成治疗。因

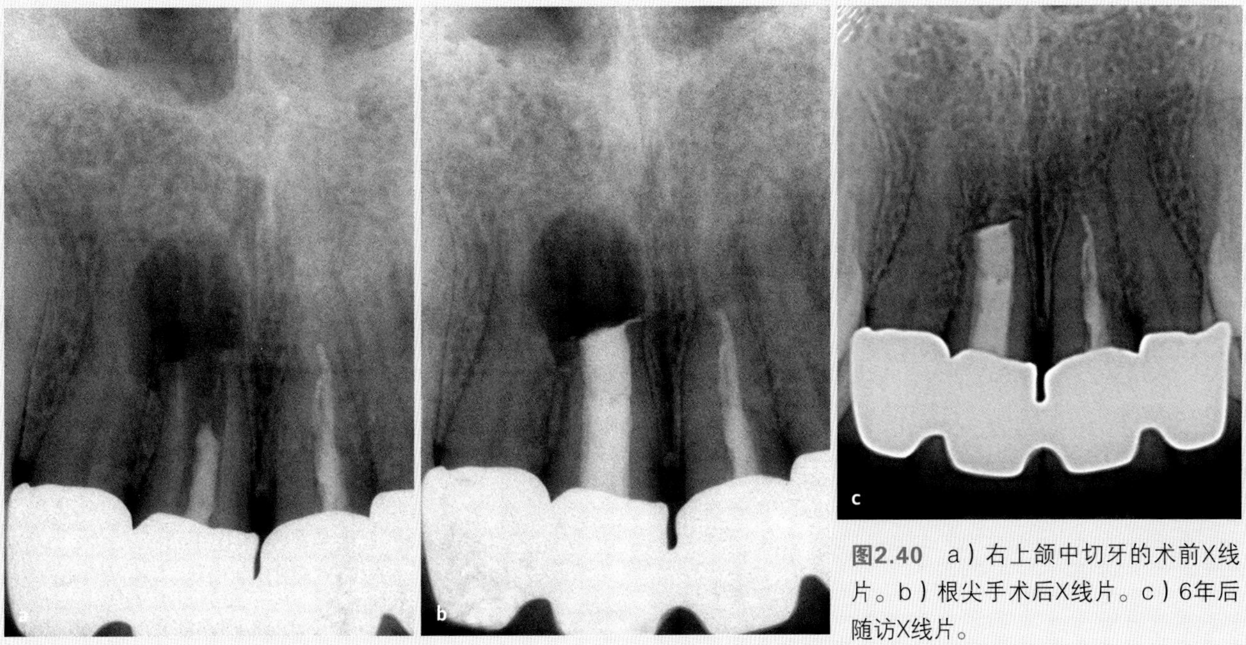

图2.40 a）右上颌中切牙的术前X线片。b）根尖手术后X线片。c）6年后随访X线片。

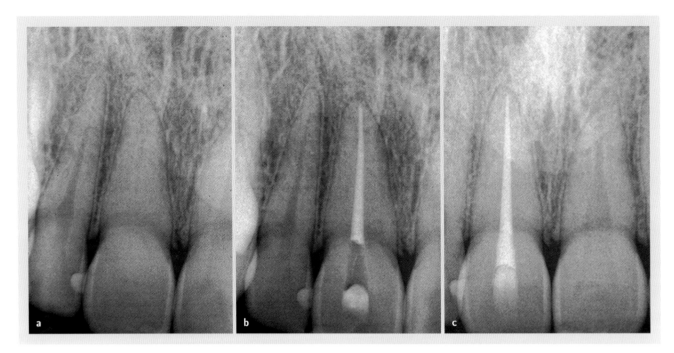

图2.41　a）右上颌中切牙的术前X线片。因为之前的外伤髓腔似乎已完全钙化，现在牙齿出现症状，需要进行根管治疗。b）术后X线片。使用手术显微镜和超声尖找到根管并完成治疗。c）2年后随访X线片。

此，钙化的根管不应视为外科手术的指征。

　　前述的手术"伪适应证"实际上可以通过非手术治疗或再治疗得以成功治疗。如果可以对根管系统进行通畅、清理、成形和三维充填，常规治疗即可获得良好的治疗效果。

真正的适应证

　　手术的真正适应证如下。

存在障碍（图2.42）

　　如前所述，如果根管系统能够成功地通畅并最终完成充填，常规治疗即可获得良好的效果。另一方面，如果有任何障碍物阻止器械、冲洗液和充填材料到达工作长度，那么在这种情况下，要治愈现有病变的唯一方法就是使用手术治疗。

　　这些障碍物可以表现为台阶、钙化、折断器械、穿孔或根管桩（图2.43）。然而，许多以前认为不可能完成的操作现在变成了常规的治疗手段。借助现在的新技术，我们可以安全地取出折断的器械，CBCT可用于定位遗漏的根管，得益于新型的生物相容性材料，在许多情况下可以通过非手术方式修补穿孔，可以安全地拆除根管桩。因此，临床医生也可以通过非手术的牙髓治疗达到预期的效果。

　　总之，唯一考虑手术治疗的情况是在"初次治疗"病例中未能获得良好的根尖封闭或者非手术再治疗不能改善根尖封闭时。如本章开头所述，与Nygaard-Ostby和Schilder[6]所说的一样，牙髓显微外科治疗必须用于那些从一开始就无法进行非手术治疗，或者是非手术再治疗失败的病例。然而，即使在这样的病例中，作者也建议如同大多数根管一

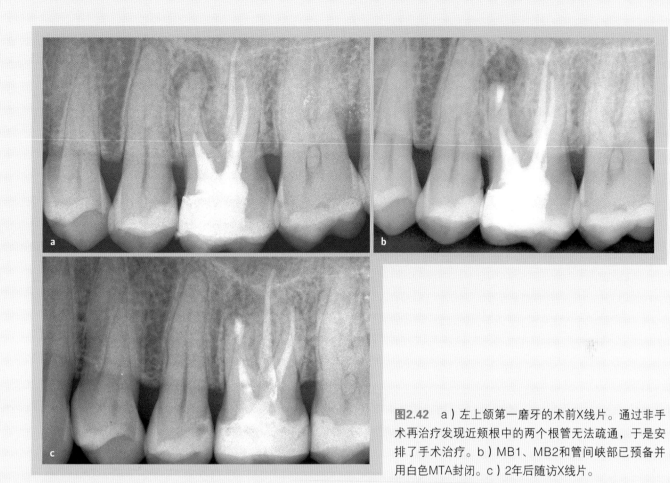

图2.42 a）左上颌第一磨牙的术前X线片。通过非手术再治疗发现近颊根中的两个根管无法疏通，于是安排了手术治疗。b）MB1、MB2和管间峡部已预备并用白色MTA封闭。c）2年后随访X线片。

图2.43 a）左上颌中切牙的术前X线片。b）根尖手术术后X线片。c）1年后随访X线片。

样用常规方法充填根管（图2.1）。如果遵循正确的治疗方案，目前牙髓显微外科手术的治愈率为91%～96%[112-115]。

穿孔（图2.44）

穿孔是根管系统与牙周组织之间的病理性或医源性交通，在根管系统中形成了一个"额外"的出口，一旦发现穿孔，必须尽快封闭，因为由穿孔引起的牙周组织病变会随着时间的推移而变得不可逆转。穿孔的治疗通常需要多学科联合以制订适当的

治疗计划，决定是选择拔牙、直接非手术再治疗还是手术治疗。只有当非手术再治疗不可行或再治疗失败时，才应考虑牙髓显微外科手术治疗。

牙中牙和牙内陷（图2.45）

这类牙齿存在根管解剖形态变异，仅通过非手术方法很难治疗。然而，只有当非手术方法治疗失败时，才考虑手术治疗为"下一步"的治疗方案。在这种情况下可认为手术治疗是成功的，可仅为增加根尖封闭而进行手术。

图2.44　a）左上颌中切牙的术前X线片。牙根部外吸收已被牙胶侧方加压充填。b）缺损处充填了许多牙胶尖。c）缺损处已用灰色MTA填充。d）19个月随访X线片。e）19年后随访X线片。

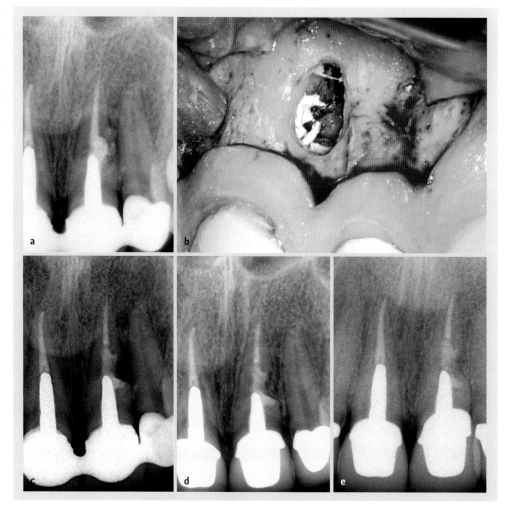

扫码关注后
输入xw01
观看视频

权宜之计及便利之策[116]（图2.46和图2.47）

在某些特殊情况下，外科手术可作为一种权宜之计来治疗具有挑战性的病例，但这并不是最好的选择。

有症状的病例（图2.48）

如果非手术再治疗后患者症状持续存在，则应考虑采用牙髓显微外科手术治疗以减轻患者的疼痛和不适感。

根据Weine和Bustamante的观点[117]，若根管充填后疼痛持续存在，则可能需要进行手术治疗。根管充填后疼痛并不罕见，在大多数病例中疼痛会在几天后消失，很少持续超过1周。当治疗后疼痛没有减轻时，通常建议进行手术，以便对疼痛部位的根尖周组织进行精确检查以纠正任何偏差。翻瓣后常常会出现意想不到的情况，也有助于发现疼痛的原因。有的牙齿在X线片上看起来没有异常，但手术暴露后却发现存在明显问题，如根尖开窗（图2.49和图2.50）和根折（图10.13）。

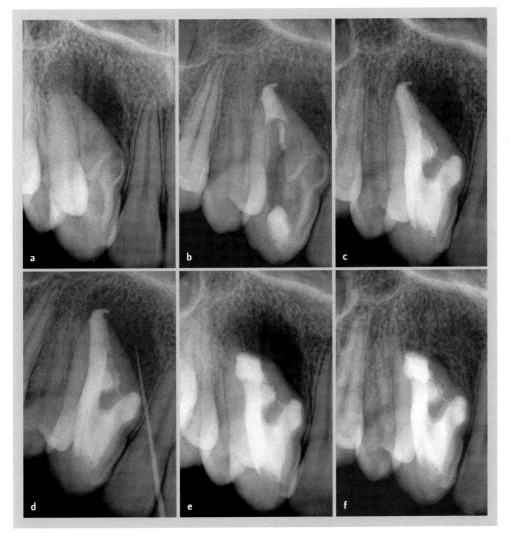

图2.45　a）一个13岁女孩右上颌尖牙的术前X线片，患牙为牙内陷。口腔外科医生建议该患者进行患牙拔除和种植术。b）通过根尖屏障术，用MTA封闭开放的根尖孔。c）术后X线片。d）6个月后，患者出现窦道，计划进行手术治疗。e）术后X线片。患牙仅有一个根尖孔，通过手术治疗，其封闭性得到改善。f）1年后随访，X线片示病变已愈合。

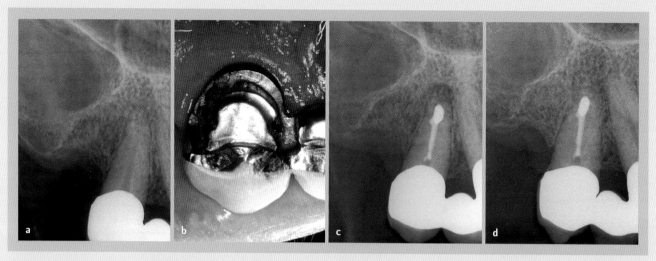

图2.46　a）右上颌尖牙牙髓炎的术前X线片。修复体粘接1周后出现急性症状。b）尖牙修复体的腭侧观。该修复体与活动义齿相连。患牙无法建立适当的髓腔入路，因为常规髓腔入路会破坏冠内附着体，需要重新制作修复体，因此选择手术治疗。c）术后X线片。d）10年后随访X线片。

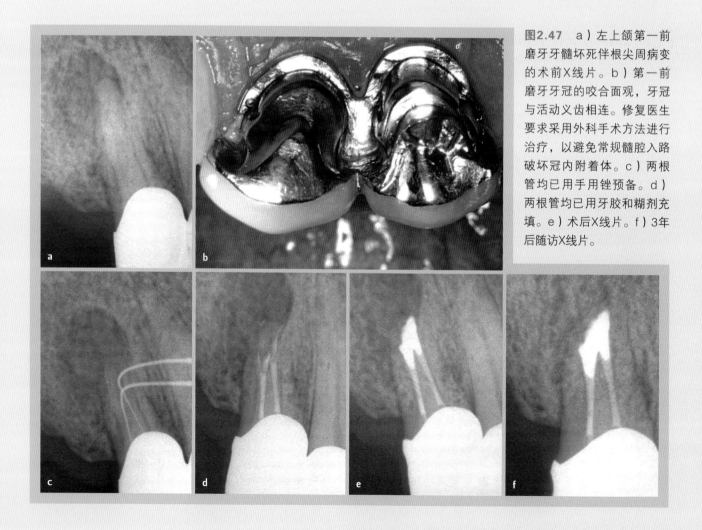

图2.47　a）左上颌第一前磨牙牙髓坏死伴根尖周病变的术前X线片。b）第一前磨牙牙冠的咬合面观，牙冠与活动义齿相连。修复医生要求采用外科手术方法进行治疗，以避免常规髓腔入路破坏冠内附着体。c）两根管均已用手用锉预备。d）两根管均已用牙胶和糊剂充填。e）术后X线片。f）3年后随访X线片。

根尖骨开窗是覆盖牙根的骨皮质局部缺损，形成了颌骨与牙齿根尖相通的"窗口"。这些缺损几乎全部发生在牙槽骨的颊侧，多发生在上颌牙。已发生骨开窗的患牙在无外界干预时通常无症状，但行根管治疗时可能会引起疼痛[118]。Spasser和Wendt最先描述这种现象[119]，随后，Patterson[120]、Weine和Bustamante也描述了该现象[117]。患牙的前庭区域触诊敏感，CBCT便于确诊。治疗计划应包括：翻瓣、根尖切除、去除唇侧的部分牙根、重塑牙根使其在牙槽窝中重新定位。牙槽骨随后可以自我修复继而疼痛消失。

在根管充填的过程中，加压牙胶或插入加压器用力过大时引起的根折也会导致持续性疼痛[117]。这些根折通常是垂直的，所以在影像学上很少能分辨出折裂线，但是，当手术暴露受累牙根时，便可以看到从根尖向冠方延伸的折裂线。这种情况的预后取决于折裂线延伸的范围，如果可以在不损害牙齿稳固性的情况下，去除牙根带有折裂的部分，则预后良好。

前文提到的手术"真正的适应证"是指只能通过手术方法进行治疗，主要原因可能是以下几个方面：根管系统无法疏通；并非所有根尖开口都可通过非手术方法成功封闭；之前的非手术治疗均未成功。

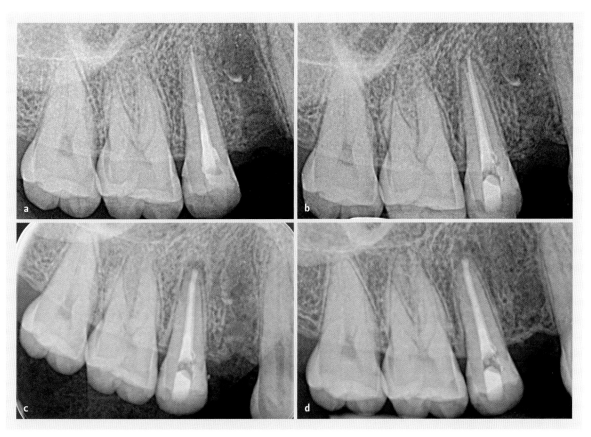

图2.48 a）右上颌第二前磨牙的术前X线片。牙齿叩诊不适，需要再治疗。b）非手术再治疗后X线片。几个月后，牙齿仍叩诊不适，计划进行手术再治疗。c）术后X线片。d）2年后随访X线片。

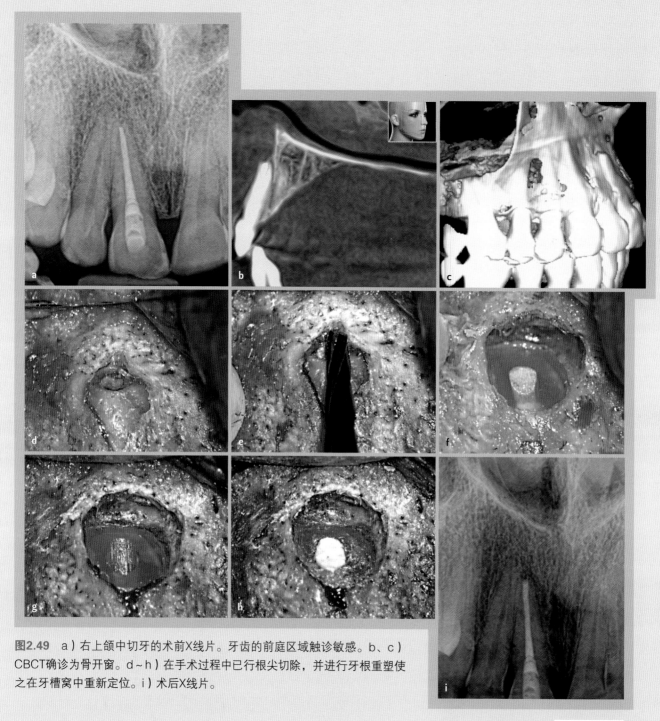

图2.49　a）右上颌中切牙的术前X线片。牙齿的前庭区域触诊敏感。b、c）CBCT确诊为骨开窗。d~h）在手术过程中已行根尖切除，并进行牙根重塑使之在牙槽窝中重新定位。i）术后X线片。

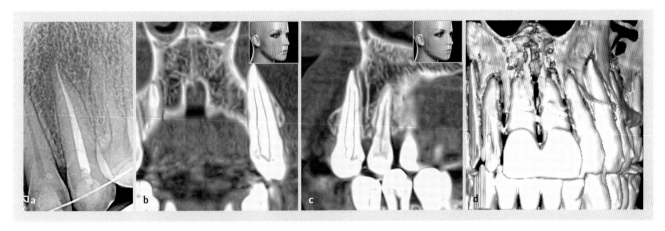

图2.50 a）左上颌尖牙已于2年前行牙髓治疗，牙齿颊侧区域触诊不适。b~d）CBCT诊断为骨开窗，但患者拒绝手术治疗。

根管外感染

众所周知，根尖周病变的发展会在体内形成屏障以防止微生物进一步扩散[121]。这种屏障由单核细胞和中性粒细胞聚集而成，一般来说活的细菌细胞很难越过这道防御屏障形成根管外感染。最常见的形式是急性牙槽脓肿，它是根管内感染引起的暂时状态，一旦建立脓液引流（自发形成或手术切开后），感染再次局限于根管内，重建细菌侵犯与机体防御之间的平衡[121]。

然而，还有两种形式的感染可能在根管外形成，且通常与根管内感染无关。因此这两种感染是造成治疗完善的根管失败的主要原因。根管外感染的两种不同形式包括：

- 牙根外表面细菌定植，形成根管外生物膜
- 根尖放线菌病

从病理学的角度来看，根管外生物膜实际上是根管内感染的延伸，在生物学上属于根管内感染的一部分。因此，它们只能黏附于牙根表面存活，而不能在根尖周病变内繁殖[121]。从临床角度来看，这种黏附的存在非常重要，因为治疗措施无法到达位于牙根外表面的感染，根尖外表面形成的结石样沉积物可能是导致持续性根尖周炎的直接原因（图2.51）[122-124]。结石样结构是黏附在牙根外表面的根管外生物膜钙化的结果。在文献报道的病例中常有窦道形成[122]。有一种可能性是，窦道允许液体在病损和口腔环境之间双向流动，从而使唾液中的矿物质到达根管外生物膜并沉淀下来[121]。矿物质的另一种来源是骨和牙骨质的羟基磷灰石，其溶解后可在组织周围产生富含钙和磷酸盐的液体。因此，即使在不与唾液接触的情况下，根管外生物膜也可能发生钙化。显然，由于器械、冲洗液和药物无法到达根管外生物膜，传统的根管治疗过程和抗菌药物无法将其去除。这些钙化的结构可引起持续性根尖周炎并导致治疗失败，只有通过根尖手术才能成功处理这些难治性病例[121]。

　　根尖放线菌病的临床意义在于，其病损可在有炎症的根尖周组织中独立形成并存在，常认为其可独立于根管内微生物群而存活。因此，即使经过完善的根管治疗后，根尖周病变也无法愈合[125-129]。因此，有研究认为，根尖放线菌病可能是引起根尖周病变的一种直接原因[121]。然而Ricucci和Siqueira[130]指出，目前尚无科学证据支持根尖放线菌病可独立存在，并在无根管内感染的情况下导致持续性根尖

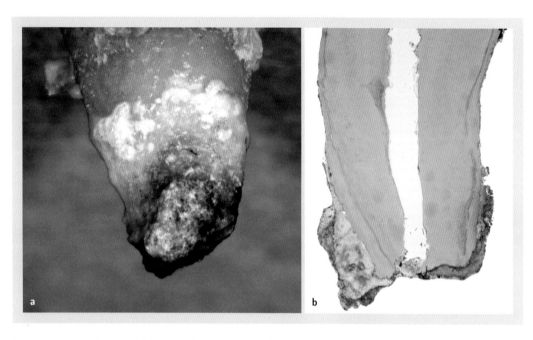

图2.51　a）拔除下颌尖牙后，在根尖处可观察到大量结石。需要注意的是，这些结石与牙周结石不连续。b）对牙齿进行组织学处理。结石呈三明治状，层次丰富，含有大量细菌（原始放大倍数×16。Taloy修正的Brown-Brenn技术）。（由Domenico Ricucci博士提供）

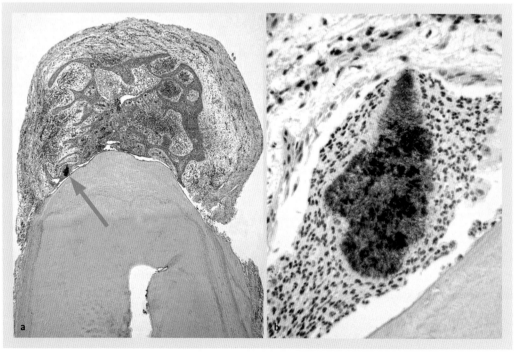

图2.52　a）拔除的上颌第一磨牙，远颊根有根尖周病损。病损有上皮衬里（原始放大倍数×16。Taloy修正的Brown-Brenn技术）。b）图a中箭头所示区域的中等倍数放大。可观察到一个大的细菌菌落，在菌落周围有分支缠绕的丝状菌。该菌落被大量的多形核白细胞包围。这种形态是放线菌病的典型特征（原始放大倍数×200）。（由Domenico Ricucci博士提供）

周炎。在根尖周活检标本中观察到的放线菌落仅为持续性根管内感染的延伸。总之，Ricucci和Siqueira认为，根尖放线菌病是一种独立于根管内感染的病理实体，且可作为治疗失败的唯一原因，但这一观点仍有待证实。因此，这些失败的病例需要进行牙髓显微外科治疗（图2.52），不仅要刮除病变，还要切除根尖及倒充填根管，将根管内和根管外感染都去除[121]。

看似完善但仍失败的根管治疗

完善的根管治疗应在影像学上显示出致密均匀的充填物延伸至根尖，并最大限度地保留根管的原始解剖形态。另外，从Walter Hess[131]在1928年所做的研究中可以看出，根管的解剖结构并不是我们所期望的那种直的单根管。事实上，我们所说的是"根管系统"，因为根管具有不规则的根管横截面、副根管、侧支根管、根尖分歧、根管峡部以及许多难以进行机械预备的区域[132-133]。一些研究表明，无论是使用现在的镍钛器械还是传统的不锈钢器械，大部分的根管表面仍无法被预备[134-135]。对牙髓治疗失败病例的几项研究[136]已证明在所有传统器械无法达到的这些区域中均存在细菌生物膜。对于在影像学上可定义为治疗完善的病例，无法消除这些生物膜，无疑是这些病例失败的原因（图2.15、图2.53和图10.20）。

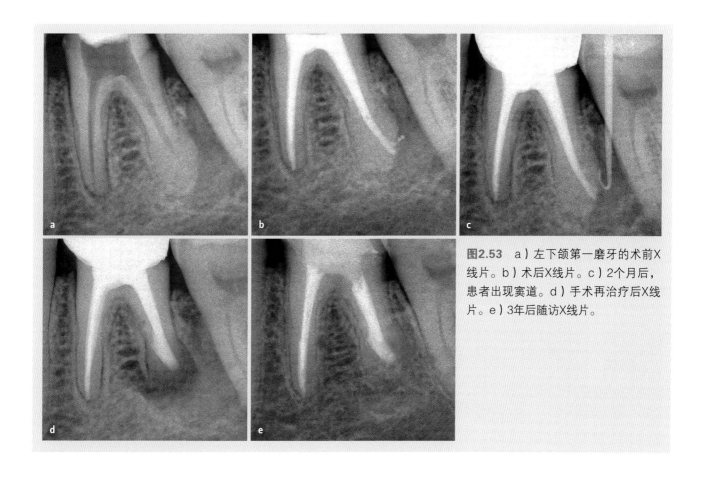

图2.53　a）左下颌第一磨牙的术前X线片。b）术后X线片。c）2个月后，患者出现窦道。d）手术再治疗后X线片。e）3年后随访X线片。

台阶

台阶位于根管内部，常在临床医生预备弯曲根管且工作长度不足的情况下产生（图2.54）。台阶通常位于根管弯曲的外侧壁上，许多台阶都可以使用预弯的不锈钢锉和最新一代的镍钛锉（例如ProTaper Gold或WaveOne Gold）成功绕过。如果无法绕过台阶，则需要进行外科手术治疗。

手术失败

初次治疗失败是进行再治疗的明显指征，但是，有必要根据之前非手术根管治疗的质量进行区分，不能因为需要封闭感染根管的根尖就进行手术。在一些情况下，仅进行非手术再治疗即可（图2.55），在另一些情况下，仅需进行手术再治疗（图1.1和图10.26），而在更多情况下，非手术和手术再治疗都是必需的（图2.1和图2.4）。

探查性手术

手术的最后一个适应证是非根管感染引起的放射性透射影，其可能与牙髓源性病变表现相似（图2.56）。此类透射影需要进行探查性手术包括取活检以进行组织学检查[137]。

禁忌证

以下情况不宜进行根尖手术：

❶ 牙髓来源的侧方病变（图2.57）。常认为

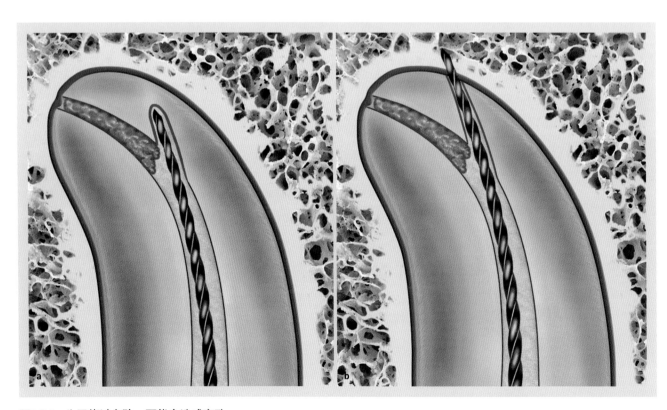

图2.54　为了绕过台阶，可能会造成穿孔。

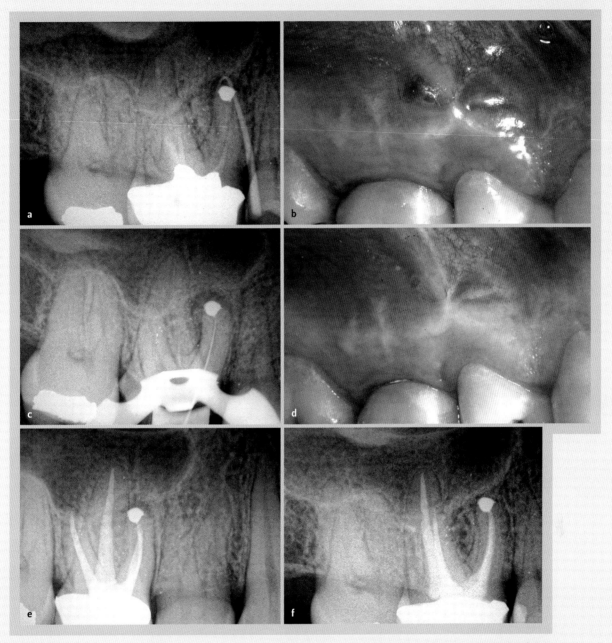

图2.55 a）右上颌第一磨牙的术前X线片，在窦道中插入牙胶尖。该病例已行手术治疗，根尖使用银汞合金进行倒充填，但该牙的根管治疗非常不理想。很明显，该病例可以且应该以非手术方式治疗。b）窦道和既往手术瘢痕都很明显。瘢痕表明以前使用的龈瓣是半月瓣。c）拆除牙冠，行非手术再治疗。d）清理和成形患牙的4个根管1周后，窦道完全愈合。e）术后X线片。f）2年后随访X线片。

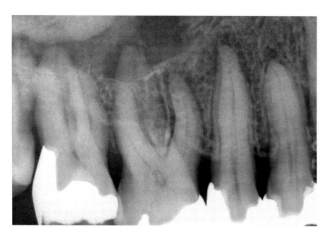

图2.56　此X线片上的牙齿均为活髓牙，因此，根尖X线透射影并非牙髓来源。活检证实该患者患有上颌窦腺癌。

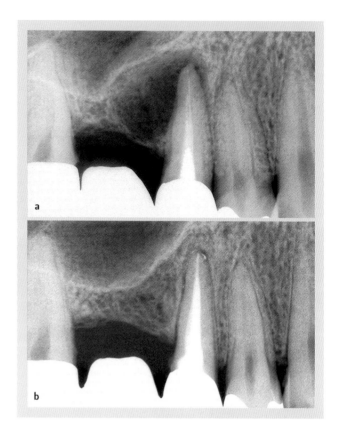

图2.57　a）X线片可见侧方病变：这是非手术再治疗的指征，因为病变的持续存在是由侧支根管中的细菌引起的，很难甚至无法进行手术治疗。b）2年后随访X线片：牙根远中的1个小的侧支根管已充填，病变完全愈合。

侧支根管是导致侧方病变的原因，这种病变通常无法通过手术到达；因此，这些病例应首先进行常规根管治疗以充填引起病变的侧支根管。另一方面，得益于放大设备、超声尖和输送器，很多时候侧支根管都可以通过牙髓显微外科手术的方式进入、预备和充填（图2.58和图2.59）

❷ 存在牙周袋和牙周牙髓联合病变（图2.60）。在这种情况下，病变的预后取决于牙周疾病的严重程度。如果牙周预后不佳，则需要拔除患牙

❸ 冠根比不良（图2.61）。如后面章节所述，外科手术需要去除几毫米的牙根。如果牙根长度的缩短损害了患牙本身的稳固性，

则需要拔除患牙

❹ 牙根纵折（图2.62）。当出现沿着整个牙根长度呈现"J"形放射透射影，并伴有典型的小、窄而深的牙周袋时，应诊断为牙根纵折，唯一的治疗方法是拔牙。为了明确牙根纵折的诊断，可以翻起龈沟内瓣以暴露整个根折线。而现在可通过在手术显微镜下检查根管壁来明确诊断。相比于手术翻瓣，打开髓腔并去除一些根管充填材料对患者的创伤更小。如果在根管壁上可以看到一条垂直线，且该线与根管外表面探查到的位置相对应，则可诊断为牙根纵折（图2.63）

❺ 使用双膦酸盐导致骨坏死的风险（图

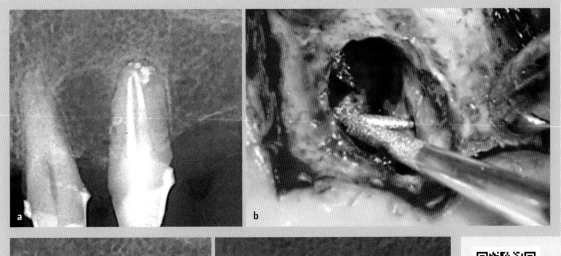

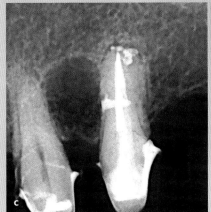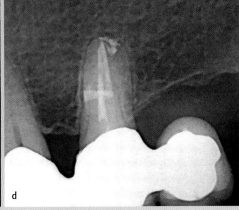

扫码关注后
输入xw01
观看视频

图2.58 a）患者接受牙髓显微外科手术治疗的术前X线片。注意侧方病变。b）超声尖在侧方预备洞形以进行倒充填。c）术后X线片。d）2年后随访X线片。

扫码关注后
输入xw01
观看视频

图2.59 a）右上颌第二前磨牙的术前X线片显示同时伴有根尖周病变和牙根侧方病变。b）显微探针指向侧支根管。c）用超声尖进行主根管的根尖倒预备以便倒充填。d）用超声尖进行侧支根管的倒预备以便倒充填。e）显微探针指示已预备好的侧支根管与主根管倒预备相通。f）用MAP系统将白色MTA输送到主根管中。g）显微口镜中可看到填充侧支根管的MTA。h）主根管和侧支根管都被白色的MTA填充。i）骨腔在出血，可以缝合皮瓣。j）术后X线片。k）2年后随访X线片。

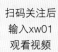

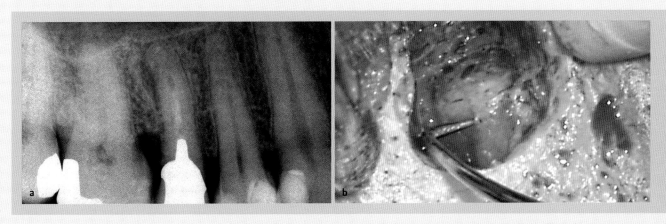

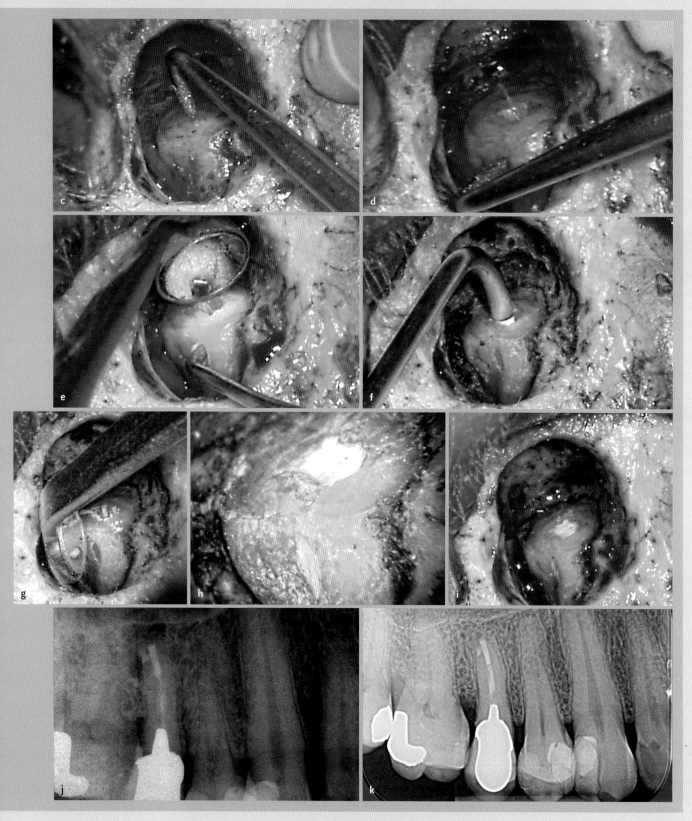

图2.59（续）

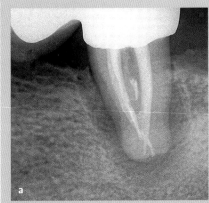

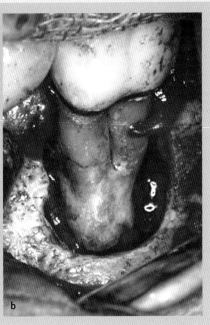

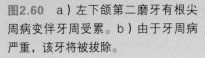

图2.60　a）左下颌第二磨牙有根尖周病变伴牙周受累。b）由于牙周病严重，该牙将被拔除。

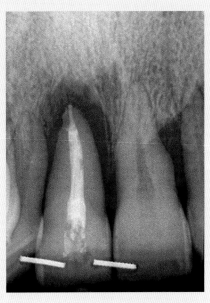

图2.61　要求行中切牙的牙髓显微外科手术治疗。禁忌证很明显。

图2.62　左上颌第一前磨牙纵折。a）术前X线片未见纵折，仅可见螺纹桩远中的小范围透射影。b）牙周探诊表明存在管状缺损。c）牙根纵折处形成的牙周缺损示意图。d）探查性地翻开小的全厚龈沟内瓣，证实了无法通过影像学诊断的牙根纵折。e）拔除的牙齿。

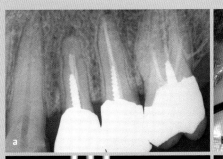

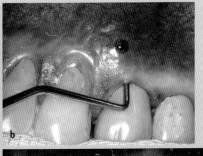

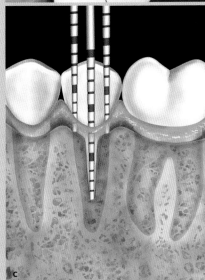

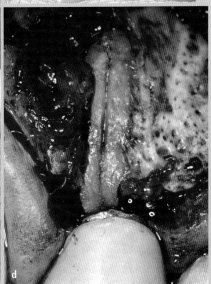

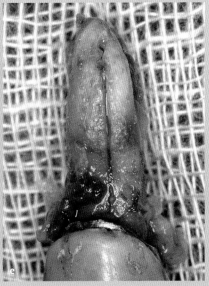

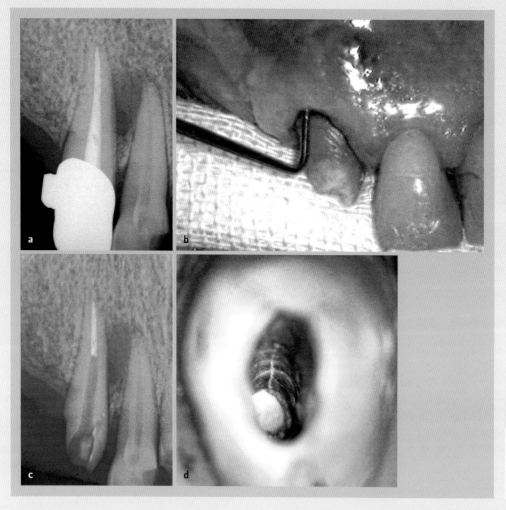

图2.63　a）右上颌尖牙在15年前已行完善的根管治疗，最近作为后牙活动义齿的唯一基牙。牙根的近中部分存在病变。相邻的侧切牙牙髓活力测试阳性。b）已去除冠修复体，牙周探诊可探查到窄而深的骨缺损。c）为了在显微镜下探查根管壁，去除了部分牙胶。d）根管壁的颊侧面有一条明显的垂直线，与外部缺损完全一致。

扫码关注后
输入xw01
观看视频

图2.64　a）右上颌第二磨牙在近颊根管中有两个分离器械。该患者的颊部能被充分牵开，因此可以成功地进行外科手术。b）2年后随访X线片。

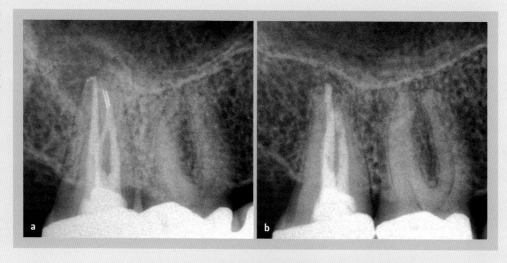

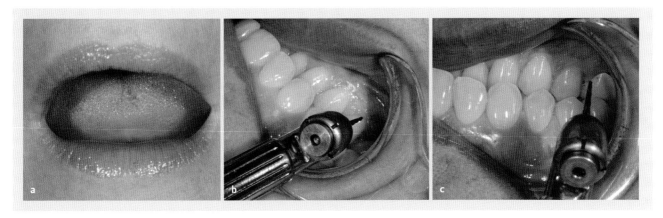

图2.65 a）唇周长非常有限。b、c）患者躺在牙椅上模拟手术过程。第一磨牙的手术入路非常有限，因此这颗牙齿禁用手术治疗。

5.12）。双膦酸盐和其他用于治疗骨质疏松和一些恶性肿瘤的药物有时会在上下颌骨产生一种罕见且危险的反应，称为"双膦酸盐相关性颌骨坏死"[138]。接受静脉注射治疗超过2年的患者发生骨坏死的风险更大[139]，口服双膦酸盐类药物的患者发生风险明显较低。这种骨坏死发生的确切机制仍不清楚，但可能与双膦酸盐抑制血管生成和破骨细胞功能有关。对于有静脉注射双膦酸盐史的患者，牙髓显微外科手术会增加颌骨坏死的风险，应避免进行手术[133]

❻ 后牙手术入路受限。进行根尖手术时患者只需保持闭口状态，因此，不需要患者张口度很大，但是颊部的可牵开性非常重要（图2.64）。过小的唇周长和较厚的颊部

肌肉会使手术过程变得复杂甚至影响手术进行。因此，必须在患者第一次就诊时进行检查，让患者在牙椅上进行模拟手术，以确保手术部位有足够的操作空间和视野（图2.65）

❼ 滥用手术（图2.55）。对于可以通过非手术方式处理的病例，滥用手术不符合道德标准且不应提倡[116]。当可行非手术治疗或再治疗且成功率很大时，应禁用根尖手术。总之，在尝试外科手术前，非手术再治疗应始终是首选

❽ 解剖禁忌证。颏孔的解剖位置异常，即位于需要手术的前磨牙根尖的冠方时，是外科手术的明显禁忌证（图6.11）。如图6.12所示的第一磨牙远颊根的异常位置也是如此

参考文献

[1] JOHNSON BR, FAYAD M. *Periradicular surgery. In Hargreaves KM, Berman LH, eds. Pathways of the Pulp.* 11th ed. St. Louis, MO: Elsevier; 2016:402.

[2] REIT C, DAHLEN G. *Decision making analysis of endodontic treatment strategies in teeth with apical periodontitis.* Int Endod J. 1988;21:291–299.

[3] DANIN J, STROMBERG T, FORSGREN H, ET AL. *Clinical management of non-healing periradicular pathosis. Surgery versus endodontic retreatment.* Oral Surg Oral Med Oral Pathol Oral Radiol Endod. 1996;82:213–217.

[4] KVIST T, REIT C. *Result of endodontic retreatment: a randomized clinical study comparing surgical and nonsurgical procedures.* J Endod. 1999;25:814–817.

[5] GORNI FM, GAGLIANI MM. *The outcome of endodontic retreatmnent: a 2-year follow-up.* J Endod. 2004; 30(1):1–4.

[6] NYGAARD-OSTBY B, SCHILDER, H. *Inflammation and infection of the pulp and periapical tissues: a synthesis.* Oral Surg Oral Med Oral Pathol Oral Radiol Endod. 1972;34:498.

[7] WEINE FS, GERSTEIN H. *Periapical Surgery. In Weine FS: Endodontic Therapy.* 3rd ed. St. Louis: The C.V. Mosby Company. 1982;408–476.

[8] KIM S, KRATCHMAN S. *Modern endodontic surgery concepts and practice: a review.* J Endod. 2006; 32(7): 601–623.

[9] RUBINSTEIN RA, KIM S. *Short-term observation of the results of endodontic surgery with use of a surgical operation microscope and Super-EBA as root-end filling material.* J Endod. 1999;25:43–48.

[10] TORABINEJAD M, SABETI M, GLICKMAN G. *Surgical endodontics.* In: Rotstein I, Ingle JI (eds). Ingle's Endodontics, 7th ed. Shelton, CT: People's Medical, 2017 (in press).

[11] SCHILDER H. *Nonsurgical endodo-ntics. Continuing education course.* Boston University. Nov. 1978.

[12] GROSSMAN L. *Endodontic Practice.* 10th ed. Philadelphia: Lea & Febiger. 1981:348–383.

[13] TEN CATE AR. *Development of the tooth and its supporting tissues.* In Oral Histology: Development, structure and function. 2nd ed. St. Louis: The CV Mosby Company. 1985:223.

[14] LUUKKO K, KETTUNEN P, FRISTAD VI, BERGREEN E. *Structure and function of the dentin-pulp complex.* In Hargreaves KM, Cohen S, eds. Pathways of the Pulp. 10th ed., St. Louis: The CV Mosby Company, 2011:457.

[15] LIN LM, HUANG GTJ, ROSENBERG P. *Proliferation of epithelial cell rests, formation of apical cysts, and regression of apical cysts after periapical wound healing.* J Endod. 2007; 33:908.

[16] NAIR PNR, SUNDQVIST G, SJÖGREN U. *Experimental evidence supports the abscess theory of development of radicular cysts.* Oral Surg Oral Med Oral Pathol Oral Radiol Endod. 2008;106:294.

[17] TEN CATE AR. *The epithelial cell rests of Malassez and the genesis of the dental cyst.* Oral Surg Oral Med Oral Pathol. 1972;34:56.

[18] SHAFER W, HINE M, LEVY B. *A textbook of oral pathology.* 3rd ed. Philadelphia: WB Saunders. 1974.

[19] MCCALL JO, WALDS SS. *Clinical dental roentgenology.* 3rd ed. Philadelphia: WB Saunders. 1952:192.

[20] WHITE SC, SAPP JP, SETO BG, MANKOVICH NJ. *Absence of radiometric differentiation between periapical cysts and granulomas.* Oral Surg Oral Med Oral Pathol. 1994;78:650.

[21] BAUMANN L, ROSSMAN SR. *Clinical, roentgenologic, and histopathologic findings in teeth with apical radiolucent areas.* Oral Surg Oral Med Oral Pathol. 1956;9:1330.

[22] BHASKAR SN. *Periapical lesions-types, incidence, and clinical features.* Oral Surg Oral Med Oral Pathol. 1966;21:657.

[23] LALONDE ER. *A new rationale for the management of periapical granulomas and cysts: an evaluation of histopathological and radiographic findings.* J Am Dent Assoc. 1970;80:1056.

[24] LINENBERG WB, WESTFIELD NJ, WALDRON CA, DELAUNE GF. *A clinical, roentgenographic, and histopathologic evaluation of periapical lesions.* Oral Surg Oral Med Oral Pathol. 1964;17:467.

[25] MORSE DR, SCHACTERLE GR, WOLFSON EM. *A rapid chairside differentiation of radicular cysts and granulomas.* J Endod. 1976;2:17.

[26] PRIEBE WA, LAXANSKY JP, WUEHRMANN AH. *The value of the roentgenographic film in the differential diagnosis of periapical lesions.* Oral Surg Oral Med Oral Pathol. 1954;7:979.

[27] WAIS FT. *Significance of findings following biopsy and histologic study of 100 periapical lesions.* Oral Surg Oral Med Oral Pathol. 1958;11:650.

[28] CUNNINGHAM CJ, PENICK EG. *Use of roentgenographic contrast medium in the differential diagnosis of periapical lesions.* Oral Surg Oral Med Oral Pathol. 1968;26:96.

[29] FORSBERG A, HAGGLUND G. *Differential diagnosis of radicular cyst and granuloma: use of X-ray contrast medium.* Dental Radiogr Photogr. 1960;33:84.

[30] HOWELL FV, DE LA ROSA VM, ABRAMS AM. *Cytologic evaluation of cystic lesions of the jaws: a new diagnostic technique.* J So Cal Dent Assoc. 1968;36:161.

[31] ABBOTT PV. *Traumatic bone cyst: case report.* Endod Dent Traumatol. 1992;8:170.

[32] POLASTRI F, BARBERO P, GALLESIO C, CAPPELLA M. *Le cisti emorragiche della mandibola.* Min Stom. 1989;38:1279.

[33] RUSHTON MA. *Solitary bone cysts in the mandible.* Br Dent J. 1946;81:37.

[34] NEWTON CW, ZUNT SL. *Endodontic intervention in the traumatic bone cyst.* J Endod. 1987;13:405.

[35] GAZZOTTI A, COLLINI M, RAFFAINI M, FIAMMINGHI L, BOZZETTI A. *Problemi diagnostico-terapeutici delle cisti epidermoidi dei mascellari.* Dental Cadmos.

1983;12:105.

[36] SACCARDI A, FICARRA G. *Cheratocisti delle ossa mascellari. Sindrome di Gorlin.* Dental Cadmos. 1993;18:76.

[37] CUMMINGS RR, INGLE JI, FRANK AL, GLOICK DH, ANTRIM, DD. *Endodontic Surgery.* In: Ingle JI. *Endodontics.* 3rd ed. Philadelphia: Lea & Febiger. 1985:618-707.

[38] BHASKAR SN. *Non surgical resolution of radicular cysts.* Oral Surg Oral Med Oral Pathol. 1972;34:458.

[39] GROSSMAN LI, OLIET S, DEL RIO CE. *Endodontic Practice.* 11th ed. Philadelphia: Lea & Febiger. 1988:88.

[40] NATKIN E, OSWALD RJ, CARNES LI. *The relationship of lesion size to diagnosis, incidence, and treatment of periapical cysts and granulomas.* Oral Surg Oral Med Oral Pathol. 1984;57:82.

[41] RICUCCI D, SIQUEIRA JF. *Periradicular pathology. In Endodontology. An integrated biological and clinical view.* Quintessence Publishing. 2013;125.

[42] RODA RS, GETTLEMAN BH. *Non-surgical retreatment.* In Hargreaves KM, Berman LH, eds. Cohen's Pathways of the Pulp. 11th ed. Elsevier. 2016:326.

[43] NAIR PNR, PAJAROLA G, SCHROEDER HE. *Types and incidence of human periapical lesions obtained with extracted teeth.* Oral Surg Oral Med Oral Pathol. 1996;81:93.

[44] NAIR PNR. *Apical periodontitis: a dynamic encounter between root canal infection and hot response.* Periodontol 2000. 1997;13:121.

[45] NAIR PNR. *On the cause of persistent apical periodontitis: a review.* Int Endod J. 2006;39:249.

[46] NAIR PNR. *New perspectives on radicular cysts: do they heal?* Int Endod J. 1998;31:155.

[47] NAIR PNR, SJÖGREN U, SCHUMACHER E, SUNDKVIST G. *Radicular cyst affecting a root-filled human tooth: a long-term post-treatment follow-up.* Int Endod J. 1993;26:225.

[48] BERMAN LH, HARTWELL GR. *Diagnosis.* In Hargreaves KM, Cohden S, eds. Pathways of the Pulp. 10th ed. St. Louis: The CV Mosby Company. 2011:13.

[49] BAUMGARTNER JC, PICKET AB, MULLER JT. *Microscopic examination of oral sinus tracts and their associated periapical lesions,* J Endod. 1984;10(4):146.

[50] AMERICAN ASSOCIATION OF ENDODONTISTS. *Glossary of Endodontic Terms,* 7th ed, 2003.

[51] BELLA G, RUSSO S, MESSINA G, BADALÀ A. *Considerazioni sulle fistole cutanee odontogene.* Il Dentista Moderno. 1989;10:2353.

[52] CALVARANO G, DE PAOLIS F, BERNARDINI G. *Fistole cutanee e salivari: soluzioni terapeutiche.* Odontostomatologia e Implantoprotesi. 1991;1:82.

[53] GALLI S, GALLI G. *Considerazioni anatomiche e cliniche su un caso di fistola odontogena.* Odontostomatologia e Implantoprotesi, 1989;6:50.

[54] HARNISCH H. *Apicectomia. Scienza e Tecnica Dentistica.* Milano: Edizioni Internazionali. 1981:30.

[55] PALATTELLA G, MANGANI F, PALATTELLA P, PALATTELLA D, MAURO R. *Fistole cutanee da estri-nsecazioni perimandibolari di parodontiti apicali croniche.* Dental Cadmos. 1987;2:57.

[56] HARRISON JW, LARSON WJ. *The epithelized oral sinus tract.* Oral Surg Oral Med Oral Pathol. 1976;42:511.

[57] BENCE R. *Trephination technique.* J Endod. 1980;6:657.

[58] ELLIOT JA, HOLCOMB JB. *Evaluation of a minimally traumatic alveolar trephination procedure to avoid pain.* J Endod. 1988;14:405.

[59] CUMMINGS RR, INGLE JJ, FRANK AL, GLICK DH, ANTRIM DD. *Endodontic Surgery.* In Ingle JI. Endodontics. 3rd ed. Philadelphia: Lea & Febiger. 1985:618-707.

[60] PETERS DD. *Evaluation of prophilactic alveolar trephination to avoid pain.* J Endod. 1980;6:518.

[61] SARGENTI A. *Apical aeration made easy by a new instrument.* J Br Endod Soc. 1972;6:49.

[62] SELDON HS, PARRIS L. *Management of endodontic emergencies.* J Dent Child. 1970;37:260.

[63] WEINE FS. *Endodontic therapy,* 2nd ed. St. Louis: The CV Mosby Company. 1976:138.

[64] WOLCH I. *A new approach to the basic principles of endodontics.* Int Dent J. 1975;25:179.

[65] KAUFMAN AY. *An enigmatic sinus tract origin.* Endod Dent Traumatol. 1989;5:159.

[66] MCWALTER GM, ALEXANDER JB, DEL RIO CE, KNOTT JW. *Cutaneous sinus tracts of dental etiology.* Oral Surg Oral Med Oral Pathol. 1988;66:608.

[67] HELING I, ROTSTEIN I. *A persistent oro-nasal sinus tract of endodontic origin.* J Endod. 1989;15:132.

[68] STRADER RJ, SEDA HJ. *Periapical abscess with intranasal fistula.* Oral Surg Oral Med Oral Pathol. 1971;32:881.

[69] PAGAVINO G, PACE R, GIACHETTI L. *Le fistole cutanee odontogene: diagnosi e terapia,* R.I.S., Anno LIX, 11;1990;12:6.

[70] ZERMAN N, URBANI G, MENEGAZZI G, CAVALLERI G. *Il trattamento di fistole cutanee da lesioni endodontiche.* Il Dentista Moderno 1990;7:1381.

[71] BRAUN RJ, LEHMAN J. *A dermatologic lesion resulting from a mandibular molar with periradicular pathosis.* Oral Surg Oral Med Oral Pathol. 1981;52:210.

[72] CIOFFI GA, TEREZHALMY GT, PARLETTE HL. *Cutaneous draining sinus tract: an odontogenic etiology.* J Am Acad Dermatol. 1986;14:94.

[73] LEWIN-EPSTEIN J, TAICHER S, AZAZ B. *Cutaneous sinus tract of dental origin.* Arch Dermatol 1978;114:1158.

[74] SPEAR KL, SHERIDAN PJ, PERRY HO. *Sinus tracts to the chin and jaws of dental origin.* J Am Acad Dermatol. 1983;8:486.

[75] JOHNSON BR, REMEIKIS NA, VAN CURA JE. *Diagnosis and treatment of cutaneous facial sinus tracts of dental origin.* J Am Dent Assoc. 1999;130:832.

[76] SOMMER RF, OSTRANDER FD, CROWLEY M.C. *Clinical Endodontics,* 3rd ed., Philadelphia: WB Saunders Company. 1966:306.

[77] BENDER IB, SELTZER S. *The oral fistula: its diagnosis and treatment.* Oral Surg Oral Med Oral Pathol. 1961;14:1367.

[78] OGILVIE AL. *Periapical Pathosis.* In: Ingle JI. Endodontics. Philadelphia: Lea & Febiger. 1965:361-62.

[79] ORDMAN LJ, GILLMAN T. *Studies in the healing of cutaneous wounds. II. The healing of epidermal, appendageal and dermal injuries inflicted by suture needles in the skin of pigs.* Arch Surg. 1966;93:883.

[80] SICHER H. *In: Orban's Oral Histology and Embriology,* 6th ed., St. Louis: The CV Mosby Company. 1966:1-17.

[81] INGLE JI. *Root canal obturation.* J Am Dent Assoc. 1956;53:47.

[82] WEINE FS, GERSTEIN H. In: *Endodontic therapy.* 3rd ed. St. Louis: The CV Mosby Company. 1982;409-476.

[83] SCHILDER H. *Filling root canals in three dimensions.* Dent Clin North Amer. 1967:723-744.

[84] LIN LM, SKRIBNER JE, GAENGLER P. *Factors associated with endodontic treatment failures.* J Endod. 1992;18:625.

[85] FUKUSHIMA H, YAMAMOTO K, HIROHATA K, SAGAWA H, LEUNG K, WALKER CB. *Localization and identification of root canal bacteria in clinically asymptomatic periapical pathosis.* J Endod. 1990;16:534.

[86] LIN LM, PASCON EA, SKRIBNER J, GAENGLER P, LANGELAND K. *Cli-nical, radiographic, and histologic study of endodontic treatment failures.* Oral Surg Oral Med Oral Patol. 1991;71:603.

[87] NAIR PNR, SJOGREN U, KREY G, KAHNBERG KE, SUNDQVIST G. *In-traradicular bacteria and fungi in root-filled, asymptomatic human teeth with therapy-resistant periapical lesions: a long-term light and electron microscopic follow-up study.* J Endod. 1990;16:580.

[88] SJÖGREN V, FIGDOR D, PERSSON S, SUNDQUIST G. *Influence of infection at the time of root filling on the outcome of endodontic treatment of teeth with apical periodontitis.* Int Endod J. 1997;30:297.

[89] HALSE A, MOLVEN O. *Overextended gutta-percha and kloropercha N-O root canal filling. Rad-iographic findings after 10-17 years.* Acta Odontol Scand. 1987;45:171.

[90] SJOGREN U, HAGGLUND B, SUN-DQVIST G, WING K. *Factors affecting the long-term results of endodontic treatment.* J Endod. 1990;16:498.

[91] TAVARES T, SOARES IJ, SILVEIRA NL. *Reaction of rat subcutaneous tissue to implants of gutta-percha for endodontic use.* Endod Dent Traumatol. 1994;10:174.

[92] SCHILDER H. *Advanced course in Endodontics.* Boston, MA: Boston University of Graduate Dentistry. 1978.

[93] DEEMER JP, TSAKNIS PJ. *The effects of overfilled polyethylene tube intraosseous implants in rats.* Oral Surg Oral Med Oral Pathol. 1979;48:358.

[94] TAVARES T, SOARES IJ, SILVEIRA NL. *Reaction of rat subcutaneous tissue to implants of gutta-percha for endodontic use.* Endod Dent Traumatol. 1994;10:174.

[95] BERGENHOLTZ G, LEKHOLM U, MILTHON R, ENGSTROM B. *Influence of apical overinstrumentation and overfilling on retreated root canals.* J Endod. 1979;5:310.

[96] SPANGBERG L. *Biological effects of root canal filling materials. Toxic effect in vitro of root canal filling materials on HeLa cells and human skin fibroblasts.* Odontol Revy. 1969;20:427.

[97] FELDMANN G, NYBORG H. *Tissue reactions to filling materials. Comparison between gutta-percha and silver amalgam implanted in rabbit.* Odontol Revy. 1962;13(1):1.

[98] SPANGBERG L. *Biological effects of root canal filling materials. Reaction of bony tissue to implanted root canal filling material in Guinea pigs.* Odontol Tidskr. 1969;77:133.

[99] AUGSBURGER RA, PETERS DD. *Radiographic evaluation of extruded obturation materials.* J Endod. 1990;16:492.

[100] YUSUF H. *The significance of the presence of foreign material periapically as a cause of failure of root treatment.* Oral Surg Oral Med Oral Pathol. 1982;54:566.

[101] PERTOT WJ, CAMPS J, REMUSAT M, PROUST JP. *In vivo comparison of the biocompatibility of two root canal sealers implanted into the mandibular bone of rabbits.* Oral Surg Oral Med Oral Pathol. 1992;73:613.

[102] LINDQVIST L, OTTESKOG P. *Eugenol liberation from dental materials and effect on human diploid fibroblast cells.* Scand J Dent Res. 1981;89:552.

[103] MERYON SD, JAKERMAN, KJ. *The effects in vitro of zinc released from dental restorative materials.* Int Endod J. 1985;18:191.

[104] MERYON SD, JOHNSON SG, SMITH AJ. *Eugenol release and the cytotoxicity of different zinc oxide-eugenol combinations.* J Dent Res. 1988;16:66.

[105] TORABINEJAD M, CHIVIAN N. *Clinical applications of mineral trioxide aggregate.* J Endod. 1999;25:197.

[106] NAGATA JY, GOMES BP, ROCHA LIMA TF, MURAKAMI LS, ET AL. *Traumatized immature teeth treated with 2 protocols of pulp revascularization.* J Endod. 2014 ;40:606-612.

[107] BARONE M. *Gli apici beanti.* Attualità Dentale 1991;32:6.

[108] BARONE M, CIANCONI L. *Il trat-ta-mento endo-conservativo com-binato di un incisivo superiore ad apice immaturo in presenza di estesa lesione periapicale.* Pratica odontoiatrica 1991;8:30.

[109] AMATO M, RICCITIELLO F, FORTUNATO L, MARTUSCELLI R. *Nuovo cemento all'idrossido di calcio nella tecnica dell'apecificazione.* R.I.S. 1990;1-2:4.

[110] BRADLEY HL. *The management of the non-vital anterior tooth with an open apex.* J Brit Endod Soc. 1977;10:77.

[111] HAM JW, PATTERSON SS, MITCHELL DF. *Induced apical closure of immature pulpless teeth in mon-keys.* Oral Surg Oral Med Oral Pathol. 1972;33:438.

[112] CHRISTIANSEN R, KIRKEVANG L, HØRSTED-BINDSLEV P, WENZEL A. *Randomized clinical trial of root-end resection followed by root-end filling with mineral trioxide aggregate or smoothing of the orthograde gutta-percha root filling-1-year follow-up.* Int

Endod J. 2009;42:105-114.

[113] KIM E, SONG JS, JUNG IY, LEE SJ, KIM S. *Prospective clinical study eval-uating endodontic microsurgery outcomes for cases with lesions of endodontic origin compared with cases with lesions of combined periodontal-endodontic origin.* J Endod. 2008;34:546-551.

[114] TASCHIERI S, DEL FABBRO M, TESTORI T, WEINSTEIN R. *Microscope versus endoscope in root-end manag-ement: a randomized controlled study.* Int J Oral Maxillofac Surg. 2008;37:1022-1026.

[115] TSESIS I, ROSEN E, SCHWARTZ-ARAD D, FUSS Z. *Retrospective evaluation of surgical endodontic treatment: traditional versus modern techn-ique.* J Endod. 2006;32:412-416.

[116] ARENS D. *Practical lessons in end-odontic surgery.* Quintessence Publishing Co. Inc., 1998:4.

[117] WEINE FS, BUSTAMANTE MA. *Periapical surgery.* In: Weine FS, ed. End-odontic therapy, 5th ed. St. Louis: Mosby. 1995:536-539.

[118] BOUCHER Y, SOBEL M, SAUVEUR G. *Persistent pain related to root canal filling and apical fenestration: a case report.* J. Endod. 2000;26(4): 242-244.

[119] SPASSER HF, WENDT R. *A cause for recalcitrant post endodontic pain.* NY State Dent J 1973;39:25-26.

[120] PATTERSON SA. *Considerations and indications for endodontic surgery.* In: Arens DE, Adams WR, DeCastro RA, eds. Endodontic surgery. Philadelphia: Harper & Row. 1981:4-5.

[121] RICUCCI D, SIQUEIRA JF. *Failure of the endodontic treatment.* In: Endodontology. An integrated biological and clinical view. Quintessence Publishing. 2013;354.

[122] HARN WM, CHEN YH, YUAN K, CHUNG CH, HUANG PH. *Calculus-like deposit at apex of tooth with refractory apical periodontitis.* Endod Dent Traumatol. 1998;14:237-240.

[123] NOIRI Y, EHARA A, KAWAHARA T, TAKEMURA N, EBISU S. *Participation of bacterial biofilm in refractory and chronic periapical periodontitis.* J Endod. 2002;28:679-683.

[124] RICUCCI D, MARTORANO M, BATE AL, PASCON EA. *Calculus-like deposit on the apical external root surface of teeth with post-treatment apical periodontitis: report of two cases.* Int Endod J. 2005;38:262-271.

[125] BYSTROM A, HAPPONEN RP, SJGREN U, SUNDQUIST G. *Healing of Periapical lesions of pulpless teeth after endodontic treatment with controlled asepsis.* Endod Dent Traumatol. 1997;3:58-63.

[126] HAPPONEN RP. *Periapical actinomycosis: a follow up study of 16 surgically treated cases.* Endod Dent Traumatol. 1986;2:205-209.

[127] NAIR PN, SJOGREN U, FIGDOR D, SUNDQUIST G. *Persistent periapical radiolucencies of root-filled human teeth, failed endodontic treatments, and periapical scars.* Oral Surg Oral Med Oral Pathol Oral Radiol Endod. 1999;87:617-627.

[128] NAIR PNR, SCHROEDER HE. *Periapical actinomycosis.* J Endod. 1984;10:567-570.

[129] SJÖGREN U, HAPPONEN RP, KAHNBERG KE, SUNDQUIST G. *Survival of Arachnia propionica in periapical tissue.* Int Endod J. 1988;21:277-282.

[130] RICUCCI D, SIQUEIRA JF JR. *Apical actinomycosis as a continuum of intraradicular and extraradicular infection: case report and critical review on its involvement with treatment failure.* J Endod. 2008;34:1124-1129.

[131] HESS W, ZURCHER E.. *The anatomy of the root canals of the teeth of the permanent dentition. The anatomy of the root canals of the teeth of the deciduos dentition and of the first permanent molars.* London, J. Bale Sons & Danielsson, 1925.

[132] IDA RD, GUTMANN JL.. *Importance of anatomic variables in endodontic treatment outcomes: case report.* Endod Dent Traumatol 1995;11:199-203.

[133] SIQUEIRA JF, ARAUJO MCP.. *Histological evaluation of the effectiveness of five instrumentation techniques for cleaning the apical third of root canals.* J Endodon 1997;23:499-502.

[134] PETERS OA.. *Current challenges and concepts in the preparation of root canal systems: a review.* J Endod. 2004;30:559-567.

[135] PAQUÉ F, BALMER M, ATTIN T, PETERS OA. *Preparation of Oval-shaped Root Canals in Mandibular Molars Using Nickel-Titanium Rotary Instruments: A Micro-computed Tomography Study.* J Endod. 2010;36:703-707.

[136] CARR GB, SCHWARTZ RS, SCHAUDINN C, GORUR A, J. WILLIAM COSTERTON JW.. *Ultrastructural Examination of Failed Molar Retreatment with Secondary Apical Periodontitis: An Examination of Endodontic Biofilms in an Endodontic Retreatment Failure.* J Endod. 209; 35:1303-1309.

[137] TORABINEJAD M. *Diagnosis and treatment planning. In: Torabinejad M, Rubinstein R. The art and science of contemporary surgical endodontics.* Quintessence Publishing Co. Inc. 2017:75-96.

[138] JURSKY K. *Wound healing. In The art and science of contemporary surgical endodontics.* Quintessence Publishing. 2017;239.

[139] GOODELL GG. *Biphosphonate-associated osteonecrosis of the jaw.* Endodontics. Colleagues for excellence. 20\12;(2):1-8.

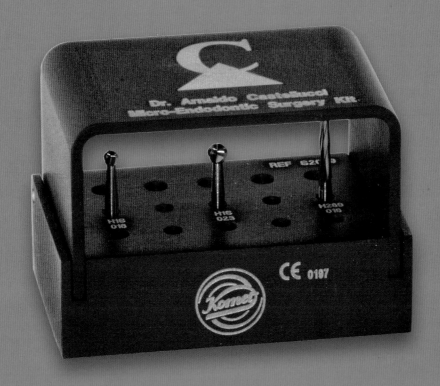

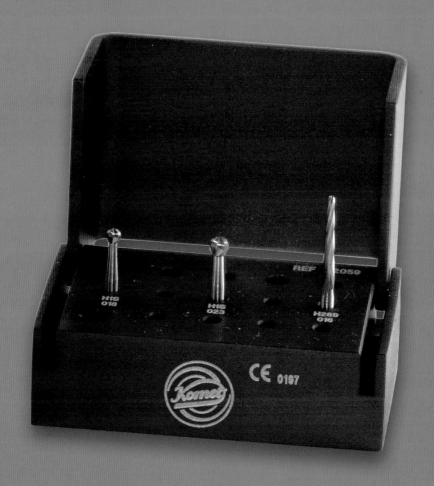

手术过程中使用钻的完整套装：#6、#8球钻打开通往根尖的入路，Lindemann钻用于根尖切除和使之成斜面

显微手术器械
Microsurgical Instruments

如第4章所述，手术显微镜的引进是过去30年来牙髓病学最重要的进步之一[1-6]。20世纪90年代初，手术显微镜被引入到美国牙髓病学及牙髓病学住院医师培训计划中。今天，人们已经认识到，没有放大设备辅助的根尖手术已不能满足临床需要且不合理[7]。另一方面，若要在高倍镜下进行牙髓显微外科手术，就不能没有专门设计的"微型"器械辅助。Gary Carr设计并制造了第一代用于牙髓病治疗和牙髓显微外科手术的显微外科器械。其中一些器械只是传统器械的微型化版本，但还有许多器械是专门为牙髓显微外科设计的。

检查器械

检查器械与在牙髓治疗中使用的检查器械是一样的，如口镜、牙周探针和根管探针。"显微探针"是专门为显微外科手术设计的，可用于在预备骨缺损区之前确认骨皮质上是否存在骨开窗、在预备峡区之前探查峡区沟裂或定位侧副根管。图3.1是由Gary Carr设计的Carr CX1探针。

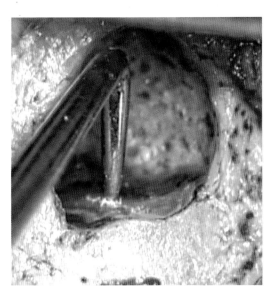

图3.1 用Carr探针在峡区制备一个定位沟，随后用超声尖加深。

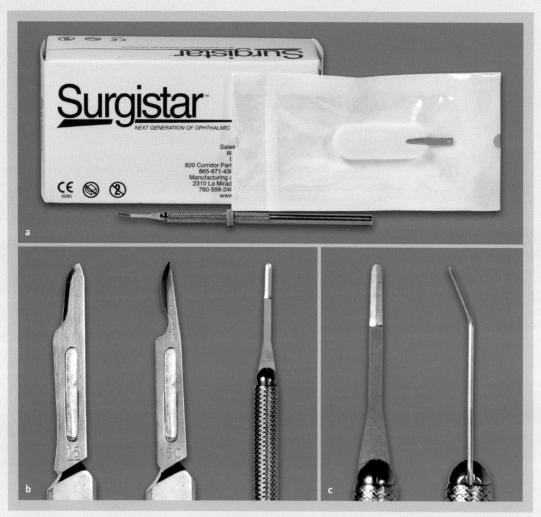

图3.2 a）显微外科刀片Surgistar（Micro-Mini Blade Surgistar USM6910, Vista, CA）。b）#15刀片、#15C刀片与显微外科刀片的比较。c）显微外科刀片Surgistar，刀尖为圆弧形，两个切割边，角度为10°。

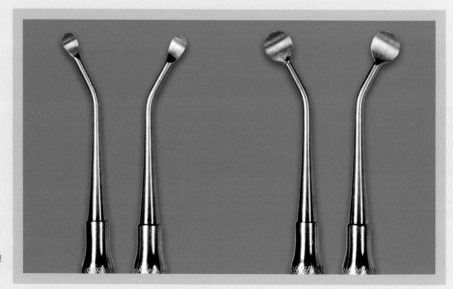

图3.3 Ruddle分离器，用于将全厚瓣从骨组织面剥离。

切开及分离器械

理想的刀片是显微外科刀片，例如显微外科刀片Surgistar（Micro-Mini Blade Surgistar USM6910, Vista，CA），不仅比BP#15刀片小很多，也比BP#15C小（图3.2）。软组织分离器能无创地将全厚瓣从骨皮质上剥离，从而避免引起患者术后不适，继而促进快速和安全的愈合。如第7章所述，使用锋利的骨膜分离器如Ruddle分离器（American Eagle,

Missoula，MT）（图3.3），从骨组织表面轻柔地分离完整骨膜，以免引起持续出血。

牵开器械

翻瓣完成后，需要牵拉组织以暴露相应牙位根尖手术区。牵开器必须始终无创地、轻而稳定地置于骨皮质上，以免造成患者不适（第7章中有详细描述）。目前有多种已上市的牵开器（第7章中有详细描述），其中最常见的是Carr牵开器（图3.4）、

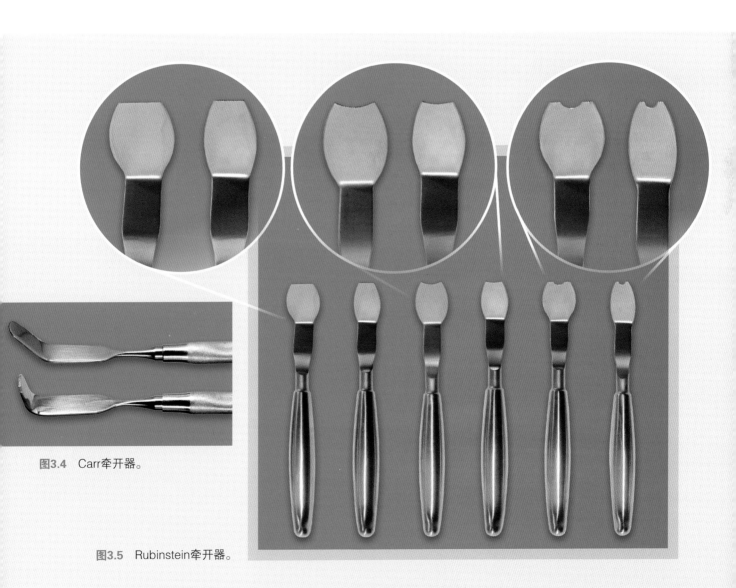

图3.4 Carr牵开器。

图3.5 Rubinstein牵开器。

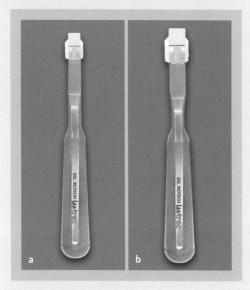

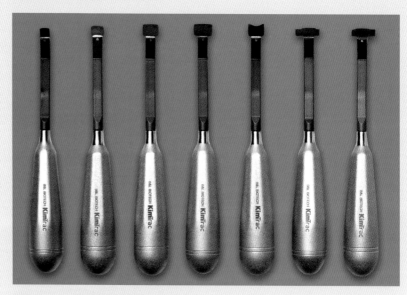

图3.6　Lee Trac牵开器。a）窄型。b）宽型（B&L Biotech）。

图3.7　Kim牵开器（B&L Biotech）。

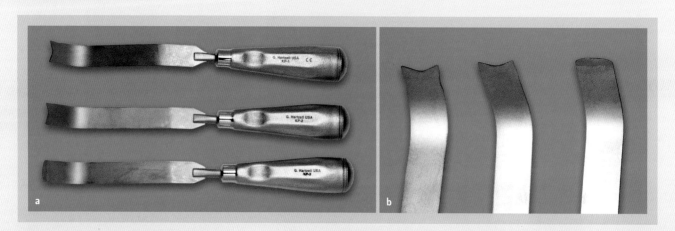

图3.8　a）Kim和Pecora牵开器（Obtura/Spartan设计的KP牵开器）。b）高倍放大下的牵开器。

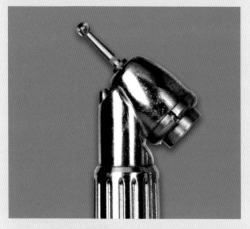

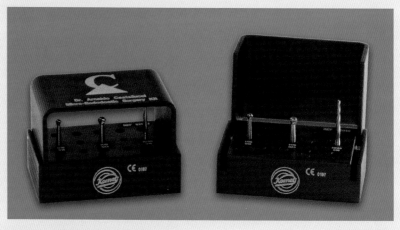

图3.9　带#8球钻的Impact Air 45手机（Palisades Dental，NJ，USA）。

图3.10　手术中使用的钻套装：#6、#8球钻用于建立到达根尖的通道开口，Lindemann钻用于根尖截除和形成根尖斜面。

Rubinstein牵开器（图3.5）、Lee Trac牵开器（图3.6）和Kim牵开器（图3.7）。Kim牵开器（B&L Biotech）有不同的宽度（8～14mm），其翼部可以将剥离的软组织与术区分开，并额外配有牵拉软组织的塑料保护器，可以提供更好的术区视野。这些牵开器末端为锯齿状，可保证牵开器非常精确而稳定地锚定于骨皮质上。Kim和Pecora也设计了类似的牵开器（Obtura/Spartan设计的KP牵开器）（图3.8）。KP牵开器具有锯齿状末端和15mm宽的尖端。

骨开窗和根尖切除器械

骨开窗和根尖切除术需要使用专门设计的高速手机完成，如Impact Air 45（Palisades Dental，NJ，USA）（图3.9）。这款手机工作端只有出水口，没有气体出口，这样可以避免周围软组织发生气肿或空气栓塞。45°仰角外科手术手机能够在普通手机不容易到达的部位进行操作如后牙区，并且可以提供良好的视野。截骨术采用与术区范围匹配的#6或#8球钻（图3.10），根尖切除通过45°仰角手术手机配备Lindemann钻来完成。

与传统钻相比，Lindemann钻的螺旋槽更少，从

而具有碎屑堆积更少、摩擦产热更低以及工作效率更高的优势（图3.11）。

刮治器械

几乎任何牙周刮治器都可用于刮除肉芽组织。因为肉芽组织就是通过不断挤占牙周韧带空间发展起来的，所以肉芽组织通常不与周围的牙槽骨相黏附而是通过牙周韧带较好地附着于牙根表面。因此，刮治器械应保证能够有效地刮治根面。

观察器械

众所周知，因为医生可以通过显微镜直接观察进行操作，所以对于手术显微镜在牙髓显微外科中的使用，医生不需要很陡的学习曲线。只有在需要检查已切除的牙根表面、评估根尖封闭性、检查根尖是否存在根裂或检查根尖倒预备效果时，才需要使用显微口镜来辅助。显微口镜有几种不同的形状，但最常见的是直径为3mm的圆形镜和3mm×6mm的椭圆形镜（图3.12）。圆形显微口镜适用于圆形单根牙，椭圆形显微口镜适用于双根管

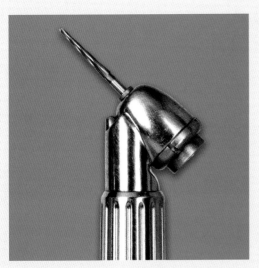

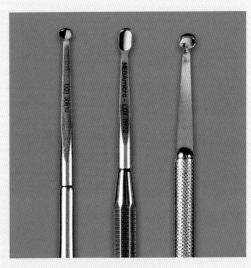

图3.11 装在Impact Air 45高速手机上的Lindemann钻。

图3.12 显微外科口镜：直径3mm的圆形和3mm×6mm的椭圆形。

牙根，如上颌磨牙的近中颊根和下颌磨牙的近中根。显微口镜的另一个重要特点是其手柄衔接处十分灵活，能够以合适的角度观察到牙根的整个切除面。

超声设备

如第11章所述，20世纪80年代末，Gary Carr在牙髓显微外科领域发起了一场巨大的革命，他设计了一种专门在牙髓显微外科手术中用于根尖倒预备的超声工作尖。超声装置设备中有1个石英或陶瓷制成的压电晶体，振动频率为每秒28000~40000次，当能量转移到超声尖端后，工作尖在一个单一平面上前后移动时使用轻柔的刷动作即可去除牙本质[3]。最常用的超声设备是Spartan Wave（Obtura/Spartan）（图3.13）、Piezon 250 EMS（图3.14）和Newtron Booster（Acteon）（图3.15）。超声设备应保持以最小的功率工作，并在工作尖的尖端保持持续冲洗，同时应尽量减少冲洗液，以保持根尖倒预备时的良好视野。

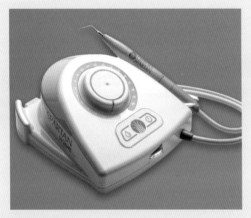

图3.13　Spartan Wave超声设备（Obtura/Spartan）。

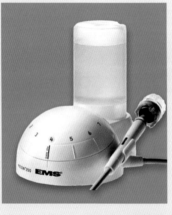

图3.14　Piezon 250 EMS超声设备。

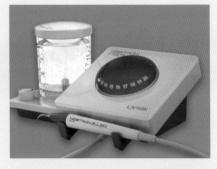

图3.15　Newtron Booster超声设备（Acteon）。

扫码关注后输入xw01观看视频

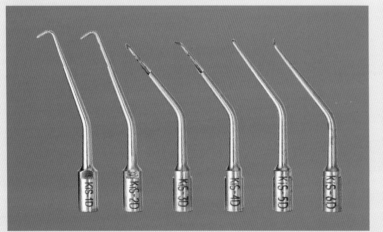

图3.16　Kim Surgical超声尖（KiS，Obtura/Spartan设计的KP牵开器）。

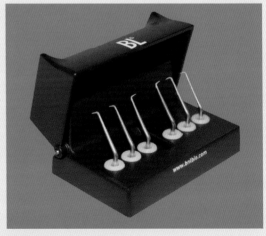

图3.17　Jet尖（B&L Biotech）。

超声尖

最早的超声尖是在20世纪80年代末由Gary Carr设计的，被称为Carr尖或CTs。此类超声尖由不锈钢制成，因为没有任何涂层所以效率不高。在20世纪90年代末，Obtura/Spartan引进了Kim Surgical（KiS）超声尖（图3.16），具有氮化锆涂层且出水口靠近工作尖，而不是像CTs那样在轴上。涂层使工作尖更有效率、切割效果更平滑，正确的出水口位置改善了冷却功能，减少了显微外科手术中根裂的发生。近年来，B&L生物科技公司推出了Jet尖（图3.17），这种工作尖的主要特点是切割表面的微凸起设计（图11.14）。这种微凸起使工作尖效率更高，尤其是清除根管内牙胶时。这类超声尖具有可弯曲性，可以根据需要的方向弯曲以更好地进入工作区（图11.15）。Acteon公司最近推出了由Betrand Khayat教授设计的3个超声尖，长度分别为3mm、6mm和9mm（图3.18）。当前牙根管中有一段空腔时，此类超声尖使用效果更好（图11.18）。超声尖端表面有一层金刚石涂层，必须按由短到长的顺序使用。

Stropko冲洗器

此器械在非手术和手术牙髓治疗中都非常有用（图3.19）。它适用于Adec空气/水三用枪，能够将直接吹气或冲洗液控制在局限范围内。在根尖倒预备过程中，为了能够仔细检查根管，根管内必须完全干燥，多年以来我们习惯于用纸尖干燥，但效果并不好。Stropko冲洗器上可以安装一个合适大小的钝针头（Vista Dental）（图3.20），小到可以进入根尖预备区（图3.21）。

倒充填材料

如第12章所述，多年来，银汞合金一直是最常用的根尖填充材料，由于种种原因，现已不再使用，今天我们也没有理由继续使用它。第一个成功替代银汞合金的材料是SuperEBA。SuperEBA（图12.2）是一种乙氧基苯甲酸增强的氧化锌丁香酚水门汀。自从根尖超声倒预备技术应用后，这种材料已被使用多年[3]。这种材料的主要特点是在固化前的几分钟内保持可塑性，这样即使在如主根管和侧

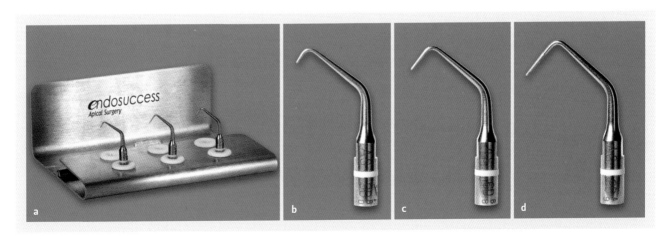

图3.18　a）由Betrand Khayat教授设计的Acteon超声尖，长度分别为（b）3mm、（c）6mm和（d）9mm。

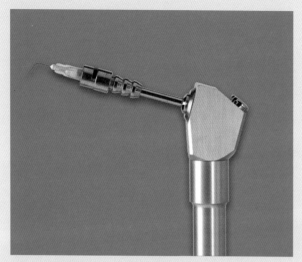

图3.19　安装在Adec三用枪上的Stropko冲洗器。

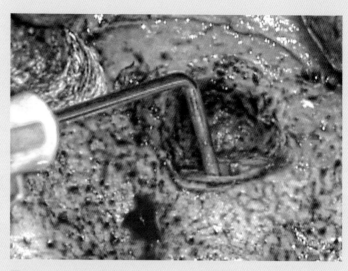

图3.21　Stropko冲洗器正在吹干根尖预备区。

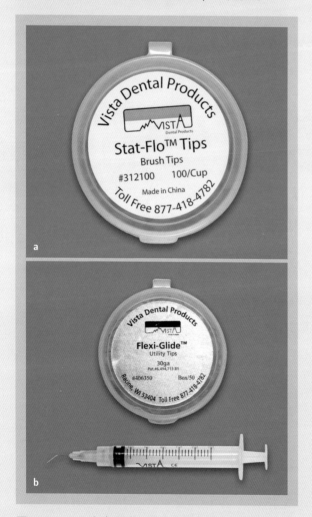

图3.20　a、b）安装在Stropko冲洗器上的不同大小钝头针头（Vista Dental）。

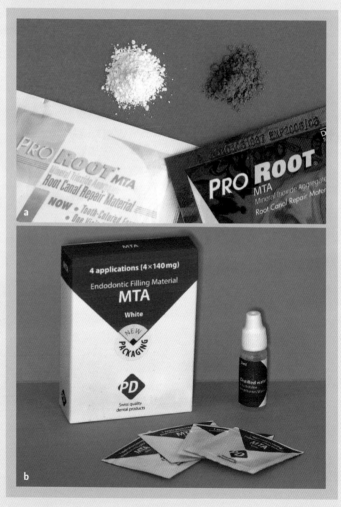

图3.22　a）ProRoot® MTA灰色和白色（Dentsply Sirona）。b）PD白色MTA（Produits Dentaires）。

副根管这样较大的操作空间内也可以被压实，如图1.1所示。现在临床首选的材料则是MTA和其他生物陶瓷水门汀（图3.22）。

倒充填输送器

当MTA最早开始投入使用时，在不同情况的临床应用中没有合适的器械来放置MTA。第一个可用的输送器是Dovgan输送器（Quality Aspirators）（图12.12）。尽管针头可弯曲，但手术中使用时仍不方便。2000年，Edward Lee教授[8]发明了另一种输送器，但仅限于手术中使用（图12.13和图12.14）。最近由Produits Dentaires SA推出的显微根尖植入系统（MAP）是一种新型的通用型输送器，配有特殊的针头，可用于临床普通治疗和牙髓显微外科治疗（图3.23）[9-10]。

该系统包括1个带有卡扣的不锈钢输送器（图3.24）和几个可替换的输送套管（针头）。直的（图3.25）和弯的针头可用于非手术牙髓治疗，

而与Bernd Ilgenstein教授合作开发的三弯针头（图3.26）最适合用于牙髓显微外科治疗。手术用针头分为左右两侧角度弯曲，且每型均都有两种外径：0.9mm（黄色）和1.1mm（红色）。套管的内径为0.6mm（黄色）和0.8mm（红色），可以运输足够的倒充填材料。针内的套管活塞特意设计得比针本身更长（图3.27），不仅能在倒预备后输送MTA，还可充当填充器，从而在倒预备的最深处压实材料。

倒充填材料从调拌器中取出（图3.28）。弯针头的套管内活塞由聚甲醛（POM）材料制成，即使是在三弯针内也能轻松操作（图3.29）。套管内的剩余材料可用刮匙很容易地去除（图3.30）。

显微外科充填器

将根尖填充材料置于预备后的根尖后，需要使用特殊设计的显微外科充填器仔细小心压实材料。充填器有不同的长度和不同的直径（图3.31），以便完全充填预备后的根管。助手调拌根尖充填材料

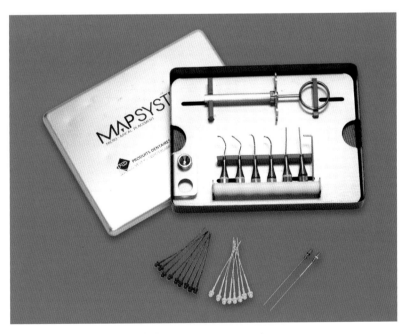

图3.23　显微根尖植入系统（Produits Dentaires）。

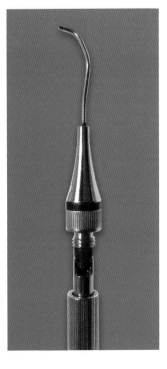

图3.24　连接可替换针头的卡扣。

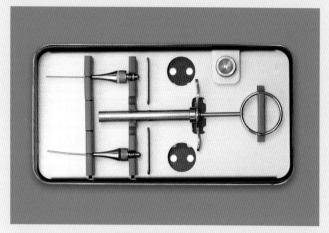

图3.25　用于非手术牙髓治疗的直针头。

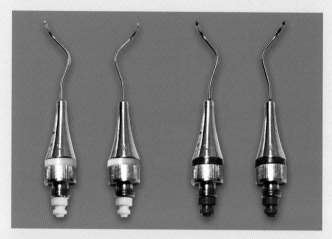

图3.26　用于手术治疗的三弯针头。

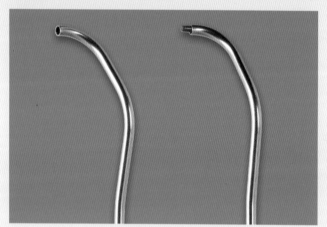

图3.27　针内的套管活塞有意设计为比针本身长。

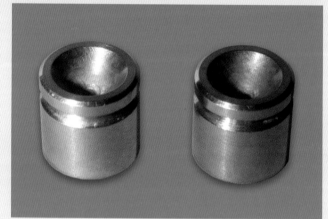

图3.28　充填材料的调拌器。

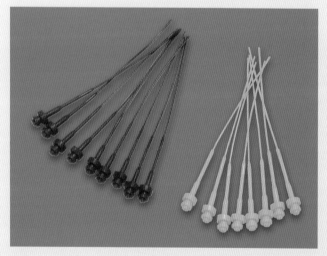

图3.29　弯针内的套管活塞由聚甲醛（POM）材料制成。

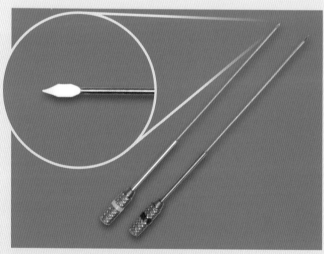

图3.30　用来清除套管内残留物的清洁刮匙。

的同时，医生应试用并选择能够进入足够深度的充填器，以保证严密的充填和良好的封闭。

缝线和缝合器械

当根尖预备充填完成且X线片显示充填良好后，待骨腔内充满血液，即可缝合皮瓣。目前有多种缝线材料和型号可供使用。现已不再推荐4-0或5-0黑色丝线，因为它们的编织性质容易导致菌斑积聚（图14.3），引发炎症及延迟愈合。拆线过程中也要非常小心，以免细菌进入伤口边缘下。现在最推荐的缝合材料是6-0单丝尼龙缝线（Supramid，S. Jackson）或6-0编织聚酯缝线，如Tevdek由聚对苯二甲酸乙二醇酯组成，由包覆聚四氟乙烯（PTFE或Teflon）的线性聚酯纤维制成（Genzyme Corp. MA，USA），或6-0带蜡聚酯纤维（Omnia S.p.A. Italy）（图3.32）。聚酯纤维缝线的特点是即使拆线时间延后，也不会积聚菌斑（图3.33）。

缝线的选择还应考虑针的形状、曲率和横截面。最常用的缝针是3/8圆。临床医生只需顺着针的长轴旋转持针器，就能穿透组织，一次性从皮瓣到达附着组织。

针体可为"经典切割针"，使针体通过黏膜时只造成较小的损伤。这种针为三角形截面，三角形的底朝向圆弧的外凸方，3个切割刃中的2个在侧面、1个在凹面的表面。这种切割针的缺点是切割的组织比预期的多，因为它的切割刃位于针体的凹面。口腔科不使用这种切割针，因为针内部弯曲处的切割刃会导致缝合材料将手术皮瓣边缘撕裂[11]。

与经典的切割针不同，"反向切割针"有相同的三角形横截面，但其三角形的底部朝向凹面，而切割刃朝向针的外凸面。与上述经典形状相比，这种形状具有相当大的优势：打结时对缝合材料有阻力；意外牵拉针时，能保护组织，因为针与组织接触的面是没有切割刃的凹面；它降低了过度创伤和撕裂的风险，即缝合时缝合材料撕裂组织[11]。

这种针特别适用于缝合沟内皮瓣。

缝合龈缘下皮瓣最常用的针是所谓的"反三角针"。此类缝针优于反向切割针，因为针的"进入"和"穿出"点没有切割或撕裂的倾向。因此，缝合皮瓣时，锥形针穿透组织时易得到更精确的出针点[12]。

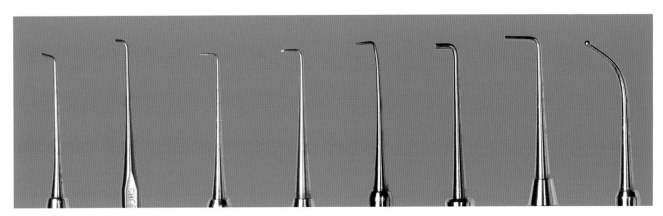

图3.31　不同大小和长度的显微外科充填器。

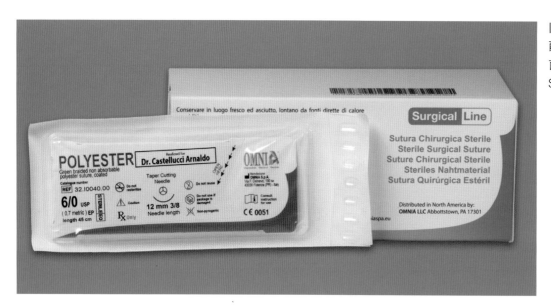

图3.32　6-0带蜡聚酯纤维缝线，防止细菌菌斑积聚（Omnia S.p.A. Italy）。

持针器

缝合手术伤口时，持针器用于夹持缝合针和线，使外科医生能够精确地进行有效缝合。持针器有一系列的组成部分，如握持区、针柄和工作尖端的夹持结构。握持区是外科医生在使用过程中用手指握住并进行握持动作的部分。它由两个金属环组

成，形状类似于剪刀。这种握持方式非常不舒服，因为每次使用持针器时，外科医生都需要将手指放入环内，即剪刀握。更舒适持针器的握持区应是针柄的一部分，就像Castroviejo设计的持针器（图3.34），即掌握法[13]。这种持针器的工作端和其长柄一体，这样的设计能使外科医生将器械的两个部分锁定在选定位置，以便在不需要持续施加压力的情况下将针头固定在工作端的钳口内。

同时一些无卡扣持针器称为开放式持针器。在只用这种持针器时，外科医生在缝合时必须保持对持针器加压[13]。

持针器尖端是发挥作用的部分，其作用是在缝合过程中准确而收放自如地夹持、引导以及松开缝合针，其还能够夹住非常细的缝线如6-0或7-0，以及收紧线结。

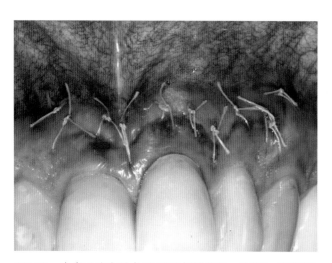

图3.33　患者无法在手术后5天内拆除缝线。注意6-0聚酯纤维缝线周围完全没有菌斑。

剪刀

缝合和拆线时常用剪刀剪断缝线。与持针器相似，传统的手术剪有两个相对的金属圆环，外科医生的手指通过金属圆环握持和操作器械，舒适度较差。如图3.35所示的Castroviejo剪刀，在柄部施加较小压力即可使用，更加方便。其尖端为钝刃，可以防止切割和损伤口腔软组织（图3.36）。

关于如何剪线以及确定剪断缝线的位置，必须根据不同缝线类型选择不同的处理方式。可吸收缝线应尽可能剪短，以免需要吸收过多的缝线材料。

不可吸收缝线应剪短至易于拆除的长度，通常距打结处3~4mm。操作时术者左手握持针器夹紧缝线，右手握持剪刀剪断缝线。拆线时，术者必须注意不要将暴露于唾液和细菌环境中的部分缝线穿过软组织，以免造成组织内部感染。

最近，Laschal公司（美国纽约）生产了一种新型剪刀（图3.37），术者可用该剪刀单手夹紧、剪断和拆除缝线（图3.38）。而使用常规类型的剪刀时，术者需要用一只手握持Castroviejo持针器夹紧缝线，另一只手握持剪刀剪断缝线（图3.39）。

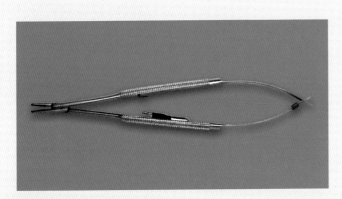

图3.34　Castroviejo持针器。

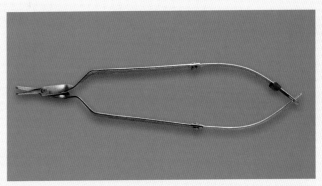

图3.35　Laschal公司（美国纽约）生产的Castroviejo剪刀。

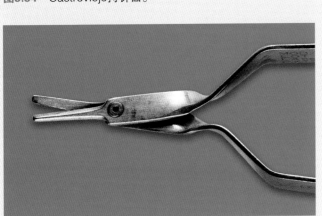

图3.36　剪刀尖端是钝刃，在剪断缝线时不会损伤软组织。

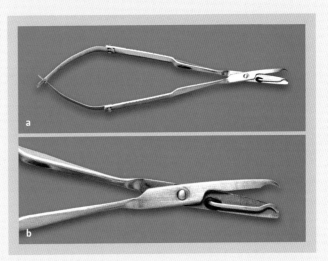

图3.37　a）此类剪刀由Laschal公司制造，外科医生可仅用一只手夹紧和剪断缝线。b）放大的剪刀图片。

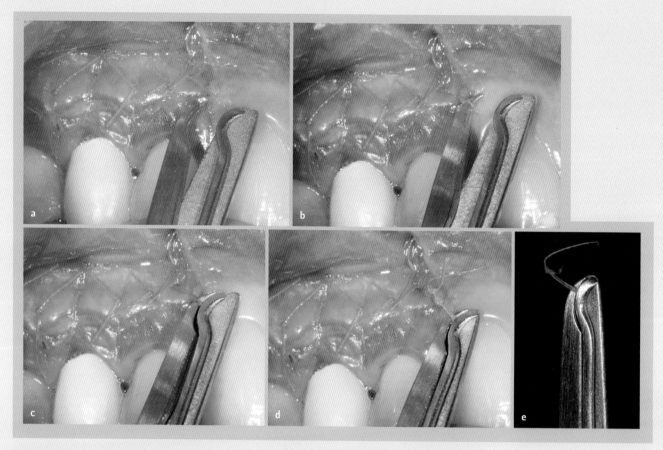

图3.38 术后24h拆除缝线。a）剪刀置于缝线旁。b）剪刀准备好剪缝线。c）正在剪断缝线。d、e）缝线已剪断并移除。

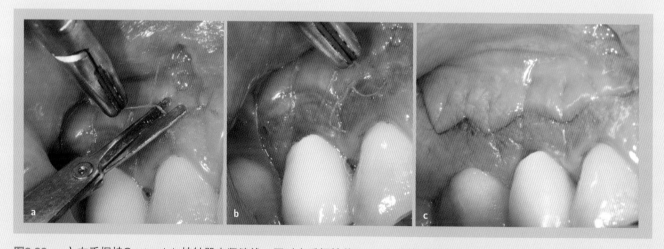

图3.39 a）左手握持Castroviejo持针器夹紧缝线，同时右手握持剪刀。b）缝线已剪断并移除。c）已拆除所有缝线。

参考文献

[1] KIM S, PECORA G, RUBINSTEIN R. *Color atlas of microsurgery in endodontics*. Philadelphia: Saunders, 2001.

[2] KIM S. *Principles of endodontic microsurgery*. Dent Clin North Am. 1997;41:481-497.

[3] RUBINSTEIN RA, KIM S. *Short-term observation of the results of endodontic surgery with use of a surgical operation microscope and Super-EBA as root-end filling material*. J Endod. 1999;25:43-48.

[4] CARR GB. *Microscopes in Endodontics*. Calif Dent Assoc J. 1992; 11:55-61.

[5] CARR GB. *Surgical endodontics*. In: Cohen S, Burns R, eds. *Pathways of the pulp*, 6th ed. St. Louis: Mosby. 1994:531.

[6] PECORA G, ANDREANA S. *Use of dental operating microscope in endodontic surgery*. Oral Surg Oral Med Oral Pathol. 1993;75:751-758.

[7] KIM S, KRATCHMAN S. *Modern endodontic surgery concepts and practice: a review*. J Endod. 52(7):601-623.

[8] LEE E. *A new mineral trioxide aggregate root-end filling technique*. J Endod. 2000;26:764-766.

[9] ILGENSTEIN B, JAGER K. *Micro Apical Placement System (MAPS). A new instrument for retrograde root canal filling*. Schweiz Monatsschr Zahnmed. Vol. 116:1243-1252; 12/2006.

[10] CASTELLUCCI A, PAPALEONI M. *The MAP System: a perfect carrier for MTA in clinical and surgical endodontics*. Roots. 2009;3:18-22.

[11] SILVERSTEIN LH. *Principles of dental suturing*. Montage Media Corporation. 1999;18-23.

[12] STROPKO J. *Micro-Surgical Endodontics*. In: Castellucci A. (Ed.) *EndodonticS*. Vol. III. Florence, Italy: Il Tridente. 2005:342-411.

[13] SIERVO S. *Suturing techniques in oral surgery*. Quintessence. 2008;73-81.

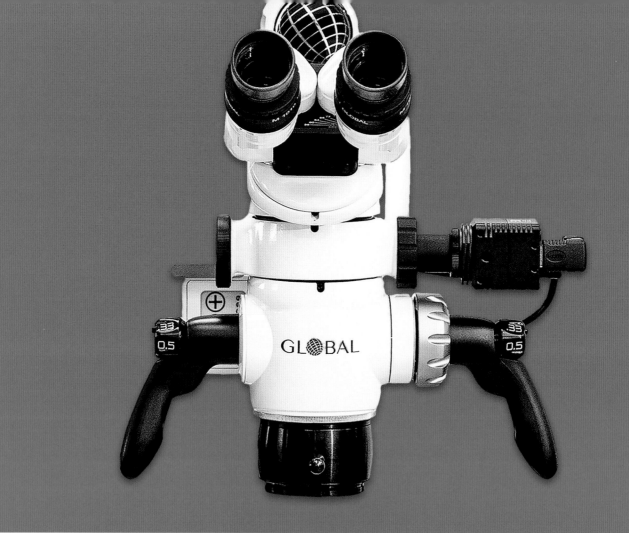
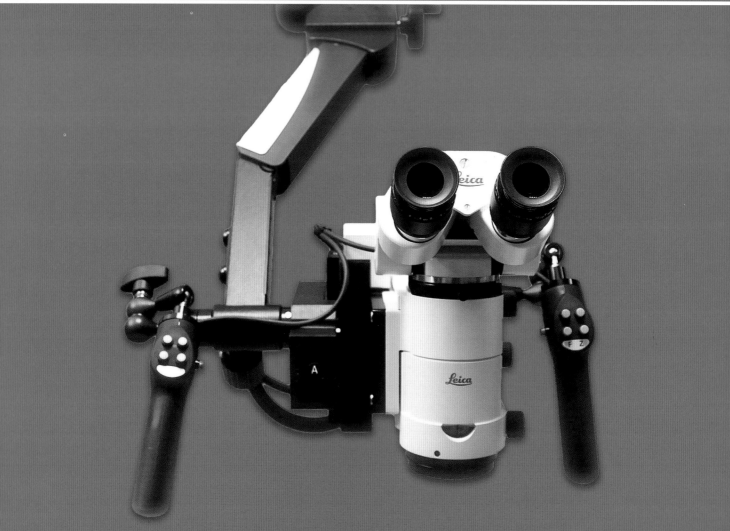

外科手术显微镜
The Surgical Operating Microscope

手术显微镜介绍

在过去的30年中，牙体牙髓病学领域最重要的发展之一是将手术显微镜（OM）应用于牙髓显微外科[1-6]。神经外科、耳鼻喉科和眼科等医学学科比口腔医学早20~30年将显微镜应用到临床实践中。现在，不借助显微镜很多医疗操作是很难完成的[7]。

20世纪90年代初期，手术显微镜开始应用在美国的牙髓病学领域（图4.1）和牙髓病学住院医师培训计划中，通过提供充足的光源以及高倍放大效果，手术显微镜已成为许多牙髓专科医生医疗设备中的重要组成部分。牙髓专科医生可通过手术显微镜解决过去没有认识到或无法治疗的临床挑战。自20世纪90年代初以来，显微镜培训已成为牙髓病学教学的重要组成部分，现在所有经牙科认证委员会批准的牙髓病学专科研究生课程普遍教授显微镜的使用方法。自1998年以来，所有牙髓病学专科研究生课程都必须按照美国牙科学会的《牙髓研究生课程认证标准》教授具有放大效果设备的使用[8]。

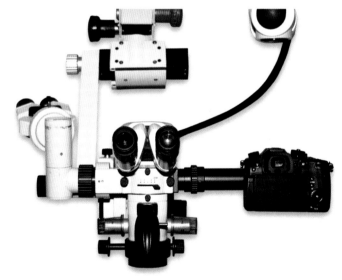

图4.1　Leica显微镜，配置变角双目镜筒、分光镜（50/50）、图像/视频采集适配器、数码相机（松下Lumix5）及助手镜。

显微镜也在私人开业诊所中广泛使用。2007年的一项对1091位牙髓病学专科医生的调查表明，美国90%牙髓病学专科医生在临床工作中使用显微镜，相比于1999年52%的使用率有了显著增长。随着没有接受显微镜培训的牙髓病学专科医生逐渐退休，美国牙髓病学医师学会（AAE）预计，在接下来的10年，私人诊所中使用显微镜的牙髓病学专科医生比例将接近100%。手术显微镜的广泛使用只是个时间问题[9]。

手术显微镜的应用对牙髓病学领域中非手术及手术治疗来说都是十分重要的发展[4,10]。很多年来，根尖周手术是在没有放大视野的条件下进行的，牙科照明灯是照亮术区的唯一光源。从过去直到近些年的一段时间内，手术都是在光线不足、没有放大设备和医疗设备有限的条件下进行的（图4.2）。Frank等[4]指出，尽管过去认为银汞合金封闭根尖非常成功，但其成功率在10年后下降至57.7%。因此，一直到近些年，手术治疗的术后成功率依旧比非手术治疗低得多也就不足为奇了[4]。如今已普遍认识到，不在放大条件下进行根尖手术并不可行[7]。

放大设备——放大镜和显微镜

放大镜

一些临床医生认为使用放大3~4倍的放大镜就能满足临床需要，但是他们更应该认识到，放大镜并不能提供足够的放大倍率，更重要的是不能提供同轴光照明。与不使用辅助视觉观察的工具相比，使用放大镜观察是改变的第一步以及突破性的进步，但有效的放大和照明却需要使用手术显微镜[7]。

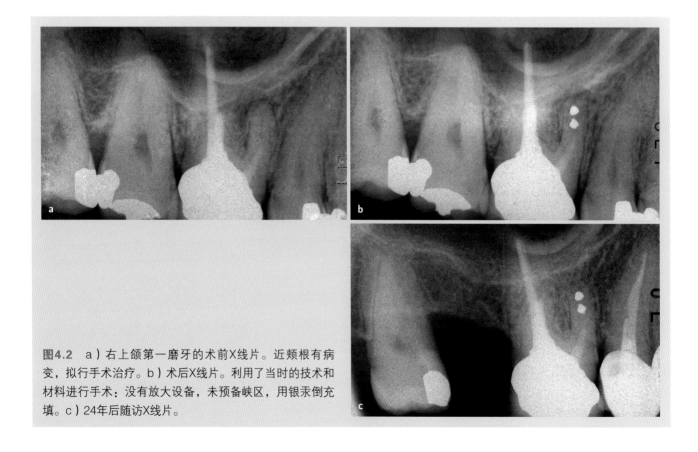

图4.2 a）右上颌第一磨牙的术前X线片。近颊根有病变，拟行手术治疗。b）术后X线片。利用了当时的技术和材料进行手术：没有放大设备，未预备峡区，用银汞倒充填。c）24年后随访X线片。

从历史上看，牙科放大镜在显微外科中一直是最常见的放大设备。放大镜本质上是2个单目显微镜，其镜片并排安放并向内倾斜（会聚视线）以聚焦在物体上[12]。

放大镜有多种规格和放大倍率（2~6倍），配置伽利略型光学系统或棱镜光学系统。

依照产生放大效果的光学方法对放大镜进行分类，双目放大镜具有3种类型：

❶ 单一屈光度、平面和单透镜放大镜

❷ 伽利略光学系统结构的手术放大镜（双透镜系统）

❸ 开普勒光学系统结构的手术放大镜（可折叠光路的屋脊棱镜设计）

伽利略型和开普勒型手术放大镜都具有多透镜系统，产生放大视野的工作距离为11~20英寸（28~51cm）。最常用和推荐的工作距离为11~15英寸（28~38cm）。

伽利略型光学系统是一个体积小、重量轻且非常简洁的系统，提供2~4.5倍的放大倍率（图4.3）。

棱镜放大镜（开普勒型）配有折射棱镜，它实际上是具有复杂光路的望远镜，可提供高达6倍的放大倍率（图4.4）。

在相同的放大倍率下，棱镜放大镜可以提供更大视野。

两种系统均具有出众的放大效果、校正的球面像差和色像差、极佳的景深以及能够增加焦距（30~45cm）等特点，从而减轻了眼睛疲劳和头颈部肌肉紧张。与简单的放大眼镜相比，这两种放大镜都具有明显的优势。

放大镜的缺点是实际最大放大倍率仅为4.5倍。也有提供更高放大倍率的放大镜，但大多笨重且视野有限、操作困难。利用计算机技术，一些制造商可以生产具有较大视野且放大倍率为2.5~6倍的放大镜。然而，使用这种放大镜操作时姿势受限，并且不能长时间使用，否则会产生明显的头、颈和背部肌肉紧张。使用放大镜的最大缺点是眼睛必须聚焦才能看清物体。长时间眼睛聚焦会造成眼部肌肉紧张和疲劳。因此，放大镜不适合长时间佩戴使用[12]。

将光纤照明头灯安装到放大镜上，可产生投射到术区的同轴光，从而增强放大和照明强度（图4.5）。

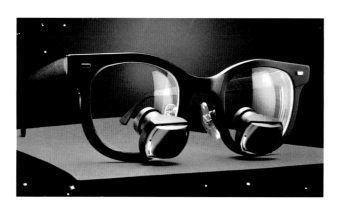

图4.3 复合放大镜。为2个分开的独立透镜。优于简易放大眼镜。（由Designs for Vision, Inc. Ronkonkoma提供，NY，USA）

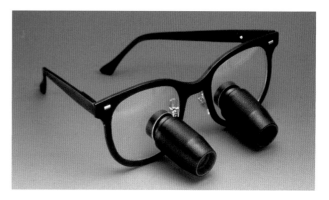

图4.4 棱镜放大镜。这种放大镜依靠内部棱镜弯曲光线，与复合放大镜相比具有精密的光学特性。在相同的放大倍率下，棱镜放大镜可以提供更大视野。（由Designs for Vision, Inc. Ronkonkoma提供，NY，USA）

显微镜

从使用放大镜和头灯中受益的临床医生很快就会意识到这种方法的局限性。在手术和非手术牙髓治疗中，6倍的放大倍率也迟早会显现出局限性，头灯也无法将光线照入根管。因此，下一阶段则是换用手术显微镜，使用后医生对此正常的反应是"过去没有它，我怎么可能完成了治疗呢？"

Apotheker于1981年发明了牙科手术显微镜[13]。第一台手术显微镜的配置简陋且不符合人体工程学。它只有一个放大倍率选项（8倍），只能安放在地板上且平衡性不佳。它只配备了双目直镜筒且焦距固定为250mm。该显微镜使用斜射照明而不是共焦照明。它并没有得到广泛的认可，不久后就停止

了生产。该显微镜市场推广失败的原因更多是由于其人体工程学设计非常差，实际上其光学性能相当好。

Howard Selden是第一位在牙髓病学领域中发表应用手术显微镜文章的牙髓病学专科医生[14]。该篇文章讨论了显微镜在传统牙科治疗中的用途，而不是在牙髓显微外科中的用途。1991年，Gary Carr推出了配备伽利略光学系统的手术显微镜，该显微镜适用于牙科且符合人体工程学，具有多种优势，可在几乎所有牙髓和充填治疗中使用且操作简单[15]。该显微镜具有一个放大转换器，可以完成5个不连续的放大倍率转换（3.5～30倍），且可稳定安装于墙壁或天花板上，成角度的双目镜筒便于牙医坐在座椅上进行牙科治疗，并且配备助手镜和视频/35mm

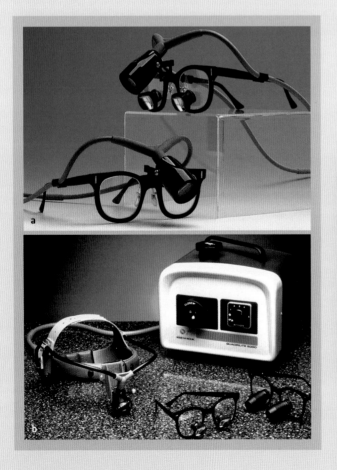

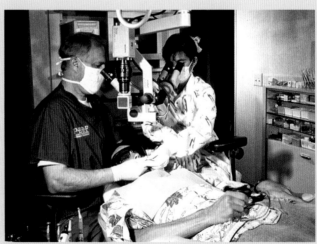

图4.5　a、b）手术头灯和放大镜。这些设备可很大程度上提高临床医生观察的清晰度。（由Designs for Vision, Inc. Ronkonkoma提供，NY，USA）

图4.6　使用当代显微镜，医生和助手能够同时看到相同的视野。显微镜配置3CCD可视照相机。（由Gary Carr医生提供，San Diego，CA）

摄像机（图4.6）。它采用共焦照明模式，照明光路与视觉光路在同一光路中，与以前斜射照明的放大镜相比，照明效果要更佳。这种显微镜在牙体牙髓病学界迅速得到认可，现在不仅为牙髓病学所用，也为牙周病学和保存牙科学所用。牙科手术显微镜的光学原理见图4.7。

手术显微镜具有2.5~25倍的放大倍率，并且是同轴光照明。

同轴照明具有两个优点：

❶ 临床医生观察术区时没有任何阴影（如在牙髓显微外科手术中可以检查根尖倒预备的清洁度）

❷ 手术显微镜配置的伽利略光学系统具备同轴照明，且伽利略光学镜可聚焦在无限远处并将平行光束传送至术者双眼，因此，术者的眼睛也可以聚焦在无限远处，所有操作都不会造成眼睛疲劳

就放大倍率而言，没有必要超过20~25倍。低倍率（2.5~8倍）用于术区定位，视野较广。中倍率（10~16倍）用于临床操作。高倍率（18~25倍）仅用于观察细节。在高放大倍率下操作意味着景深及照明都非常有限，因此实用性低[15]。

经验表明，在最大放大倍率下进行牙髓显微外科手术几乎不可行。因为患者最轻微的动作（有时甚至是呼吸），都会使术区移出视野且无法聚焦。因此，临床医生必须反复重新定位并聚焦，十分耗时[7]。

手术显微镜的使用在牙髓显微外科中具有以下优势：

❶ 更好的术区视野

❷ 更好地评估手术技术

❸ 更高的手术精准度

❹ 更准确地判断远期预后效果

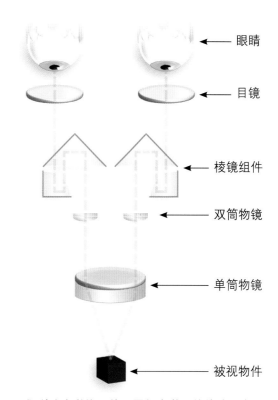

眼睛

目镜

棱镜组件

双筒物镜

单筒物镜

被视物件

图4.7 伽利略光学镜。使用平行光学器件使使用者可以聚焦于无限远处，缓解眼睛疲劳。

由于这些原因作者认为，从麻醉到拆线的整个牙髓显微外科手术过程均应在显微镜下进行。由于手术视野的改善，术者更有自信进行治疗，手术也具有更高的精准度。

在显微镜下，使用显微外科手术刀做的切口更精准，从而具有更少的软组织损伤，能够更加被动地翻起龈瓣，后续瓣的存活也会容易。在最小放大倍率下，可以观察到整个术区（图4.8），例如寻找颏神经（图4.9）。通常去骨开窗的范围较小（＜5mm），足够容纳超声尖（尖端长度为3mm）即可（图4.10）。在10~20倍的放大倍率下工作，小范围去骨开窗后可以精确地控制整个手术过程。

此外，从人体工程学的角度来看，临床医生使

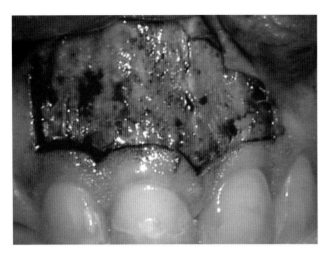

图4.8　在最小放大倍率下可看到整个手术视野。

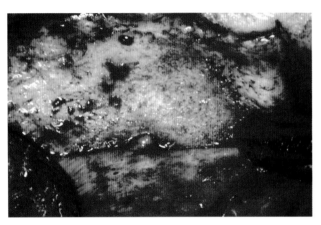

图4.9　为了避免损伤颏神经，需在手术开始时明确颏神经位置。

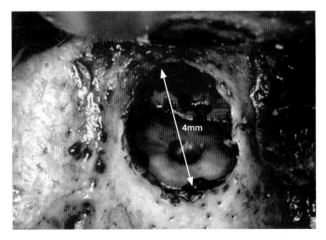

图4.10　去骨开窗范围应足够大以容纳根尖倒预备的操作。

用显微镜时可以保持直立姿势，这有助于避免长期的颈背部疾病，包括从轻微不适发展到身体残疾[16]。

根管解剖及解剖的复杂性

Hess[10]于1925年出版了著名的《根管解剖学》教科书，在2790颗牙齿的根管内注入硫化橡胶并使其透明可见。这些图像显示了根管解剖的令人惊奇的复杂程度，从而证实处理根管内所有的复杂解剖结构十分困难。然而几十年后，Herbert Schilder等牙医开始寻求更有效的方法来清理、预备成形和充填根管系统，以处理根管系统内所有存在的复杂解剖结构（图4.11）[10-12]。West研究了根管治疗失败和根管未充填或欠填之间的关系[13]。他使用一种离心染料，发现所有的根管治疗失败样本中均存在至少1个欠填或未充填的通道（所有和牙周组织相通的管道，包括主根管和侧支根管等）（图4.12）。Kim等[14]证实93%的根尖分歧位于在根管距根尖3mm处。因此，临床医生应尽力通过非手术和手术治疗对所有根管系统进行完善的治疗。如果不能解决这些解剖学难点，就会遗留失败的隐患，即使去除根尖周病变，感染可能仍会复发[12]。当进行非手术和手术治疗时，必须考虑牙髓解剖结构，例如副根管和根管峡部。充分认识到根管复杂解剖结构重要性和减少这些根管内感染组织必要性，可能已经影响了现代牙髓显微外科的手术方法，并使临床医生意识到在放大条件下进行操作的必要性。

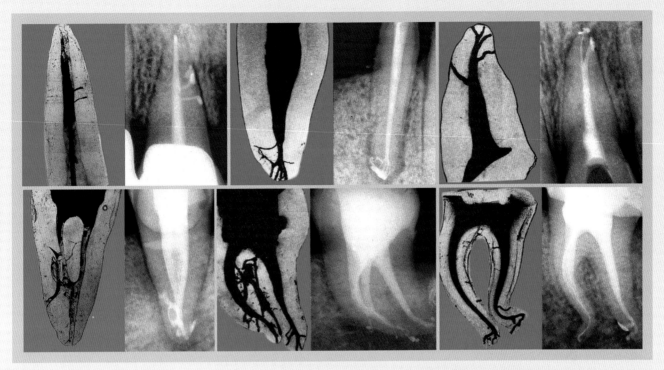

图4.11 Hess的实验图像与根充后的图像放在一起比较，显示根管解剖结构与X线影像相符。根管均用热牙胶垂直加压充填根管。

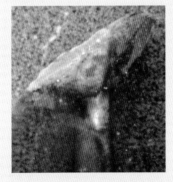

图4.12 倒充填时未完全切除根尖：未处理根尖三角区，该区域内有3个根管系统的开口未封闭。（由John West医生提供，Tacoma WA）

图4.13 a）吸顶式模型。吸顶式的设计旨在完全不占用地面空间的情况下提供最大的工作范围，不使用时可折叠置于便于存放的位置。b）吸顶式Global显微镜。

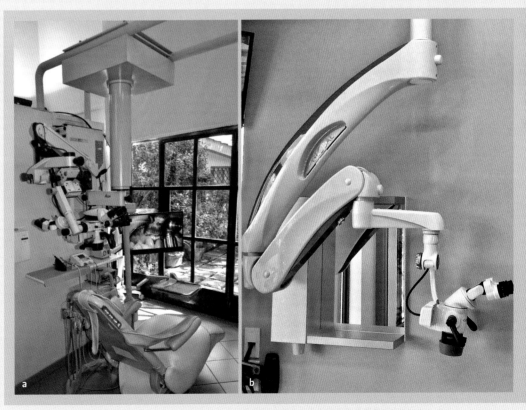

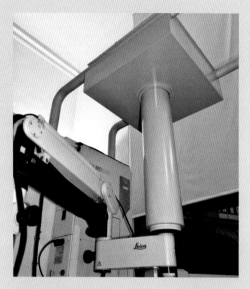

图4.14　当天花板很高时，可以在墙之间安装坚固的铁梁来固定显微镜。

图4.15　a、b）壁挂式模型。延伸臂和倾斜连接轴增大了可操作性。Leica显微镜，配置变角双目镜筒、分光器（50/50）、图像/视频采集适配器（Designs for Vision）、3CCD录像机（Sony DXC-C33P）、数码相机（Canon EOS 80D）及助手镜。c）壁挂式Global显微镜。

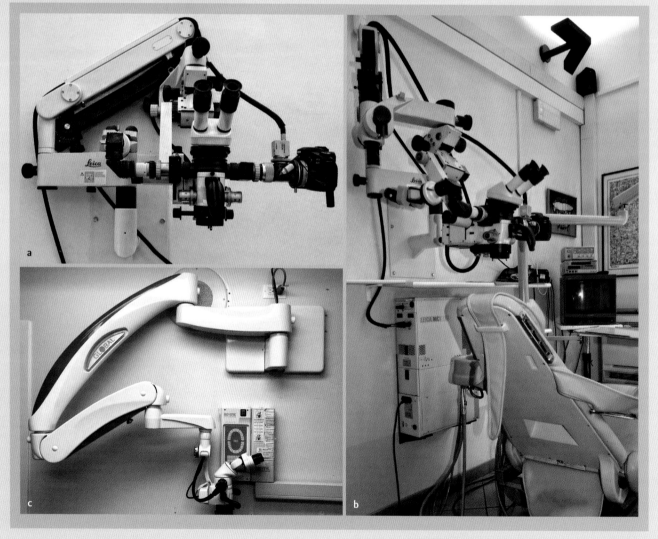

手术显微镜的构造

手术显微镜由3个主要部分组成：支架结构、显微镜的主体和光源。

支架结构

显微镜的支架可以安装在天花板（图4.13和图4.14）、墙壁（图4.15）或地板上（图4.16）。除非天花板太高，否则悬挂在天花板上是临床优先和最常用的安装方式。可供代替的方法是壁挂式支架。落地式支架的唯一优点是可以将显微镜移动到另一个治疗室中，但通常显微镜太重而无法移动，因此只能在一个治疗室中使用。

显微镜应该放置在便于使用的位置，不能妨碍患者或助手的行动，而且必须保持稳定，特别是在高倍率下操作时[15]。

显微镜主体部分

显微镜的主体部分是其最重要的组成部分（图4.17），它包括产生放大和立体视觉效果的透镜和棱镜。显微镜的主体部分由目镜、双目镜、放大倍率调节器和物镜组成。

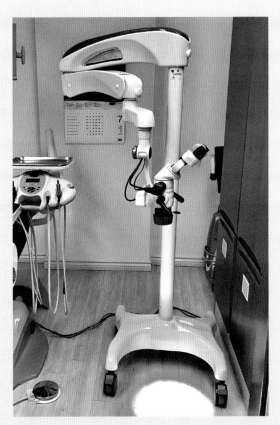

图4.16　地面固定式Global显微镜。

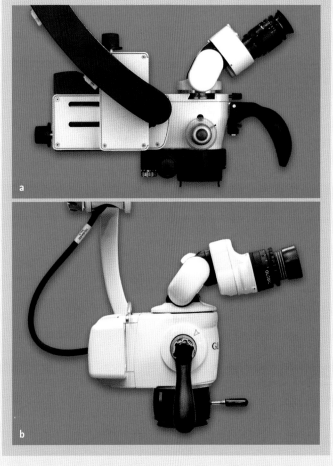

图4.17　a）Leica显微镜的主体。b）Global显微镜的主体。

○ 目镜。目镜通常有10×、12.5×、16×和20×（图4.18）。最常用的（镜头）是10×和12.5×。每个目镜的末端都有一个橡胶眼杯，戴眼镜的临床医生能将其旋低。目镜还具有屈光度设置，屈光度的设置范围从–5D到+5D，用于适应眼睛晶状体焦距自动调节的能力（图4.19）。为了在改变放大倍数时保持聚焦，屈光度设置是必要的，而且这一点在使用助手镜和临床资料留存设备时尤为重要，以便所有事物都统一聚焦（齐焦）。如果使用临床资料留存附件，附件同侧的目镜应配备一个"十字线"，以助于图像在视野内居中

○ 双目镜包含目镜并且允许调节瞳距（图4.20）。其焦距为125~160mm。手动或使用小旋钮将它们对准，直到两个发散的光圈合并为一个焦点。一旦完成了屈光度设置和瞳距的调整，在具有不同光学要求的外科医生使用显微镜之前，不应更改它们[16]。双目镜有直筒、斜筒或可倾倒的镜筒。直筒双目镜是定向的，因此镜筒与显微镜的头部平行。

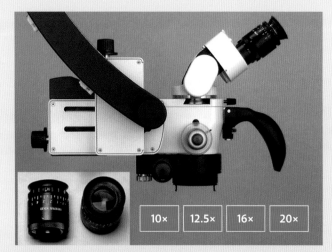

图4.18　根据所需的最终放大倍数，可以在双目镜上安装不同的目镜。

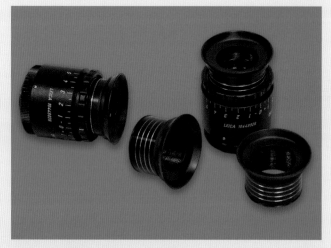

图4.19　显微镜（Leica）的目镜。

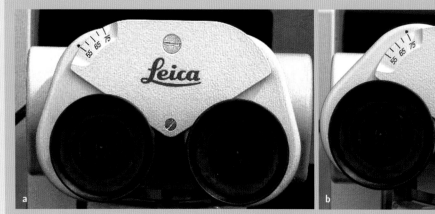

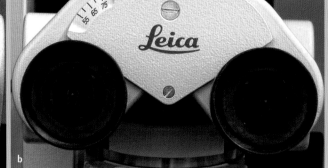

图4.20　a、b）双目镜允许瞳距在55~80mm的范围内变化。

它们通常应用于耳科（图4.21），不太适用于牙科。斜筒与显微镜轴成45°角固定（图4.22）。可倾斜的镜筒可在一定角度范围内调节（图4.23），使临床医生始终能够获得一个非常舒适的工作体位。因此，即使它们价格更贵，可倾斜的双目镜筒也总是首选

○ 放大倍率调节器有三步、五步或六步手动变焦器，以及电动连续变焦器。它们位于显微镜的头部内。手动分级变焦器的功能由安装在转塔上的透镜来实施，转塔则与显微镜侧面的调节盘相连。通过旋转调节旋钮可改变放大倍率（图4.24）。电动连续变焦器由一系列透镜组成，能在调焦环上来回移动以提供大范围的放大倍率。电动变焦显微镜是通过脚控器或位于显微镜头部的手动无极控制旋钮进行对焦的（图4.25）。电动连续变焦器的优点是，它避免了手动分级变焦时在临床医生旋转转塔，提高或降低放大倍率过程中出现的瞬间视觉中断或跳跃。缺点如下：从最小到最大放大倍率的变化是相当慢的，而

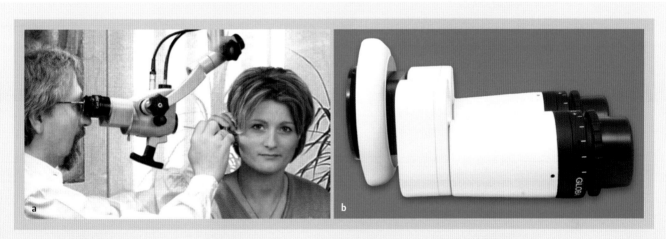

图4.21 a）直筒双目镜是定向的，因此镜筒与显微镜的头部平行。它们通常用于耳科。b）直筒双目镜（Global）。

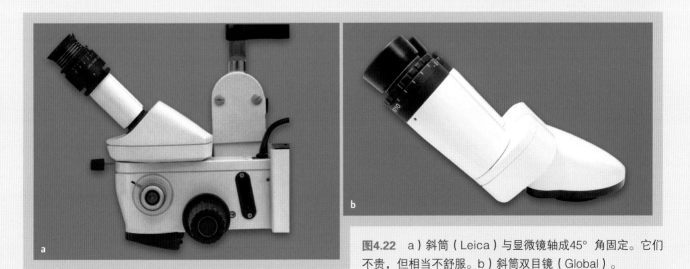

图4.22 a）斜筒（Leica）与显微镜轴成45°角固定。它们不贵，但相当不舒服。b）斜筒双目镜（Global）。

手动分级变焦器则要快得多，与手动分级变焦器相比，电动连续变焦器透镜的数量要多得多，这意味着对光的吸收更多；电动连续变焦器价格也更贵

○ 物镜是最下方的光学组件，它的焦距决定了显微镜与手术野工作距离（图4.26）。焦距的

范围为100～400mm。200mm的焦距可提供约8英寸（20cm）的工作距离，这通常足够牙髓病科的使用。这样的工作距离有足够空间操作手术器械，而且与患者保持合适的距离。400mm的镜头聚焦在16英寸（约40mm）左右处。牙周科中，建议使用250mm焦距的透

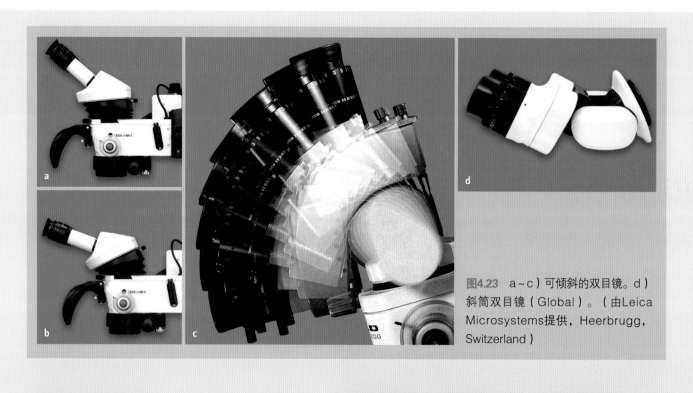

图4.23　a～c）可倾斜的双目镜。d）斜筒双目镜（Global）。（由Leica Microsystems提供，Heerbrugg，Switzerland）

图4.24　a、b）手动分级变焦器在显微镜侧面有一个调节盘，该调节盘与安装不同透镜的转塔相连。旋转刻度盘可改变放大倍率。

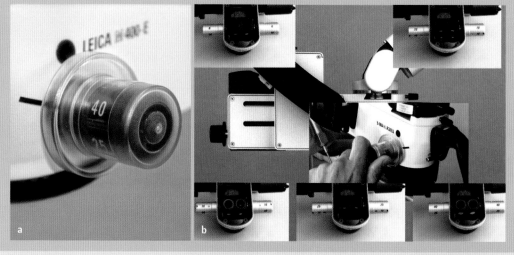

镜，以便给临床医生在同一象限的颊侧和腭侧工作以及旋转患者头部提供更多的空间。物镜以及所有其他显微镜镜头（目镜、放大倍率转塔镜头、相机附件镜头等）的两个表面都有数层抗反射涂层，这将回光损失从正常每个镜片表面的2%降低到每个镜片表面仅0.5%。换言之，为了不降低术区的照明，利用涂层使得吸收的光最少

显微镜的总放大倍数（TM）取决于4个变量的组合：

❶ 双目镜的焦距（FLB）

❷ 物镜焦距（FLOL）

❸ 目镜放大倍数（EP）

❹ 变焦器放大倍率（MF）

总放大倍数可用下列公式表示：

$$TM = (FLB / FLOL) \times EP \times MF$$

例如：

‣双目镜的焦距 = 125mm

‣物镜焦距 = 250mm

‣目镜放大倍数 = 10×

‣放大倍率 = 0.5

总放大倍数 = 125/250 × 10 × 0.5 = 2.5×

仔细研究这个公式，我们可以得出以下结论：

○ 增加目镜的放大倍数会增加（总的）放大倍数并减小视野

○ 增加双目镜的焦距会增加放大倍数并减小视野

○ 增加放大倍率会增加放大倍数并减小视野

○ 增加物镜的焦距，会减小放大倍数并增大视野；另外，由于离术区更远，照明会降低

○ 每当放大倍数增大，景深和照明度都会减小

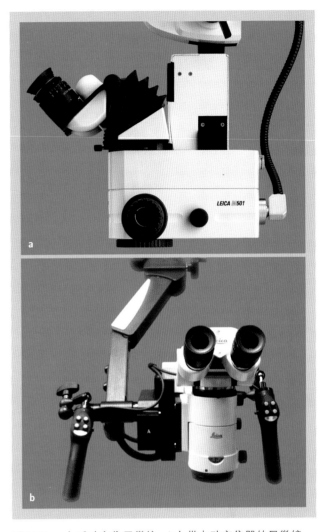

图4.25 a）手动变焦显微镜。b）带电动变焦器的显微镜。

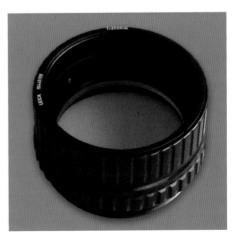

图4.26 物镜。

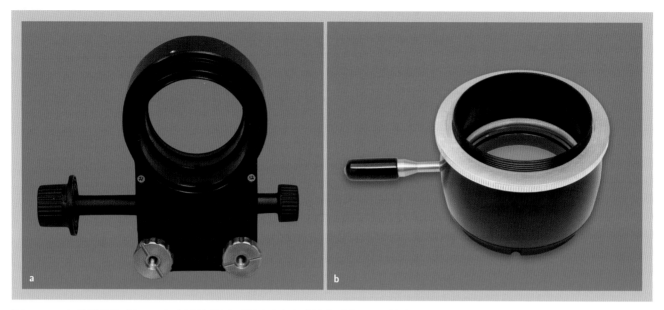

图4.27　a）使用物镜（Leica）内置的装置，可以手动完成精准对焦。b）精准聚焦（装置）集成在物镜（Global）中。

对于不同放大倍数的使用，重要的是要记住：最大的放大倍数是用于检查的，而且大多数的治疗是在最小或中等放大倍数下进行的。在牙体牙髓科，我们不需要可以提供20倍甚至更大放大倍数的显微镜，因为在如此高的倍数下工作几乎是不可能的。如前所述，在高放大倍数下工作时，手术区视野、照明度以及最主要的是景深会减小。换言之，在最高放大倍数下，视区极大地减少，照明可能不充分，更重要的是，很难使手术区始终保持聚焦，患者身体部位一些轻微的动作或者有时只是他们的呼吸就足以造成完全失焦。精准聚焦可以使用集成在物镜中的设备手动完成（图4.27），也可以通过旋转精细聚焦旋钮提高显微镜的整体高度，或者通过电动脚踏控制仪完成。

有人可能认为，在显微镜下持续工作可能会导致眼睛疲劳和疲惫。这不仅不正确，而且恰恰相反。事实上，手术显微镜具备伽利略光学系统的附加优点，它们聚焦在无穷远处，并向每只眼睛发送平行光束[15-16]。在平行光下，操作者的眼睛处于静止状态，仿佛朝远处眺望，允许执行耗时的工作而不会引起眼睛疲惫，而当我们用肉眼在离患者短距离处工作时，需要会聚光学，我们则会出现眼睛疲惫。

光源

光源是手术显微镜最重要的特征之一[15]。除光学属性外，光源使得医生能够在小而深的手术区域（如根管内）进行操作。使之成为可能的原因是显微镜提供了一个强力的同轴照明，这意味着光线与视线是同轴的并且消除了所有阴影。

常用的有3种光源系统：卤素灯、氙气灯（图4.28）和LED灯。

卤素灯显示出淡黄色（色温为3300K）而且通常不能为高质量的临床资料记录提供充足的照明，特别是在较高的放大倍数下。

氙气灯更加强力并提供了一个更明亮的光（色

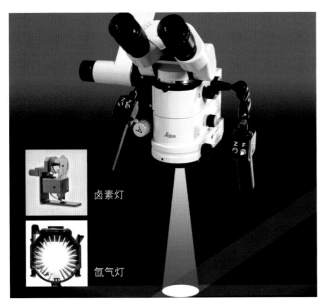

图4.28 氙气灯更加强力，光更明亮。

一般情况下，光照强度由变阻器控制，并由风扇冷却。在光到达手术野后，它折返时分别通过物镜、变焦镜头、双目镜，最后作为两束独立的光线进入眼睛。光束的这种分离产生了立体效果，使得临床医生能够看到景深。

附件

有些显微镜是固定部件制成的，不能添加任何附件。还有些显微镜可以定制助手镜和临床资料留存工具（如数码单反相机和摄像机）等附件。

分束器

为了向此类附件提供光线，必须将分束器插入到光线返回到操作员的眼睛前，双目镜和倍率变换器之间的光路中。分束器将每条光路分成两部分（50∶50）（图4.29）：一部分进入操作者的眼睛，另一部分进入附件。

通常，右光束的一半光线进入用于资料留存的附件（图4.30），左光束的一半光线进入助手镜

温约为5500K，近似日光）。这样可确保为精细的解剖结构提供最佳照明，并缩短资料留存的曝光时间，从而提供更清晰的图像和更深的景深。

LED灯在色温（色温为5700K）上类似于氙气灯，而且几乎和氙气灯一样强有力但便宜得多。

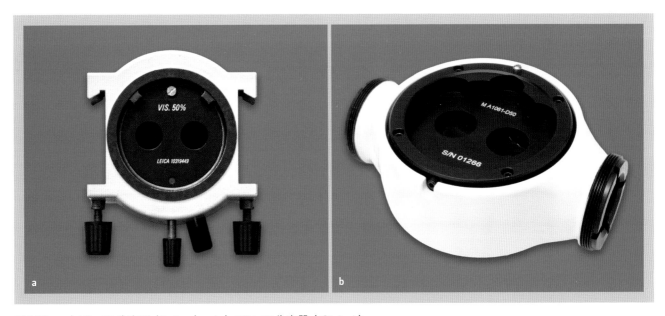

图4.29 a）50∶50分束器（Leica）。b）50∶50分束器（Global）。

（图4.31）。也就是说，这意味着我们的牙科助手将看到我们左眼看到的事物，我们将记录我们右眼看到的事物。此外，即使牙科助手有他们自己的双目镜，他们也不可能看到立体视图，因为他们的两只眼睛看到的都将是仅来自分束器左端口的视野。

临床资料留存

用于留存临床资料的附件有摄像机和数码单反相机。它们可以通过连接到分束器的专门设计的照片或视频适配器单独或组合安装。如果想同时使用这两者，到达临床资料留存附件的50%的光会再次被另一个棱镜分为两部分：一部分用于摄像机，另一部分用于数码单反相机，除非适配器使用的是平面镜而不是棱镜。在这种情况下，50%的光不是全部进入摄像机，就是全部进入数码单反相机，这样两个文档附件都能接收到更多的光。缺点是当临床医生在拍摄视频时将不能拍摄照片。

如今的数码相机可以拍摄出出色的照片和视频。如果操作者希望静态图像有更多的光线，可以在物镜上安装闪光灯（图4.32）。摄像机和数码相机可以连接显示器、录像机和图像打印机。数码相机还可以将图像直接下载到计算机上，从而快速组织丰富的图像数据库。数码单反相机也可以拍摄高质量的视频。

摄像机和数码单反相机也可以连接到计算机（图4.33a）、显示器（图4.33b）、数字盒式录像机

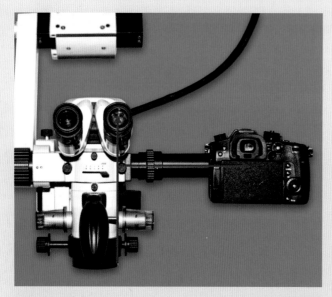

图4.30　使用50∶50的分束器，右光束的一半光线进入拍摄和留存临床资料的附件。

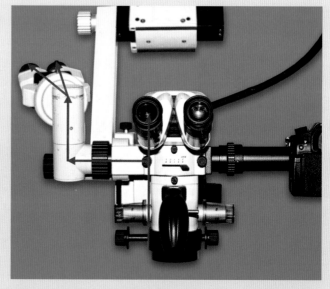

图4.31　使用50∶50的分束器，左光束的一半光线进入助手镜。

和视频打印机。显示器不仅可以用来激励患者，让患者看到整个手术录像，还可以由第二手术助手主要使用，方便他跟进手术程序，在正确的时间点给术者提供正确的器械。看着显示器，牙科助手也可以充当录像导演，如果他们认为图像偏离中心或失去焦点，可以暂停录制。

标线

拍摄和保存临床资料附件同侧的目镜应配备标线。这种标线能为在录像和照相过程中的对准提供极有用的帮助，因为它能帮助操作者在资料留存过程中使术野居中。

助手镜

助手镜（图4.34）是非常有用的，助手可用其在整个手术中协助术者。增加助手镜的优点很多。助手镜使得助手在视野方面对手术团队发挥重要的作用，他们能够更深入地理解手术中需要做什么以及这样做的原因，能准确看到术者看到的事物。手术团队的第一助手只需在整个手术过程中握持手术抽吸装置（图4.35），保持手术区域无出血。借助助手镜，抽吸装置头的放置会更加精确，助手可以直观地预测外科医生在手术中的下一步操作，与只看显示器相比，通过助手镜可以更精确地完成工作。大多数临床医生已经发现，使用助手镜会显著地提高工作的满意度。

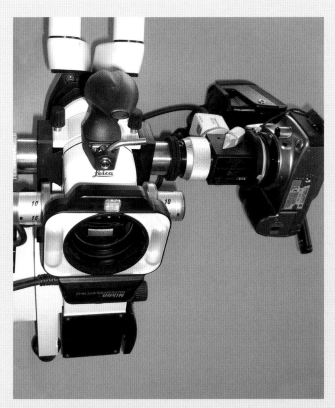

图4.32　数码相机与闪光灯相连。

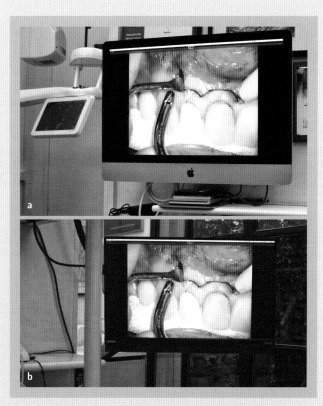

图4.33　摄像机和数码单反相机也可以连接到计算机（a）和显示器（b）。

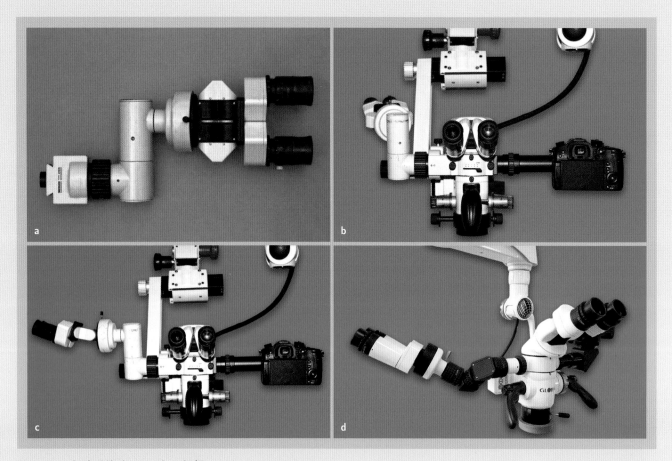

图4.34 a）助手镜（Leica）。根据医生是在9点钟位置b），还是12点钟位置c）工作，可以调整助手镜的方向。d）助手镜（Global）。

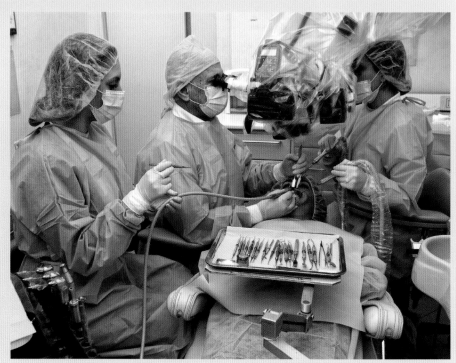

图4.35 第一助手通过助手镜可以准确地看到术者看到的情况，并且通过握持的手术抽吸装置，在整个手术过程中非常仔细地保持手术区域无出血。第二助手准备好给医生下一个需要的器械。

显微镜的定位

　　按照时间顺序，显微镜的准备工作涉及以下调动[15]：

① 术者的体位

② 患者的大致体位

③ 显微镜的定位和精准聚焦

④ 调整瞳距

⑤ 患者的精确体位

⑥ 齐焦

⑦ 精准对焦

⑧ 调整助手镜

术者的体位

　　许多术者会直接在患者身后工作（11点或12点钟的位置）。另一些人更喜欢在9点钟工作。它们都是高效的体位，而且区别很小。如何选择合适的体位取决于牙医在安装显微镜之前可能已经使用多年的姿势。建议不要改变体位：如果术者习惯于在9点钟的位置工作并且感觉舒适，则在安装显微镜后，就没有理由更改工作体位。在较高的放大倍数下工作需要一段时间的学习，并且刚开始时可能并不那么容易。如果术者改变工作体位，一切都会变得更加困难而且视角变化可能会让人感到困扰。然而，在牙髓显微外科中，推荐的体位会根据所治疗的牙弓或象限而有所不同。对于上颌，作者更喜欢8点或9点钟的位置（图4.36），而对于下颌，则首选12点或1点钟的位置（图4.37）。

　　术者应调整坐姿，使其臀部与地板成90°角，膝盖与臀部成90°角，前臂与上臂成90°角。术者的前臂应舒适地放在手术椅的扶手上，双脚应平放在地板上（图4.38）。背部不应偏斜，挺直、垂直

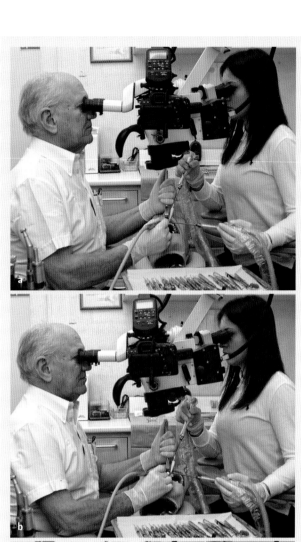

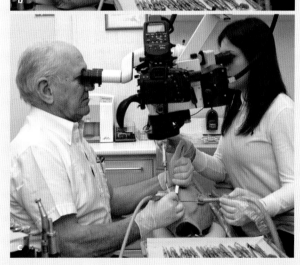

图4.36　在上牙弓手术时的工作体位。a）前牙。b）右象限。c）左象限。

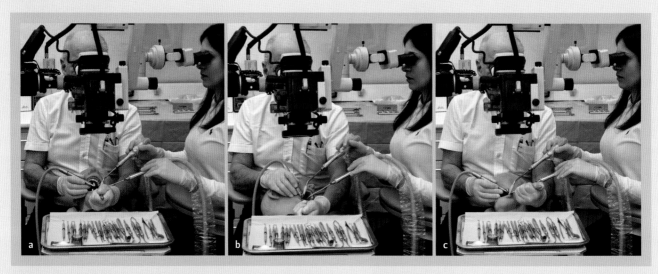

图4.37　在下牙弓进行手术时的工作体位。a）前牙。b）右象限。c）左象限。

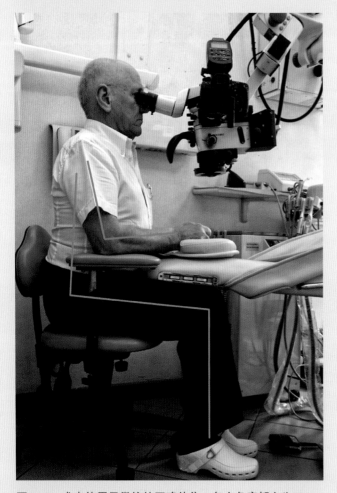

图4.38　术者使用显微镜的正确体位。每个角度都应为90°。

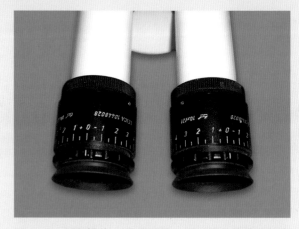

图4.39　如果操作人员戴眼镜，则目镜的橡胶眼杯定位在降低的位置。

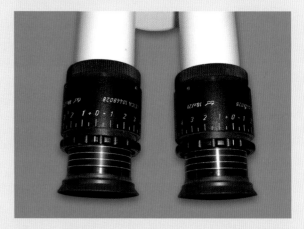

图4.40　如果操作人员不戴眼镜，则目镜的橡胶眼杯定位在升高的位置。

于地板，背部的自然曲线由椅子的腰托支撑，无论治疗的牙弓或象限如何，都将保持此体位，并且是通过移动患者来适应这个体位的。

患者的大致体位

如果术者在上牙弓工作，则将患者几乎置于水平位，如果术者在下牙弓工作，则置于头低脚高位。然后将椅子升起，直到患者对焦。

显微镜的定位和精准聚焦

打开显微镜的光源后，应移动显微镜，使光圈照射在工作区域。知道物镜的焦距后，操作者将显微镜的主体大致移动到工作距离，然后看着目镜，上下移动显微镜，直到工作区域聚焦。在这个最小放大倍数下进行的操作中，物镜的精准聚焦装置应处于中心位置，以便在术野的精准聚焦过程中获得较大的（调整）范围（20mm）。现在调整可倾斜的目镜，使术者的头部和脊椎可以在工作区域聚焦的情况下处于舒适的位置。

调整瞳距

透过双目镜，每只眼睛看到一个小光圈。此时应移动显微镜的双目镜头（图4.20）来调整瞳距，先将它们分开，然后合并，直到两个光圈重合，并且只能看到一个明亮的光圈。对于某些显微镜，此操作是通过移动双目镜上的旋钮来进行的。可调橡胶眼杯延伸自目镜的末端。戴眼镜的人应将它放在降低的位置（图4.39），而那些不戴眼镜工作的人工作时应将它放在升高的位置（图4.40）。

患者的精确体位

现在，需要在牙科椅的椅背做一些小的移动，以将患者定位在最终位置。非牙髓显微外科手术中，显微镜都是通过口镜在非直视下进行工作的，这意味着术者必须考虑光线进入根管内时与镜子形成的角度，而在牙髓显微外科手术中，所有操作均在直视下进行。因此，患者的定位更加容易并且术者的体位也更加舒适。

齐焦

齐焦过程很重要，因为它可以在放大倍率挡级改变时，工作区域的聚焦视野始终保持清晰，并保持一切对焦，包括助手镜及留存临床资料的附件。这是通过单独调节目镜来实现的。下面是齐焦的步骤（图4.41）：

❶ 将显微镜放置在平坦、固定的地面上
❷ 使用钢笔或铅笔在白纸上画一个X作为聚焦目标，并将其放置在显微镜的照明区域内
❸ 将两个目镜的屈光度都设置为0。将助手镜（如果有的话）的目镜（屈光度）也设置为0
❹ 使显微镜处于其聚焦范围的中心附近
❺ 将显微镜在垂直方向上放置在方便的观察高度，使目标处于视野范围内

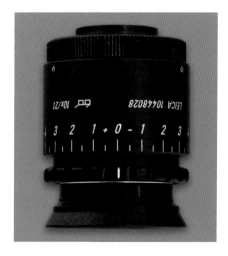

图4.41 每个目镜都有若干齐焦调节的挡级。

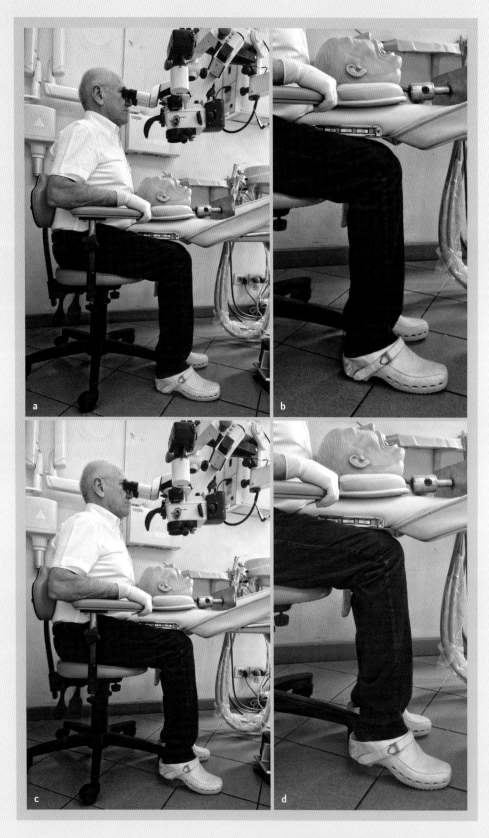

图4.42　a~d）术者通过用膝盖将牙科手术椅的整个背部抬起几毫米来实现精细聚焦。

❻ 设置显微镜在其最高放大倍率（拉近镜头），然后使用精细调焦控件进行对焦，直到获得清晰的图像

❼ 注意不要移动显微镜的位置，将放大倍数设置更改为最小（拉远镜头）。分别将左右目镜对焦，转动屈光度旋钮，直到图像清晰鲜明。拧紧屈光度锁定按钮以将其锁定在该位置，并记录以备将来使用

❽ 每个操作者将有自己的特定设置，每当该特定操作者使用显微镜就可以设置

❾ 同一操作者不必在每次使用显微镜时都重复执行此过程，而应使用该操作者第一次进行齐焦步骤时记录的屈光度设置。然而，由于眼睛屈光随时间的变化，建议操作人员每年重复一到两次此步骤

精准对焦

有些显微镜配备有电动精细焦距调节装置，而在另一些显微镜中，这可以通过手动完成。在这两种情况下，操作者为了精准调焦都不得不放下他们手中的各种器械。为避免这种情况，操作者仅仅用膝盖抬起整个牙科手术椅背几毫米（图4.42），即可非常容易地精细对焦或改变聚焦区域（例如，在手术过程中，聚焦于截根斜面的表面，然后聚焦于根尖倒预备的最深处）。这样，操作者不用手就可以改变聚焦区域，而且无须将手从工作区域移开。因而，牙科手术椅背应该足够薄，允许操作者将腿放在下面。操作者用膝盖将整个牙科手术椅的椅背抬高几毫米，这样不仅可以进行精细聚焦，并且可以将聚焦区域从一个平面更改为根管内更深的另一平面（如果需要的话），而不用放开他们正在使用的器械。

调整助手镜

一旦临床医生完成了上述的所有步骤，牙科助手将在不改变显微镜位置的情况下，对双目镜和目镜进行相同的调整。

通常，第4步、6步和8步调整仅进行一次，而其他的步骤每当术者开始新的牙髓手术时都要执行。

人体工程学和显微镜

患者的准备

让患者坐在牙科手术椅上，并在颈部下放置一个小的泡沫枕头作为头枕，以使其尽可能舒适（图4.43）。

外科手术由3人组成的外科手术团队执行：包括医生和2位牙科助手，并采用六手操作法（图4.44）。外科助手坐在医生旁边，使用助手镜，以便他们可以准确看到医生看到的事物，他们的工作是借助于握持的2个大容量吸引器头来保持手术区域无出血（图4.45）。第二个助手坐在医生旁边，直接通过显示器跟进手术进程，并负责将器械放到医生的手上。

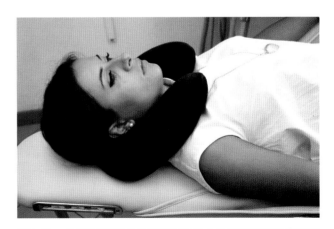

图4.43 放置在颈部下方的软泡沫枕头的使用将使患者更加舒适。

图4.44 外科手术团队。

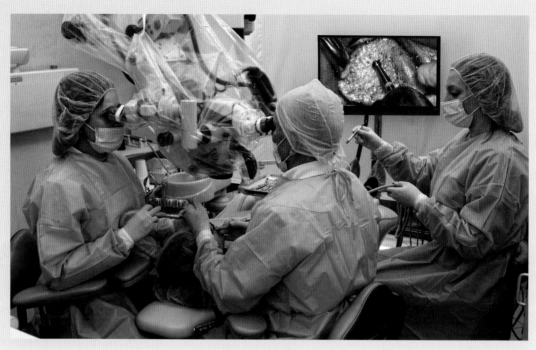

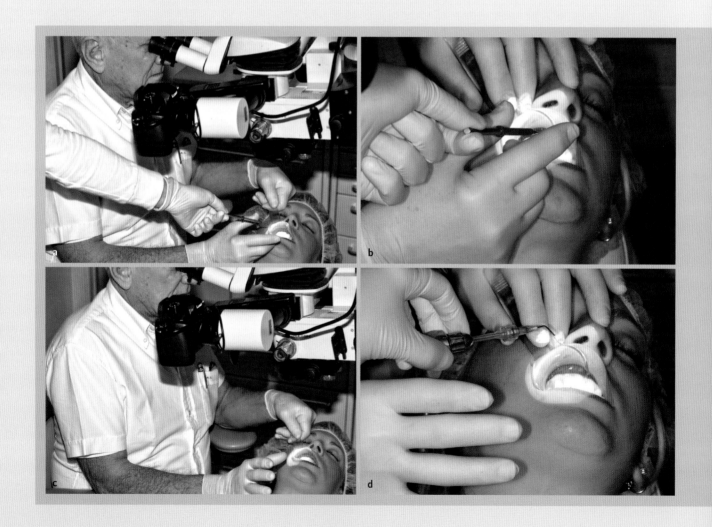

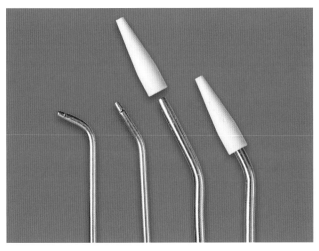

图4.45 吸引器头（Quality Aspirators, Duncanville, Texas USA）。大号的带有一个硅胶头，可避免对软组织的损伤。

为了达到最高工作效率，在手术过程中，医生的双眼不应离开显微镜的双筒目镜，双手与患者口腔之间的距离也不应增加。器械均由第二助手传递到医生手中，并放在其手指上。在手术期间，术者应始终用左手握住牵开器，每件器械均由第二助手稳稳地放在术者的右手中。术者只需张开手指，手不应远离患者的面部（图4.46）。

为了使用方便，手术器械应提前在托盘上放好，术者每次使用完毕后，应该放回同一位置，这样在下次使用时容易找到（图4.47和图4.48）。

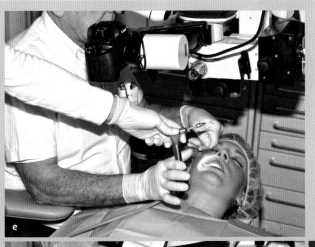

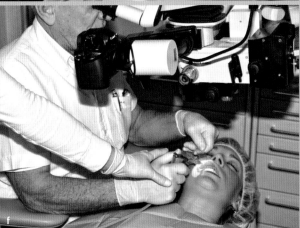

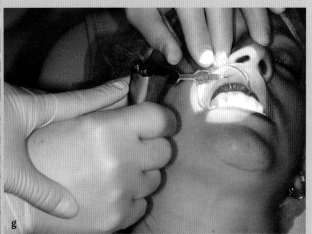

图4.46 a、b）第二助手向术者传递器械时，术者只需张开手指，手要保持在患者面部附近。c～g）术者在需要使用Stropko冲洗器时张开右手，助手将三用枪放在术者手中，并握住术者的右手将其移至手术区域。

图**4.47**　托盘中的显微手术器械。

1. 口镜正面

2. 牙周探针

3. 镊子

4. 骨膜分离器（右侧）

5. 骨膜分离器（左侧）

6. Prichard分离器

7. Carr 45° 牵开器

8. Carr 90° 牵开器

9. 显微探针

10. Carr CX1探针

11. 小号挖匙

12. 中号挖匙

13. 刮匙

14. 卵圆形显微口镜

15. 圆形显微口镜

16. 小号显微充填器

17. 中号显微充填器

18. 加长显微充填器

19. 球形磨光器

20. 精修调刀

21. 切割调刀

22. 显微手术刀片

23. 亚甲蓝染液

24. 显微毛刷

25. 硫酸铁排龈膏

26. Gingi Pak 小棉球

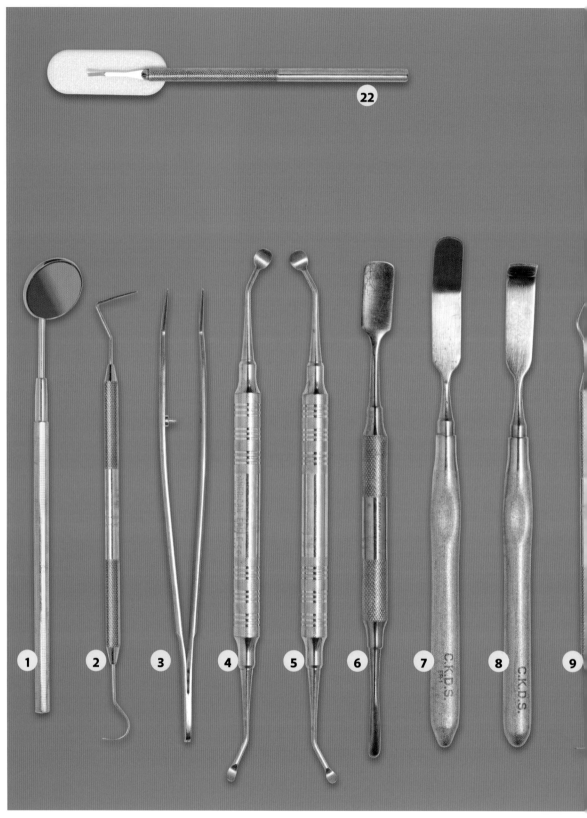

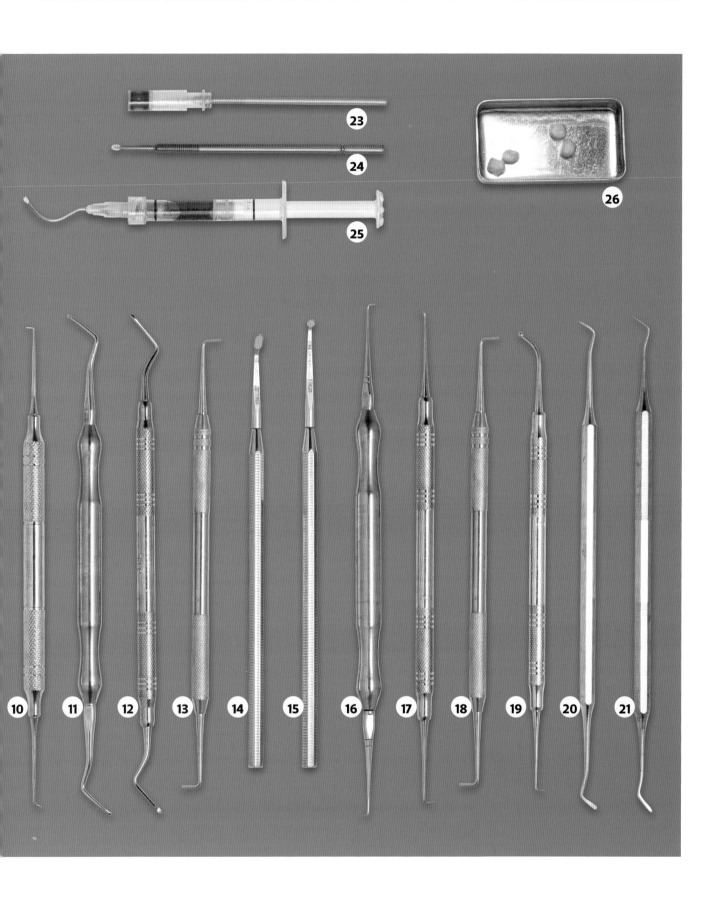

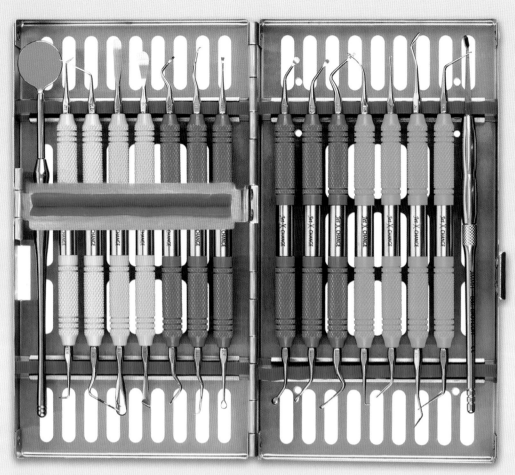

图4.48　Jet XChange Basic显微外科基础套装（B&L Biotech）。

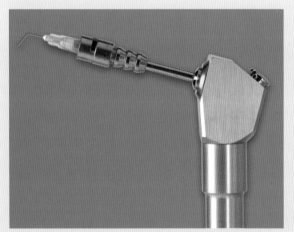

图4.49　带有显微头的手术用Stropko冲洗器。

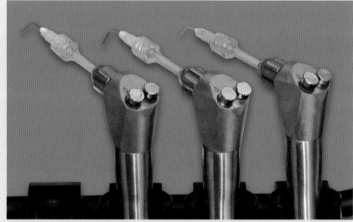

图4.50　左边的Stropko冲洗器仅连有高压气体，手术中不适用。中间的Stropko冲洗器有冲洗用的水汽。右边的Stropko冲洗器仅连有极低压气体，用于手术中干燥倒预备区。

有时，医生需要冲洗和干燥术野，最好配有2个带有显微头的手术用Stropko冲洗器[17]（图4.49）：

  ○ 仅有气体的专用Stropko冲洗器用于干燥

  ○ 兼有水汽的Stropko冲洗器用于冲洗（图4.50）

当使用Stropko冲洗器时，必须降低水和气的压力，使吹出的水和气的力量远低于正常水平，以防止在冲洗期间液体飞溅，以及在干燥根尖倒预备区时在瓣下方发生气肿或空气栓塞。

放大倍数的选择（图4.51）

最低的放大倍数（3×）用于切开（图4.52）和初步去骨（图4.54），以及精确定位根尖位置。在这些初始步骤中，术者需要较大的视野，以便更好地观察手术区域。

中等的放大倍数（5×～8×）用于翻瓣（图4.53）、初步去骨（4.54）、根尖切除（图4.55）、肉芽组织刮除（图4.56）和初步检查已截根的牙根表面（图4.57）。

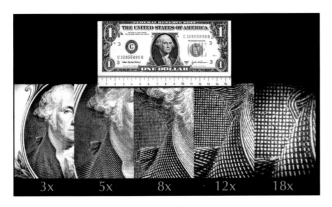

图4.51 显微镜五挡变焦下的1美元纸币。乔治·华盛顿面部的线条之间的间距为0.20mm，脸后背景上的正方形为0.10mm宽。

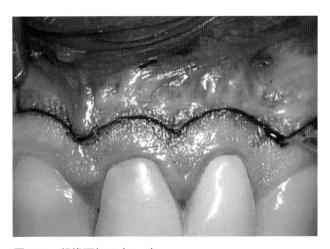

图4.52 龈缘下切口（3×）。

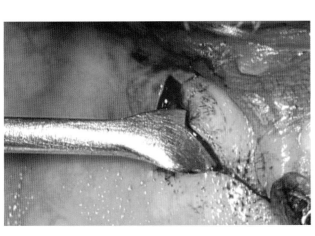

图4.53 翻瓣（3×）。

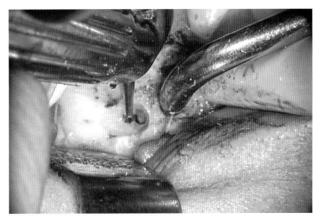

图4.54 初步去骨（3×）。

较高的放大倍数（8×～12×）用于更精确地检查牙根表面，确认是否存在折裂纹、峡区或遗漏根管（图4.58）以及超声倒预备根尖（图4.59）。

最高的放大倍数（18×）用于更精确地检查已截根的牙根表面（图4.60）、根尖倒预备区（图4.61）以及根尖倒充填（图4.62）。

最低的放大倍数也可用于缝合（图4.63），中等的放大倍数也可用于拆线（图4.64）。

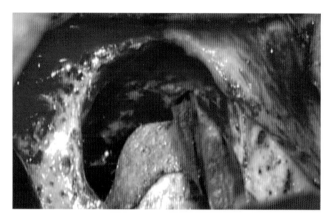

图4.55　根尖切除（8×）。

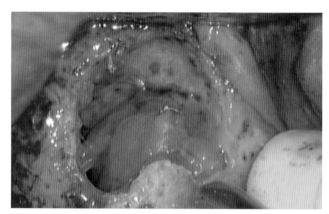

图4.56　肉芽组织刮除（8×）。

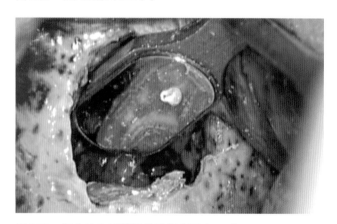

图4.57　初步检查已截根的牙根表面（8×）。

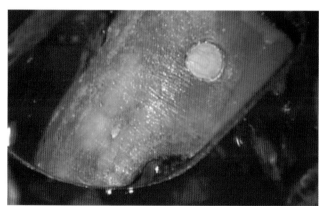

图4.58　精确检查牙根表面（12×）。

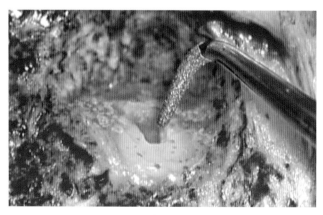

图4.59　超声倒预备根尖（12×）。

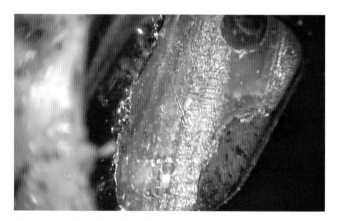

图4.60　更精确地检查已截根的牙根表面（18x）。

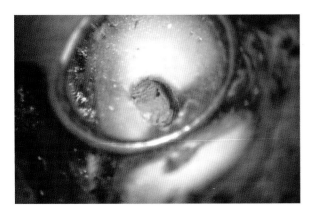

图4.61 精确检查根尖倒预备区（18×）。

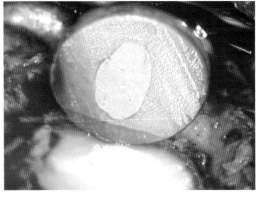

图4.62 精确检查根尖倒充填（18×）。

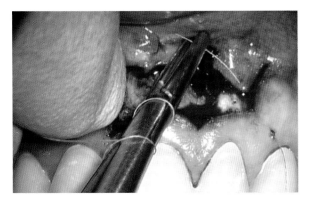

图4.63 缝合（3×）。

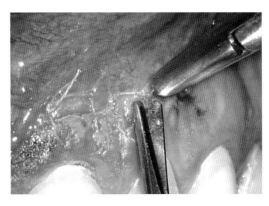

图4.64 拆线（3×）。

参考文献

[1] AAE Special Committee to Develop a Microscope Position Paper. *AAE Position Statement. Use of Microscopes and Other Magnification Techniques.* J Endod. 2012;38(8):1153-1155.

[2] Carr GB. *Microscopes in Endodontics.* Calif Dent Assoc J. 1992;11:55-61.

[3] Rubinstein RA. *The anatomy of the surgical operating microscope and operating positions.* In: Kim S. ed. *The Dental Clinics of North America. Microscopes in Endodontics.* Philadelphia, USA: W.B. Saunders Company Vol. 41, N° 3, July 1997:391-414.

[4] Frank AL et al. *Long-term evaluation of surgically placed amalgam fillings.* J. Endod. 1992;18:391.

[5] Rubinstein R. *Magnification and illumination in apical surgery.* In Torabinejad M, Rubinstein R. eds. *The art and science of contemporary surgical endodontics. Quintessence Publishing Co, Inc. 2017:113.*

[6] Apotheker H. *A microscope for use in dentistry.* J. Microsurg. 1981;3:7.

[7] Selden HS. *The role of the dental operating microscope in Endodontics.* Pa Dent J (Harrisb) 1986;53(3):36.

[8] Carr GB, Castellucci A. *The use of the operating microscope in endodontics.* In: Castellucci A. ed. *EndodonticS.* Vol. III. Florence, Italy: Il Tridente, 2005:222-263.

[9] Setzer F. *The dental operating microscope.* In: Kim S, Kratchman S, ed. *Microsurgery in Endodontics.* Wiley Blackwell, 2018.

[10] Hess W, Zurcher E. *The anatomy of the root canals of the teeth of the permanent dentition. The anatomy of the root canals of the teeth of the deciduos dentition and of the first permanent molars.* London: J. Bale Sons & Danielsson, 1925.

[11] Schilder H. *Filling root canals in three dimensions.* Dent Clin North Amer. 1967; 723-744.

[12] Schilder H. *Cleaning and shaping the root canal.* Dent Clin North Am. 1974;18(2):269-296.

[13] West JD. *The relationship between the three-dimensional endodontic seal and endodontic failures.* Thesis, Boston University, 1975.

[14] Kim S, Pecora G, Rubinstein R. *Color atlas of microsurgery in endodontics* Philadelphia: Saunders, 2001.

[15] Khayat BG. *The use of magnification in endodontic therapy: the operating microscope.* Pract Periodont Aesthet Dent. 1998;10(1):137.

[16] Michaelides PL. *Use of the operating microscope in dentistry.* J Calif Dent Assoc. 1996;24(6): 45.

[17] Stropko J. *Micro-Surgical Endod-ontics.* In: Castellucci A. ed. Endodontics. Vol. III. Florence, Italy: Il Tridente, 2005:342-411.

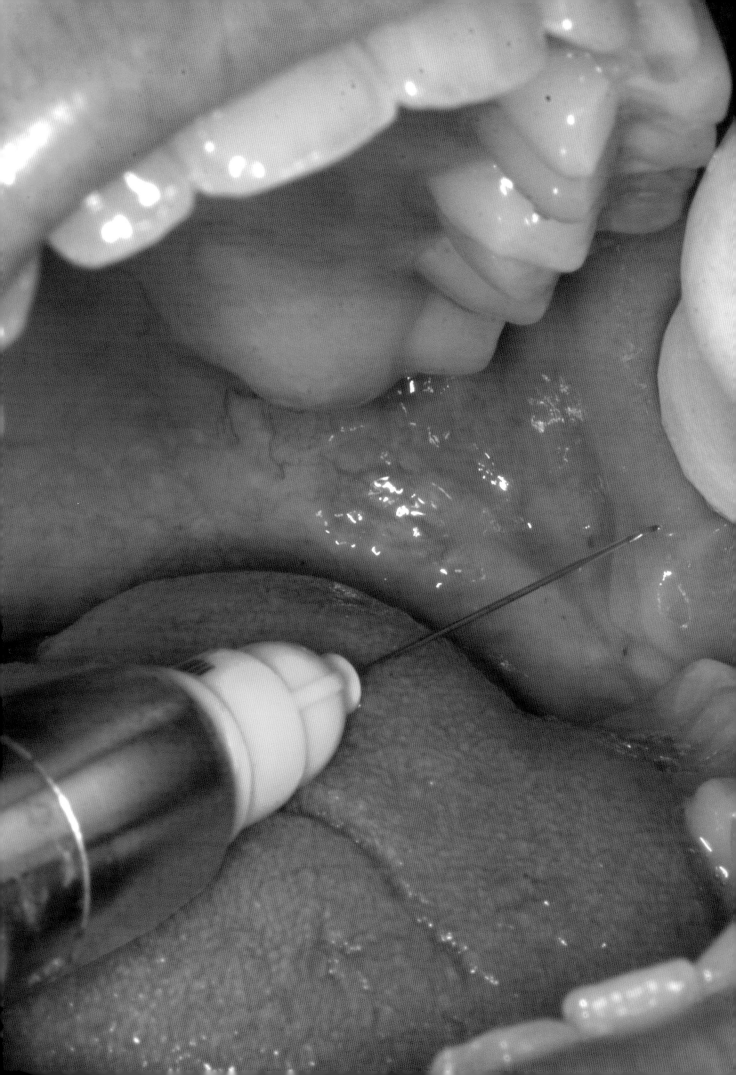

局部麻醉
Local Anesthesia

血管收缩剂在牙髓外科治疗中的应用

在牙髓显微外科中，麻醉有两个目的：

○ 提供有效且持久的麻醉效果

○ 提供有效的止血效果

为确保手术成功，临床医生需要在患者麻醉良好、手术区域无出血的前提下操作，以便于在术区获得良好的视野，精确放置根尖倒充填材料，准确检查可能存在的副孔或根尖区根裂。此外，充分止血可缩短手术时间，减少失血量，减少术后出血和肿胀。

由于以上原因，局麻药中必须含有血管收缩剂，首选肾上腺素。这是因为肾上腺素可与 α 和 β 肾上腺素能受体结合。但肾上腺素既可引起血管收缩，也可引起血管舒张，这取决于它与哪种受体结合。与 α1、α2或 β1受体结合使血管收缩，而与 β2受体结合使血管舒张。因此，为了保证与正确的受体结合进而获得预期的效果，注射局麻药的位置非常重要。β2受体普遍存在于供应肌肉的血管中；然而，它们在黏膜、口腔组织和皮肤中相对少见。理想情况下，对于牙髓显微外科手术而言，肾上腺素能血管收缩剂应该是纯 α 激动剂。幸运的是，口腔组织中主要的受体是 α 受体，β 受体的数量很少[1]。因此，在口腔黏膜注射该局麻药时，应避免注射器针头插入过深而牵涉到供应肌肉的血管，从而导致血管扩张。

血管收缩剂使血管收缩，进而控制组织灌流量。这将使局部麻醉的有效时间更长，并减少手术过程中的出血，保持术野清晰。

局部麻醉中使用的相对少量的肾上腺素也有全身作用。为了避免对心血管系统的损害，应始终使用可回抽的注射器以确保肾上腺素不会被意外注射到血流中。副作用也取决于剂量。用于手术的麻药中的肾上腺素建议最大剂量是10mL，浓度为1∶50000，也就是5.5针管。非常缓慢地注射局麻药也非常重要，下文会对此做出解释。有些患者的脉率有短暂的、无统计学意义的升高，但在几分钟内，脉搏就会恢复正常[2]。总之，在大多数病例中推荐使用含有1∶50000的肾上腺素的2%利多卡因进行局部麻醉。对于有严重心脏病的患者，强烈建议在手术前咨询其内科医生，这应是制订手术方案的常规部分[1]。

技术

麻醉方法和麻醉剂的选择取决于手术部位在上颌还是下颌。

在治疗上颌牙时，只需用含有1∶50000血管收缩剂的局麻药在手术区域进行局部浸润麻醉。

在治疗下颌牙时，先用不含血管收缩剂的麻药进行下牙槽神经阻滞麻醉，接着在手术涉及的所有区域注射含有1∶50000血管收缩剂的局麻药。

阻滞麻醉是使用甲哌卡因进行的，其中不含任何血管收缩剂，仅用来为患者提供深度麻醉。随后进行的局部浸润麻醉主要且仅用于提供良好的血管收缩，以便对出血有良好的控制，从而为手术团队提供良好的视野。出于这个原因，局部浸润麻醉是使用如前所述的含1∶50000肾上腺素的2%利多卡因（图5.1）。这是进行外科手术的必要条件。当不使用血管收缩剂时，麻醉深度较低，持续时间较短。此外，出血控制不佳会导致骨腔中的操作极其困难，视野不佳，并给整个手术团队带来不必要的压力[3]。如果由于某些原因患者不能使用肾上腺素，将会影响止血效果，可能降低手术质量。血管收缩剂的浓度较低时也是如此。根据作者的个人经验，曾经使用过一次1∶80000和一次1∶100000的肾上腺素，得出的结论是：体验极差——再也不会用了！因此使用1∶50000的肾上腺素是必要条件，换句话说，就是"没有肾上腺素，就没有手术"！

下颌麻醉

下牙槽神经阻滞麻醉

下牙槽神经阻滞麻醉通常也叫作下颌神经阻滞麻醉，用于麻醉同侧的所有下颌神经。

充分的麻醉是指下唇麻刺感和麻木，当舌神经受到影响时，还包括舌尖。前庭黏膜或与磨牙相关的骨膜是由颊神经支配的，该技术不能麻醉相应区域。这就是在根尖手术中，不能仅进行下牙槽神经阻滞麻醉的原因之一。还有一个原因是这种麻醉方

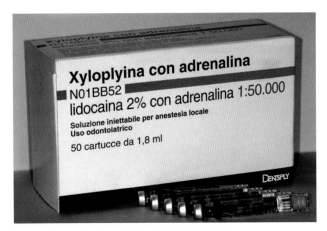

图5.1　含1∶50000肾上腺素的2%利多卡因。

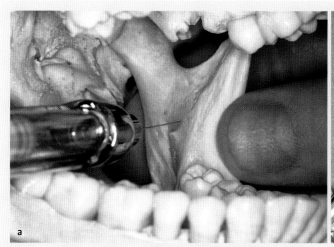
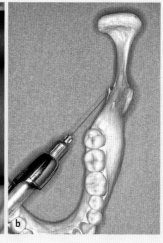

图5.2 a、b）下牙槽神经阻滞麻醉，使用短针头和直接技术。

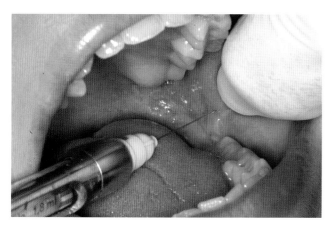

图5.3 拇指扪及下颌支前缘。

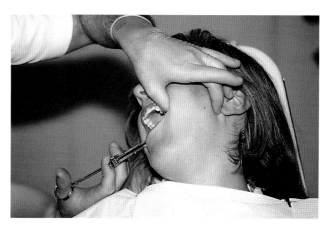

图5.4 中指支撑下颌支后缘。

式没有任何血管收缩作用。

颊神经的麻醉是通过将注射器针头刺入最后一颗磨牙远中颊侧黏膜来完成。

为了麻醉下牙槽神经，麻药必须在神经从下颌神经沟进入下颌支之前的位置注射到神经附近；最普遍应用且最快的技术是"直接技术"。

使用短的30号注射针头以尽可能使麻药注射到接近下颌神经沟的位置（图5.2）。患者大张口时，医生将拇指放入患者口腔，扪及下颌支前缘（图5.3）。中指置于口外支撑下颌支后缘（图5.4）。

注射器沿着假想线经过对侧前磨牙上方，穿过拇指和中指的中点，回抽以避免将麻药直接注射到血管中，然后注射麻药。进针点位于翼下颌韧带的外侧，上下颌牙槽突的中点，深度约为1cm。在这个过程中，让患者保持大张口很重要[4]。

这种麻醉方法是麻醉下颌牙的主要方法，因为局部浸润麻醉在骨质致密的下颌骨效果较差。

局部浸润麻醉

当患者的下唇有麻木感，方可使用局部浸润麻醉来获得良好的血管收缩效果。如前所述，麻药选择含1∶50000肾上腺素的2%利多卡因。

局部浸润麻醉是将局麻药注射到治疗区域组织内的一种麻醉技术[4]。

注射针头须刺入手术所涉及的牙齿的根尖附近，位于膜龈联合根方2~3mm处。进针的深度应在牙槽黏膜内仅1~2mm，而不应进入更深处的肌肉及

其附着部位。这是因为，一般情况下，口腔黏膜中较小的外周血管有高浓度的α2受体，而供应骨骼肌的血管有高浓度的β2受体。一方面，α2受体导致血管收缩，使手术期间视野更清晰。另一方面，β2受体会引起血管舒张，不利于保持手术视野清晰（图5.5）。良好的止血效果提供的良好视野是手术成功的最重要条件。止血效果好的另一个重要因素是注射的时间。每次向更深处进针都应注射几滴，而且注射必须非常缓慢（图5.6）。通常，需使用两个注射器，注射将持续至少数分钟的时间！注射完成后，一个常见错误就是丢掉注射器就开始切开。为了使血管收缩良好，必须等待至少15~20min。过

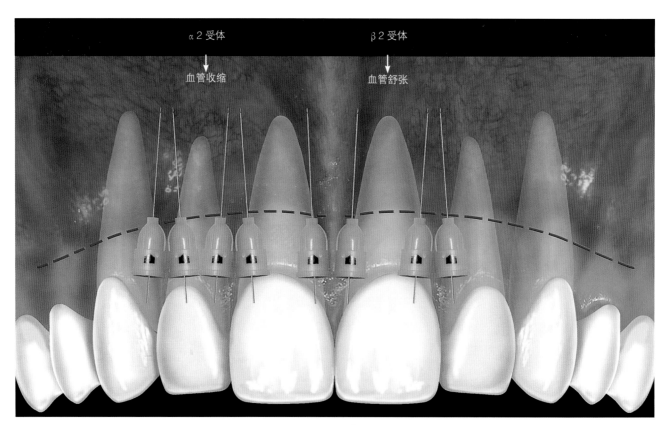

图5.5　短针头应插入手术部位涉及的所有牙根尖附近的牙槽黏膜，仅进入1~2mm，一次只缓慢注射几滴麻药。

了这段时间，口腔黏膜就会缺血变白，不再呈粉红色，这时方可开始手术。

上颌麻醉

局部浸润麻醉

在根尖手术中，上颌的局部麻醉与下颌的理念一致。短的30号注射针头应仅刺入牙槽黏膜几毫米处，进针部位是切口涉及的牙齿的根尖附近，通常是治疗牙的近远中各一颗邻牙。通常一针管或两针管含1∶50000肾上腺素的2%利多卡因就足以达到麻醉和血管收缩的效果。如前所述，麻药必须非常缓慢地注射，每次几滴，注射在前庭沟处，避免刺入位于更深处的肌肉附着，以避免血管扩张。同样重要的是，在切开前等待15～20min，使麻醉药液中的血管活性物质作用于软硬组织，使之有足够的时间发生血管收缩。

对于上颌前磨牙和磨牙的手术，当处理较大的病变时，很可能也涉及腭黏膜，使用相同的麻醉剂进行腭部注射也很重要。腭部浸润麻醉疼痛明显。因此，应该在适当的压力下，缓慢、匀速推注少量麻醉剂（0.5mL）。在进行腭部浸润麻醉之前，最好先对黏膜进行麻醉，如冷冻麻醉（图5.7）[5]。

加强术后镇痛的一种有效策略是在手术结束时、患者离院前给予长效局麻药[6-7]。

局部止血剂

如前所述，局部浸润麻醉不仅用于提供长效麻醉，而且主要用于有效地止血。在牙髓显微外科手术中，一个常见错误是在麻醉后过早地开始手术并切开黏膜组织。等待至少15～20min是非常重要的，这样才能让麻药有足够的时间进入骨髓腔，使血管收缩并止血。止血不仅仅是对软组织，去骨时和骨腔内止血也同样重要。在到达根尖及去骨导致出血之前，止血效果可保持良好，手术视野清晰。在这种情况下，应考虑使用局部止血剂。

有许多不同种类的局部止血药可用，但最常用也是最推荐的是硫酸铁和肾上腺素小棉球。

硫酸铁

硫酸铁（Cut-Trol，Mobile，AL；Astringedent，美国皓齿产品，Inc.，UT）是一种化学药剂，最早用于口腔修复学中取印模前控制龈沟内出血（图5.8）。硫酸铁通过与血液蛋白发生化学反应而起到止血的作用。它可引起血液蛋白凝集，然后形成栓子堵塞毛细血管孔[2]。用特定的注射器便于进行涂抹使用，这种注射器的针头带有小毛刷（图5.8）。毛刷湿润即可，不应滴水。用毛刷仔细涂刷骨腔几秒钟。硫酸铁接触血液后立即形成一种深褐色或带绿色的褐色凝结物，出血会立即停止，剩下的手术过程可以在干燥的术野下完成。虽然硫酸铁有细

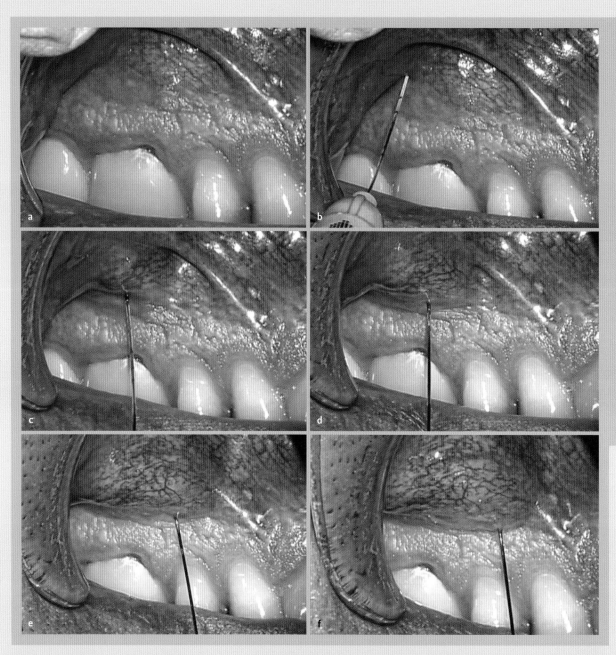

图5.6　右上颌第一磨牙手术前麻醉准备。a）注射麻药前黏膜的外观。b）第一针刺入第二磨牙近中颊根旁的牙槽黏膜。c）第二针刺入第一磨牙远颊根旁的牙槽黏膜。d）第三针刺入第一磨牙近中颊根旁的牙槽黏膜。e）第四针刺入第一磨牙与第二前磨牙之间的牙槽黏膜。f）第五针刺入第二前磨牙旁的牙槽黏膜。

扫码关注后
输入xw01
观看视频

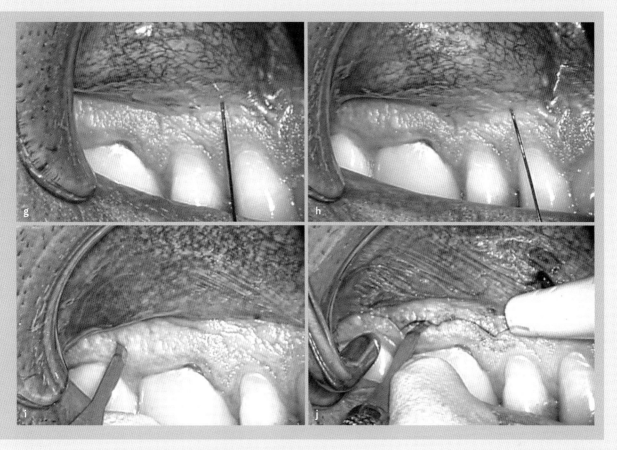

图5.6（续） g）第六针刺入第一前磨牙旁的牙槽黏膜。h）第七针刺入第一和第二前磨牙间的牙槽黏膜。注射麻药约需要2min。i）约20min后发生血管收缩，附着龈出现缺血，手术可以开始。j）注意龈缘下切口完成后无出血。

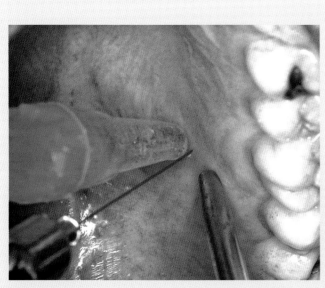

图5.7 通过冰棒冷却腭黏膜来达到麻醉的目的。这可以达到无痛进针。

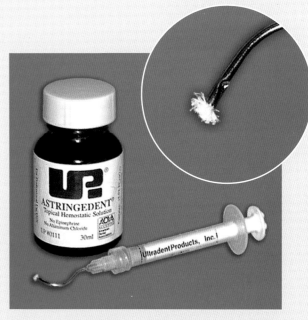

图5.8 12.7%的硫酸铁。注射针头带有一个小毛刷，方便在骨腔内使用。

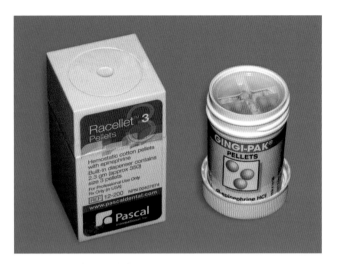

图5.9　肾上腺素小棉球。

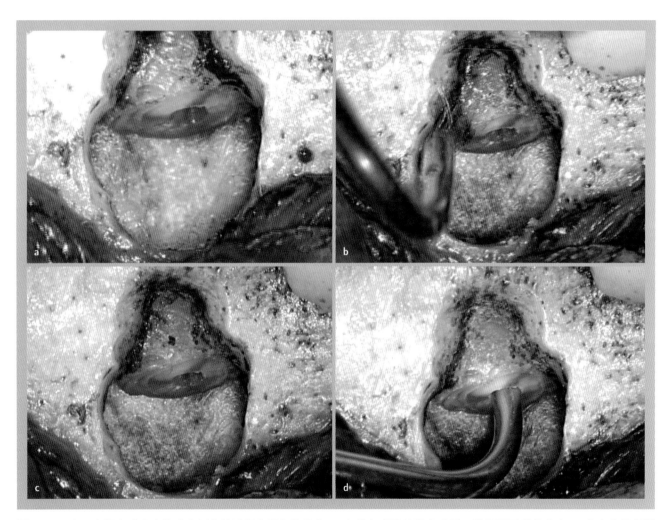

图5.10　a）一个肾上腺素小棉球在倒充填过程中留在骨腔内。b）带有硫酸铁的小毛刷，进行牙周膜的止血。c）出血已经得到控制，可以在"干燥"的手术视野完成手术。d）MAP系统将MTA送入倒预备区。

胞毒性并会导致组织坏死，但硫酸铁不能被全身吸收，因为凝结物会将其与血液供应隔离开来[1]。使用硫酸铁只有两种禁忌：不能用于骨皮质板以及不能用于软组织，如黏膜瓣，因为它会引起组织坏死。只要少量使用，并在手术结束时小心刮除并用盐水冲洗以刺激新鲜出血，在使用后就不会有不良反应报道。如果留在原位，可能会造成骨损伤及延迟愈合[8-9]。

肾上腺素小棉球

Racellets（Pascal Co，Bellevue，WA）是含有外消旋盐酸的肾上腺素小棉球（图5.9）。盒子上的数字代表每个小棉球中所含的血管收缩剂的量。Racellet #3小棉球含有0.55mg外消旋肾上腺素，Racellet #2小棉球含有1.15mg外消旋肾上腺素[1]。肾上腺素小棉球有机械和化学止血作用。应将小棉球压在骨腔内的骨面上，因此，在放置小棉球之前必

须去除肉芽组织。在放置第一个小棉球后，可于其上再放数个，进行2~4min的压迫止血。肾上腺素和压力会使血管持续收缩，使得手术可以在良好的干燥视野下完成。肾上腺素通过作用于血管壁内的α1受体，引起局部血管收缩，而压力增加了止血效果[1]。

几分钟后，可取出棉球，只留下放置的第一个棉球，仍压在骨腔内的骨面（图5.10）。这个棉球也可防止在根尖倒预备和倒充填时碎屑沉积在骨腔中。在手术结束时，再取出小棉球，用盐水轻柔冲洗骨腔，并进行搔刮以刺激出血，尤其需要注意的是应避免在病损处留下任何棉纤维，以免影响愈合（图5.11）。显微镜的使用以及用盐水仔细冲洗可以防止这种情况的发生。尽管这些小棉球的肾上腺素含量比麻药中要高得多，但按上述方法使用时，对全身的影响似乎是最小的[10]。有研究结果表明，在根尖手术中使用Racellet #2时，向骨腔加压过程中患者的脉率无改变[11]。

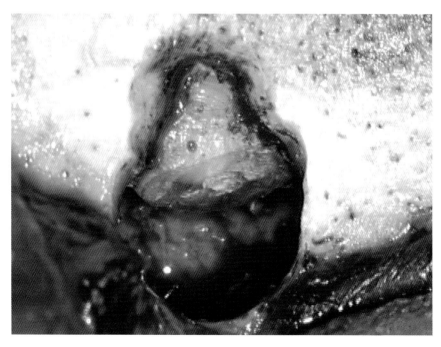

图5.11 已取出棉球，刮除硫酸铁，血液正缓慢地充盈骨腔，现在可以开始缝合。

骨蜡

另一种用于牙髓显微外科的局部止血方法是骨蜡，1892年由Horsley首次使用[12]。Selden阐述了它在根尖手术中的效果[13]。骨蜡由蜂蜡和棕榈酸异丙酯组成，其止血机制本质上是填塞作用。在适当的压力下放置骨蜡可堵塞所有的血管开口，其作用方法是纯机械的，不影响血液凝固机制[1]。然而，最近的研究表明，滞留在手术部位的骨蜡会引起异物反应，因为它会阻碍愈合并降低清除微生物的能力，因此不推荐使用[14-16]。

全身系统性疾病

抗凝治疗

抗凝治疗可用于多种疾病。即使患者正在接受抗凝治疗，通常也可以进行牙髓显微外科手术。然而，考虑到目前抗凝药物种类繁多，通常建议咨询内科医生[17]。

双膦酸盐类药物治疗

患有骨质疏松症的患者常使用双膦酸盐类药物治疗，这种药物会引起术后不良反应，包括颌骨坏死[18]。2003年，首次报道了双膦酸盐类药物与颌骨坏死之间的相关性[19-20]。目前这种情况的首选术语是双膦酸盐性颌骨坏死（BON）[21]。

颌骨坏死可以自发发生，但更常见于涉及颌骨创伤的牙科手术，包括拔牙或牙髓显微外科手术。长期使用双膦酸盐超过2年的患者发生坏死的风险高，特别是接受静脉注射的患者（如唑来膦酸和帕米膦酸）[22]。目前看来，常用的口服双膦酸盐治疗发生颌骨坏死的风险很低。据估计，在2260例患者中，口服双膦酸盐的患者发生颌骨坏死的概率不尽相同，但拔牙后出现坏死的风险是其4倍[21,23]。处理根尖周炎的所有尝试都应保守，以降低颌骨坏死的风险。通常首选非手术治疗。另一方面，当处理持续性根尖周炎唯一可行的方法只有根尖手术治疗或拔除时，哪种方法可能更少导致高危患者的颌骨坏死仍然没有答案。一般而言，首选能够以最小的手术创伤，获得最可预期地消除根尖周炎的方法（图5.12）[22]。但强烈建议治疗此疾病的内科医生会诊。

术后医嘱

术后止血尤为重要，因此，缝合后，可在缝线上方放置一块湿润的无菌纱布，轻柔按压几分钟。这样做也是为了减少牙龈瓣下形成的血凝块的厚度，并使血凝块在初始的纤维蛋白阶段稳定下来[16]。建议患者在术后当日每小时在颊部冰敷15min，以保持止血，并减轻术后第二天或第三天出现的肿胀。有时由于毛细血管脆弱，手术部位对应的皮肤（图5.13）或唇部（图5.14）可能出现瘀斑。这种现象一般不伴发并发症，通常在几周内就会消失。

关于术后医嘱的更多讨论详见第14章。

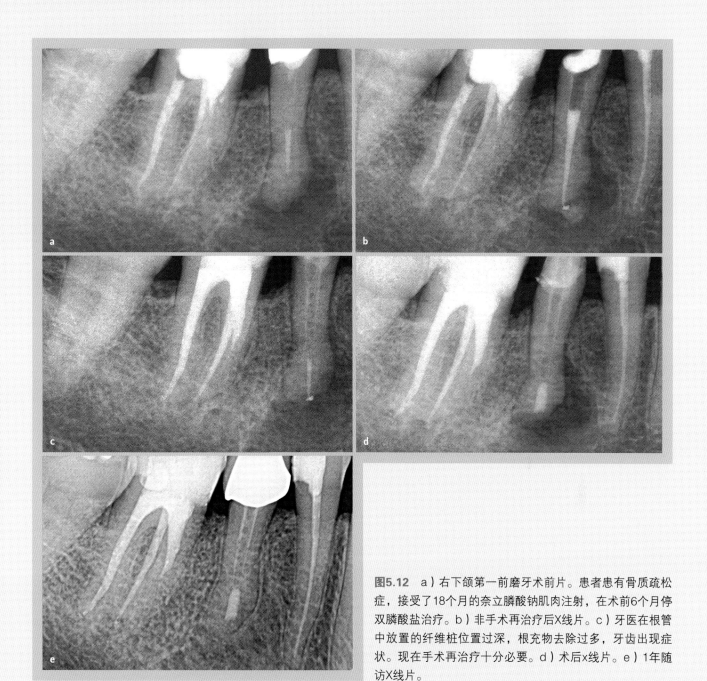

图5.12 a）右下颌第一前磨牙术前片。患者患有骨质疏松症，接受了18个月的奈立膦酸钠肌肉注射，在术前6个月停双膦酸盐治疗。b）非手术再治疗后X线片。c）牙医在根管中放置的纤维桩位置过深，根充物去除过多，牙齿出现症状。现在手术再治疗十分必要。d）术后x线片。e）1年随访X线片。

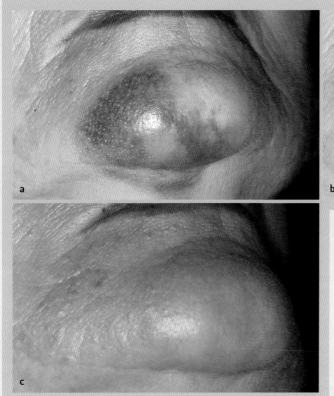

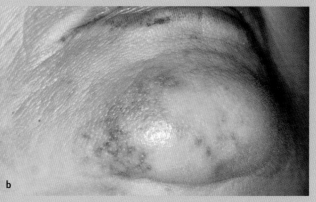

图5.13　a）术后2天，右下颌尖牙区出现瘀斑。b）术后1周。c）术后2周。

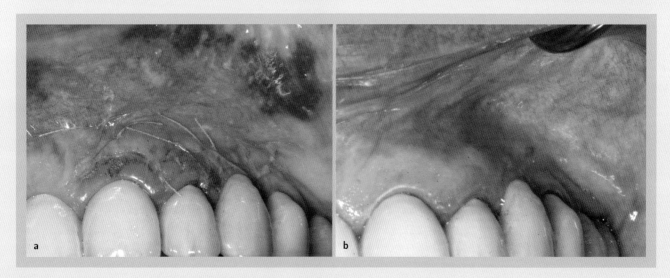

图5.14　a）术后2天，左上颌侧切牙区唇部出现瘀斑。b）术后1周。

参考文献

[1] KIM S, KRATCHMAN S. *Modern endodontic surgery concepts and practice: a review*. J Endod. 2006;32(7): 601-623.

[2] RETHNAM-HUAG S, IOFIN A, KIM S. *Anesthesia and Emostasis*. In: Kim S, Kratchman S. eds. *Microsurgery in Endodontics*. Wiley Blackwell. 2018:39-48.

[3] STROPKO J. *Micro-Surgical Endodontics*. In: Castellucci A. Ed. *EndodonticS*. Vol. III. Florence, Italy: Il Tridente. 2005:342-411.

[4] MALAMED SF. *Handbook of local anesthesia*, 6th ed. St. Louis, MO: Elsevier Mosby. 2011:225-252.

[5] HARBERT H. *Topical ice: a precursor to palatal injections*. J Endod. 1989;15:27.

[6] DANIELSSON K, EVANS H, HOLMLUND A, KJELLMAN O, NORDENRAM A, PERSSON NE. *Long-acting local anesthetics in oral surgery: Clinical evaluation of bupivacaine and etidocaine for mandibular nerve block*. J Oral Maxillofac Surg. 1986;15:119-126.

[7] GORDON SM, DIONNE RA, BRAHIM J, JABIR F, DUBNER R. *Blockade of peripheral neuronal barrage reduces postoperative pain*. Pain 1997;70:209-215.

[8] LEMON RR, STEELE PJ, JEANSONNE BG. *Ferric sulfate hemostasis: effect on osseous wound healing. Left in situ for maximum exposure*. J Endod. 1993;19:170-173.

[9] JEANSONNE B, BOGGS WS, LEMON R. *Ferric sulfate hemostasis: effect on osseous wound healing. II. With curettage and irrigation*. J Endod. 1993;19:174-176.

[10] VICKERS FJ, BAUMGARTNER JC, MARSHALL G. *Hemostatic efficacy and cardiovascular effects of agents used during endodontic surgery*. J Endod. 2002;28:322-323.

[11] BESNER E. *Systemic effects of racemic epinephrine when app-lied to the bone cavity during periapical surgery*. Va Dent J. 1972;49:9-12.

[12] HORSLEY V. *Antiseptic wax*. BMJ. 1892;1:1165.

[13] SELDEN HS. *Bone wax as an effective hemostat in periapical surgery*. Oral Surg Oral Med Oral Pathol. 1970;29:262-264.

[14] AURELIO J, CHENAIL B, GERSTEIN H. *Foreign-body reaction to bone wax. Report of a case*. Oral Surg Oral Med Oral Pathol. 1984;58:98-100.

[15] JOHNSON P, FROMM D. *Effects of bone wax on bacterial clearance*. Surgery. 1981;89:206-209.

[16] JOHNSON BR, ABEDI H. *Local anesthesia and hemostasis*. In: Torabinejad M, Rubinstein R. eds. *The art and science of contemporary surgical endodontics*. Quintessence Publishing Co, Inc. 2017;129-140.

[17] KLAMMERER PW, FRERICH B, LIESE J, SCHIEGNITZ E, AL-NAVAS B. *Oral surgery during therapy with anticoagulants- A systematic review*. Clin Oral Invest. 2015; 19:171-180.

[18] JUROSKY K. *Wound healing*. In: Torabinejad M, Rubinstein R. eds. *The art and science of contemporary surgical endodontics*. Quintessence Publishing Co, Inc. 2017;237-259.

[19] MARX RE. *Pamidronate (Aredia) and zoledronate (Zometa) induced avascular necrosis of the jaws: a growing epidemic*. J Oral Maxillofac Surg. 2003;61:1115.

[20] MIGLIORATI CA. *Bisphosphanates and oral cavity avascular bone necrosis*. J Clin Oncol. 2003; 21:4253.

[21] AFRAMIAN DJ, LALLA RV, PETERSON DE. *Management of dental patients taking com-mon hemostasis-altering medi-cations*. Oral Surg Oral Med Oral Pathol Oral Radiol Endod. 2007; 103(Suppl):S45 e1.

[22] JOHNSON BR, FAYAD MI. *Periradicular surgery*. In: Harg-reaves KM, Berman LH, eds. *Pathways of the Pulp*. 11th ed. St. Louis, MO: Elsevier. 2016; 387-446.

[23] MAVROKOKKI T, CHENG A, STEIN B, GOSS A. *Nature and frequency of bisphosphonate-associated os- teonecrosis of the jaws in Aus-tralia*. J Oral Maxillofac Surg. 2007;65:415.

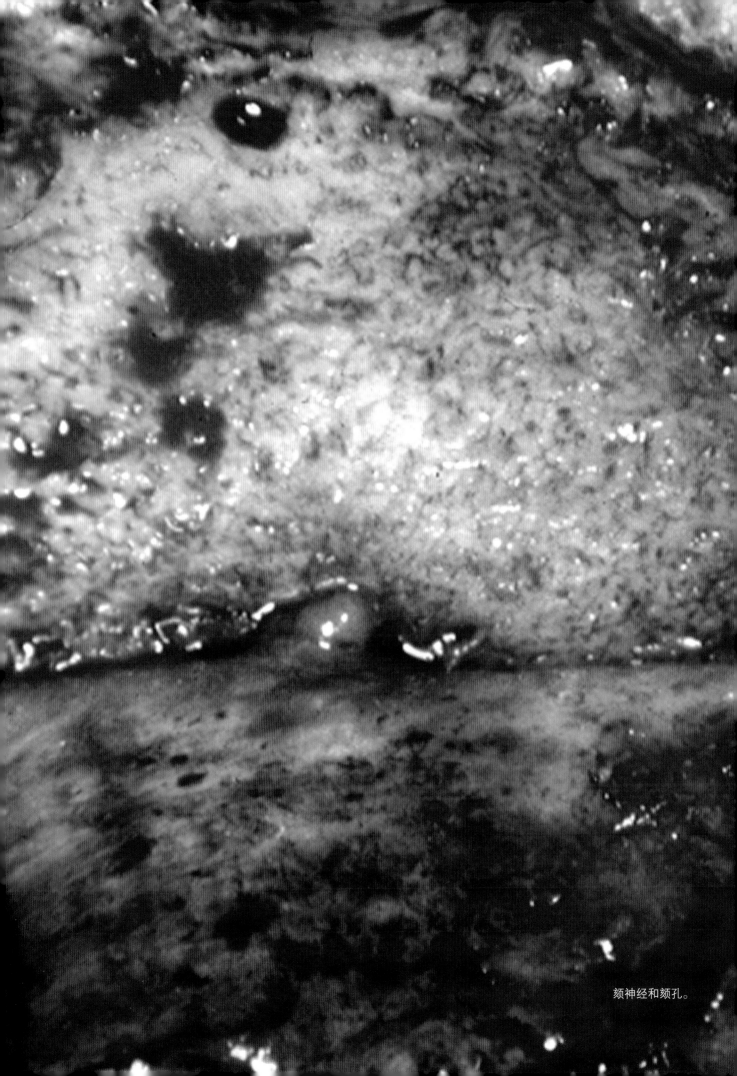

颏神经和颏孔。

解剖学考量和危险区域
Anatomic Considerations and Danger Zones

手术入路

在选择需要牙髓显微外科治疗的病例时,评估手术入路非常重要。首次就诊时,患者需要接受口腔检查和影像学检查,并使用牙周探针探查患牙以评估牙周情况。最重要的是,患者需要在将进行手术的体位下接受口腔检查,以便于术者准确评估手术入路。即使在影像学检查中看似比较简单的病例,也会因为一些因素增加手术难度,如患者张口度小、面部肌肉厚、颊侧牙槽骨厚、前庭沟浅、颊部牵拉幅度有限等(图2.60)。

危险区域

进行牙髓显微外科治疗时,临床医生会接近或接触到一些脆弱的解剖结构及神经血管,可能会造成暂时性或永久性损伤。因此,必须对患牙周围的解剖结构有全面的了解。

上颌窦和腭大动脉

上颌窦穿孔在手术中很常见,有时为了清除异物会人为制造穿孔(图6.1)。有研究报道上颌窦穿孔的发生率为10% ~ 50%[1-3]。然而,上颌窦黏膜穿孔很少导致远期的术后问题[4]。通常情况下,上颌窦黏膜会再生,并在根尖上方形成一层薄薄的新骨[1,5-6]。

临床医生常对上颌窦有所顾忌,会告知患者影像学检查显示患牙的根尖完全位于上颌窦中。这是一个常见的影像误判,特别是在治疗上颌第一或第二前磨牙时。患牙根尖看起来似乎"完全

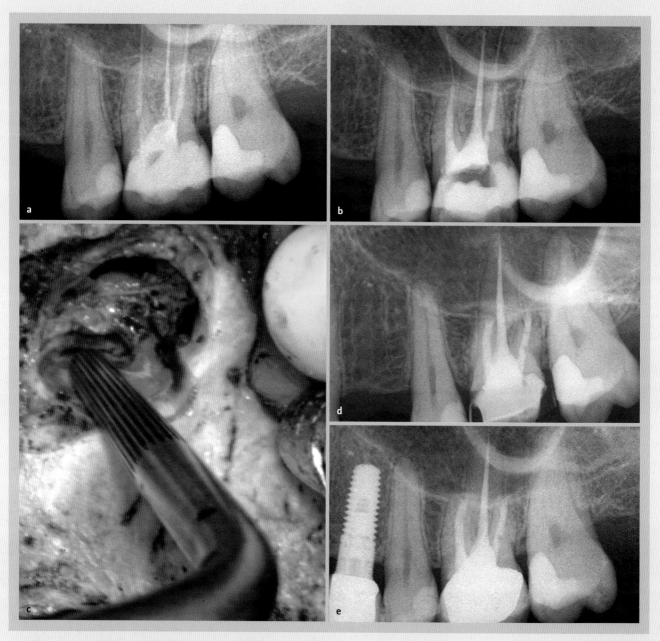

↑**图6.1**　a）左上颌第一磨牙术前X线片。可见牙胶尖被推进上颌窦内。b）非手术再治疗后，两根牙胶尖仍留在上颌窦内，患者仍有不适。c）在手术治疗过程中，人为地穿通上颌窦黏膜取出牙胶。为了不对上颌窦黏膜造成进一步损伤且避免将碎屑推入上颌窦，使用超声工作尖预备根尖斜面，在倒预备和倒充填过程中，将2个吸唾管放置在牙槽骨窝附近。d）术后X线片。白色MTA倒充填颊根。e）2年后随访X线片。

→**图6.2**　a）左上颌第一磨牙已行手术治疗，但病变不愈合，患牙仍有症状。计划再次行外科手术治疗。术前X线片。b）翻瓣后，试图抬起上颌窦黏膜。c）脆弱的上颌窦黏膜已穿孔。d）将无菌纱布放入上颌窦内以收集碎屑。e）用超声工作尖进行根尖倒预备。f）远颊根已完成倒预备。无菌纱布中可见一牙胶尖。g、h）用白色MTA充填MB1根管、MB2根管和根管峡部。i）用白色MTA倒充填远颊根。j）准备缝合全厚皮瓣。k）缝合。l、m）48h后拆线。n）术后X线片。o）术后1年随访X线片。

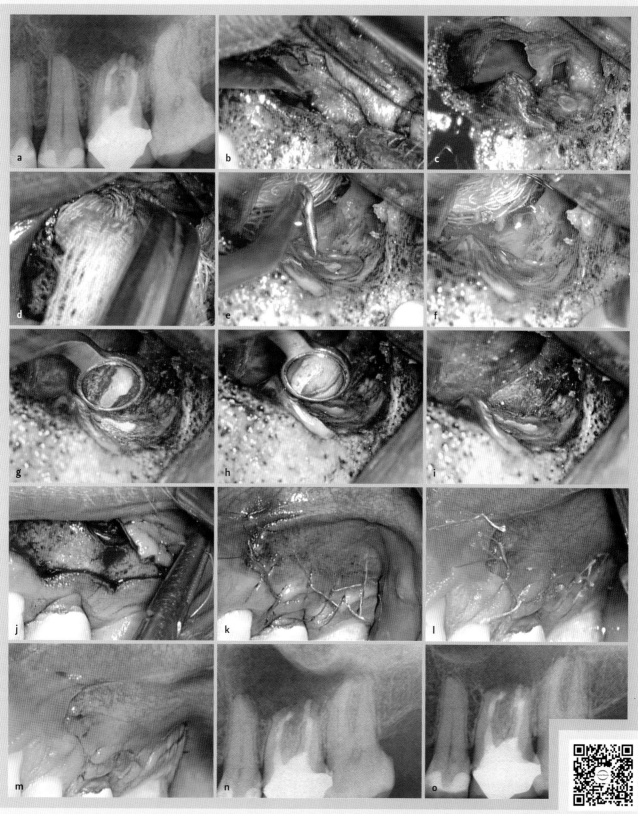

位于上颌窦内"，但实际上上颌窦通常位于患牙根尖的腭侧。在作者40多年的工作经验中，从未遇到过需要穿通上颌窦来到达上颌前磨牙根尖的病例。上颌磨牙是唯一更容易与上颌窦相通的牙齿：上颌窦黏膜可能正好位于上颌磨牙颊根根尖上方（这种情况下上颌窦黏膜会被轻微地抬高），或者位于两

个颊根和腭根之间。此时如果选择通过腭侧入路治疗腭根（经上颌窦窦腔），就无法避免人为造成的上颌窦穿孔。外科医生必须非常小心避免感染的根尖残片和碎屑进入上颌窦中。在手术过程中，可以用湿润的无菌纱布填塞上颌窦以收集碎屑，并在缝合前用生理盐水仔细冲洗手术区域（图6.2）。通常

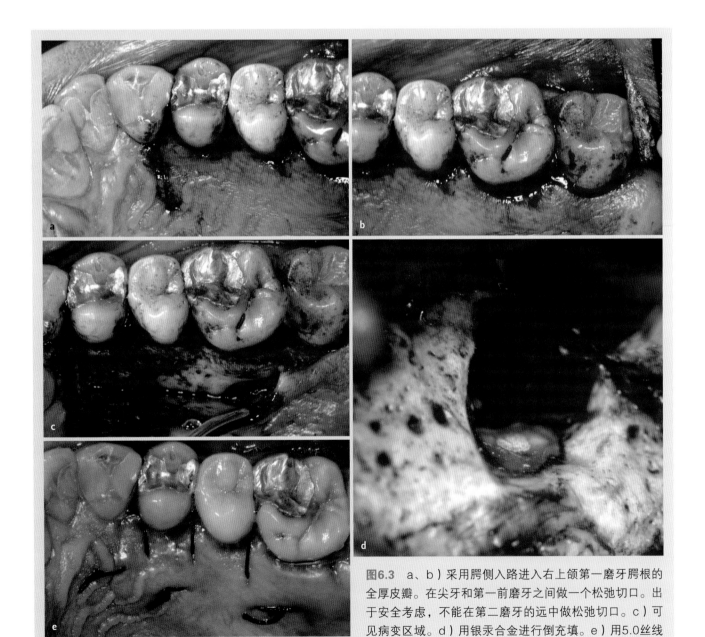

图6.3 a、b）采用腭侧入路进入右上颌第一磨牙腭根的全厚皮瓣。在尖牙和第一前磨牙之间做一个松弛切口。出于安全考虑，不能在第二磨牙的远中做松弛切口。c）可见病变区域。d）用银汞合金进行倒充填。e）用5.0丝线缝合皮瓣。这是1983年治疗的病例。

情况下，根尖切除术需要用高速车针磨除3mm左右的根尖。磨除过程中喷溅的水花可能会将根尖碎屑推入上颌窦，而锋利的车针尖端可能会进一步扩大穿孔。为了避免这些情况，可以使用特殊的超声工作尖进行根尖切除，并将吸唾管始终放置于穿孔部位附近。通过这种方法进行根尖切除较慢、耗时更多，但超声工作尖不会对上颌窦黏膜造成进一步的损伤（超声工作尖能有效切割硬组织，而且不会伤害软组织），临床医生也能够避免将根尖碎屑推进上颌窦中（图6.1）。在手术中，利用手术显微镜加强光源和放大视野也是必不可少的。

另一方面，作者认为建立到达上颌磨牙腭根的腭侧入路极其复杂并且十分困难。进行其他部位的手术时，患者可以一直保持闭口状态（咬着折叠的纱布）（图7.1），然而，当使用腭侧入路时，患者必须始终保持大张口。患者感到疲劳，张口度逐渐减小，则会限制术者视线。同时，附着龈也很难翻瓣和复位。为了安全起见，只能在近中做松弛切口（图6.3），如果还需要做远中切口，切口必须非常短，以免切断腭前动脉。

腭前动脉从上颌第二磨牙远中的腭大孔穿出，在上颌牙槽突和腭骨交界处向前延伸（图6.4）。手术时可在上颌第一前磨牙和尖牙之间做垂直松弛切口（图6.3a），这个位置的动脉相对较细并分成更小的分支。如有需要，可在第二磨牙远中做一个短的垂直松弛切口，但切口切勿接近牙槽突和上腭穹隆交界处。一旦切断腭前动脉，仅靠局部加压无法达到良好的止血效果，可能需要结扎颈外动脉[7]。

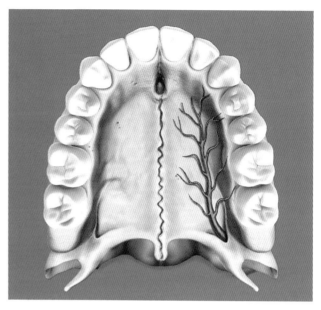

图6.4　腭前动脉从腭大孔穿出。

下牙槽神经和颏神经

通过术前影像学检查，临床医生可以评估磨牙根尖到下牙槽神经之间的距离，通过CBCT提供的三维影像可以获得更加精确的信息（图6.5）。下牙槽神经通常位于下颌第一磨牙偏根尖侧和舌侧，在下颌第二磨牙的根尖处更偏舌侧。因此，在对这些牙齿进行手术时，很少伤及神经。只有病变范围较大，且临床医生为了完全去除肉芽组织或囊壁而试图刮除整个病损周围的骨组织时（其实是不必要的），才可能会伤及神经（图2.5a）。一定要记住一个重要原则：即使进行牙髓显微外科治疗，我们仍然是针对"牙源性病变"，不管是肉芽肿还是囊肿病变。如果进行非手术治疗可以彻底治愈，则不需要去除全部病变组织，尤其是当有可能损伤重要的解剖结构时。因此，病变较大时，可以仅去除部分病变组织，到达所需治疗的牙根处即可（图2.15d）。这样是为了避免切断相邻活髓牙的血供、穿通鼻底或上颌窦、损伤下牙槽神经或颏神经。

颏神经从位于或靠近下颌前磨牙根尖的颏孔处穿出（图6.6）。然而，颏孔的位置经常出现解剖变异，因此，临床医生必须仔细地检查每位患者，以确定颏孔的具体位置（图6.7）。颏孔的位置在垂直方向上可能比水平方向上变化更大。通常在尖牙的近中做足够长的垂直松弛切口，以便于无创地翻开皮瓣，暴露颏孔（图6.8）。这样也可避免使用牵开器牵拉时损伤颏神经。知道了颏孔的位置后，也就知道了不能放置牵开器的位置。手术过程中切断神

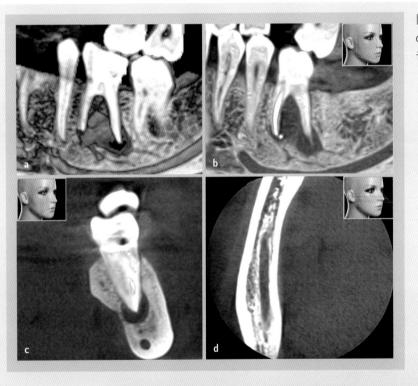

图6.5　a、b）CBCT所示下牙槽神经。c、d）下牙槽神经总是位于下颌第一磨牙根尖的舌侧和根尖方向。

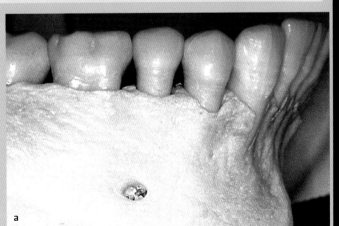

图6.6　a、b）颏孔。

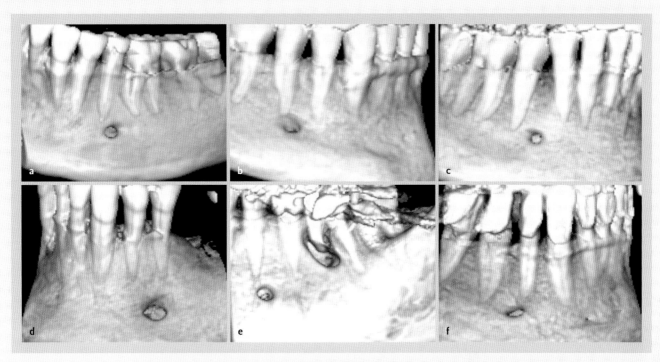

图6.7 a）颏孔位于第二前磨牙根尖的远中。b）颏孔位于第二前磨牙根尖的下方。c）颏孔位于第二前磨牙根尖的近中。d）颏孔位于第一前磨牙和第二前磨牙之间。e）颏孔位于第一前磨牙根尖的远中。f）颏孔位于第一前磨牙根尖的下方。

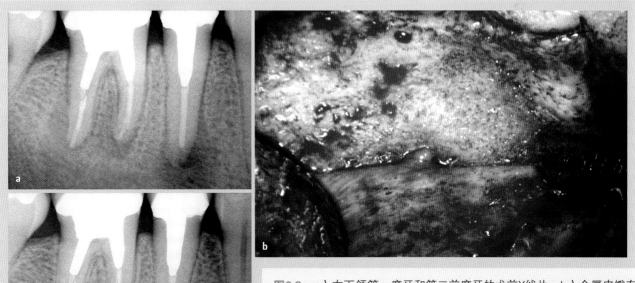

图6.8 a）右下颌第一磨牙和第二前磨牙的术前X线片。b）全厚皮瓣有两个长的垂直向切口，以暴露颏孔。牵开器放置于其他位置。c）术后2年随访X线片。

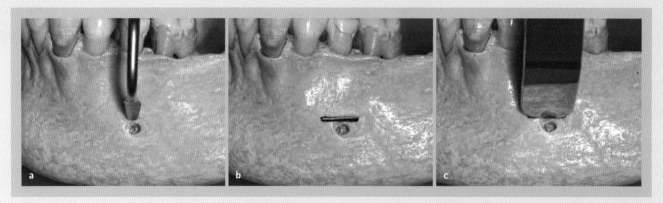

图6.9 a、b）S. Kim推荐的"凹槽技术"。在颏孔的正上方做一个小的狭窄的水平凹槽。c）在去骨时，将牵开器固定在凹槽中，保护颏神经[8]。

图6.10 a）右下颌第二前磨牙术前X线片。可见一牙胶尖被推至颏神经处。患者的主诉是疼痛和感觉异常。b）使用超声工作尖预备根尖斜面，此工作尖也被用来去除颏神经表面的糊剂碎屑。2周后疼痛和感觉异常完全消失。c）术后6年随访X线片。

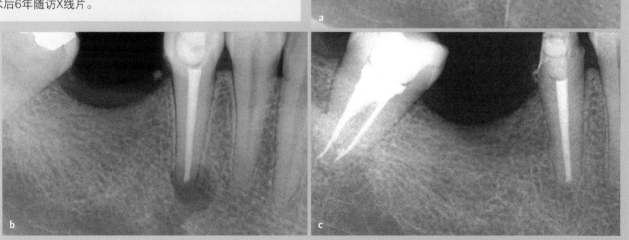

经和牵开器压迫神经都会造成严重的神经损伤。如果颏孔非常靠近前磨牙的根尖，为了避免牵开器在颏神经上打滑，Kim建议使用高速裂钻或超声骨刀（Piezotome）制作一个放置牵开器的凹槽来固定牵开器（图6.9）[8]。

如果要预备斜面的根尖正好位于颏孔上方，那么使用超声工作尖磨除根尖比高速钻针更安全，因为超声工作尖能有效预备根尖硬组织，当与软组织（如颏神经）接触时没有损伤或者损伤较小（图6.10）。

颏孔位于需要手术的前磨牙根尖冠方（图6.11）以及上颌第一磨牙远颊根的位置异常（图6.12），都是手术的禁忌证。

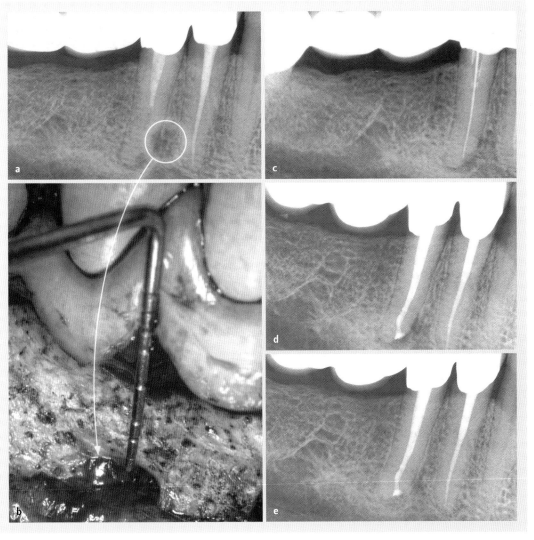

图6.11　a）右下颌第二前磨牙术前X线片。为了不破坏患者"全新的"全瓷冠，建议患者行手术治疗而不是髓腔入路治疗。b）当翻开部分皮瓣时，可见颏孔位于患牙根尖的冠方。为了避免切断颏神经，停止外科手术治疗并为患者安排了非手术再治疗。c）上橡皮障，预备髓腔入路，测量工作长度。d）术后X线片。e）术后2年随访X线片。

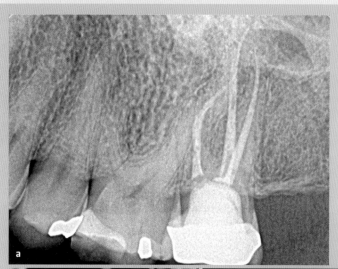

图6.12　a）左上颌第二磨牙术前X线片。患者的主诉是患牙咬合痛。患者拒绝髓腔入路治疗，要求行手术治疗，以免破坏"全新的"全瓷冠。b）病变主要位于近颊根根尖。c）CBCT显示第一磨牙远颊根向远中倾斜。d）冠状面视图显示，第一磨牙远颊根位于第二磨牙近颊根的颊侧。e）多个横截面视图显示第一磨牙远颊根位于第二磨牙近中颊根的颊侧。这是建立手术入路的明显禁忌证。

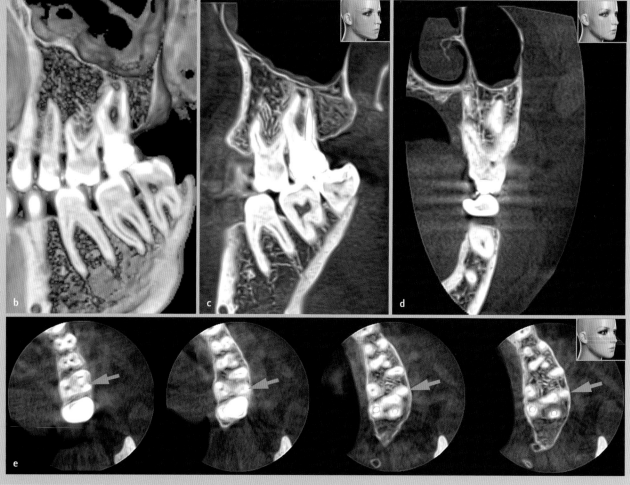

参考文献

[1] ERICSON S, FINNE K, PERSSON G. *Results of apicoectomy of maxillary canines, premolars and molars with special reference to oroantral communication as a prognostic factor.* Int J Oral Surg. 1974;3:386.

[2] FREEDMAN A, HOROWITZ I. *Complications after apicoectomy in maxillary premolar and molar teeth.* Int J Oral Maxillofac Surg. 1999;28:192.

[3] RUD J, RUD V. *Surgical endodontics of upper molars: relation to the maxillary sinus and operation in acute state of infection.* J Endod. 1998;24:260.

[4] HAUMAN CH, CHANDLER NP, TONG DC. *Endodontic implications of the maxillary sinus: a review.* Int Endod J. 2002;35:127.

[5] BENNINGER MS, SEBEK BA, LEVINE HL. *Mucosal regeneration of the maxillary sinus after surgery.* Otolaryngol Head Neck Surg. 1989; 101:33.

[6] WATZEK G, BERNHART T, ULM C. *Complications of sinus perforations and their ma-nagement in endodontics.* Dent Clin North Am. 1997;41:563.

[7] JOHNSON BR, FAYAD MI. *Peri-iradicular surgery.* In: Hargreaves KM, Berman LH, eds. *Pathways of the Pulp.* 11th ed. St. Louis Mo: Elsevier. 2016; 387-446.

[8] KIM S, KRATCHMAN S. *Modern endodontic surgery concepts and practice: a review.* J Endod. 52(7):601-623.

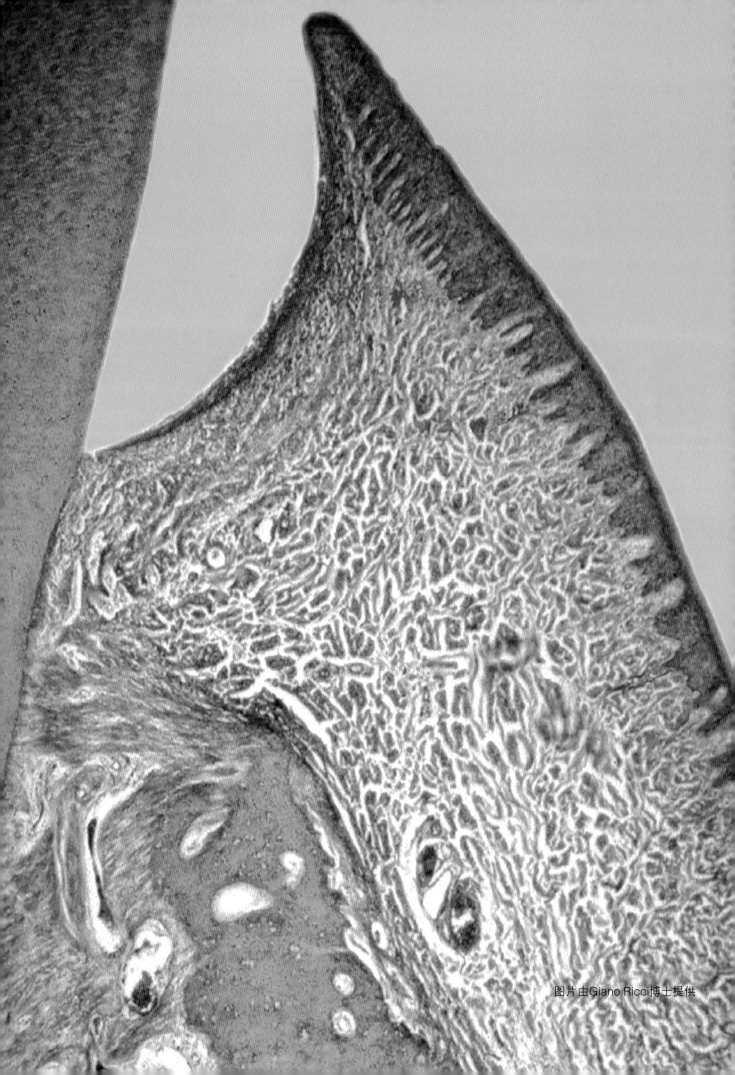

图片由Giano Ricci博士提供

软组织处理
Soft Tissue Management

手术区域的稳定

进行手术时手术区域应尽可能清洁，无食物残渣及牙菌斑。因此，在手术前应该先进行口腔卫生宣教。

手术前一天，患者需要用12%葡萄糖酸氯己定溶液漱口。切开前再用上述溶液彻底清理手术区域，以进一步减少致病菌[1]。

准备就绪后，指导患者咬紧无菌纱布卷以帮助稳定下颌，使患者在手术过程中保持舒适的姿势（图7.1）[1]。使用8～10层厚的2cm×2cm无菌纱布块（4块或5块5cm×5cm的双层无菌纱布块折叠2次），使纱布折叠后只有一小部分向颊侧突出至咬合线。放松颊部和嘴唇使其可以伸缩，即可开始手术。

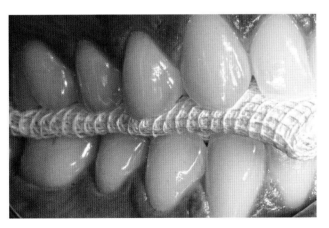

图7.1 要求患者咬住纱布卷以稳定下颌和牙齿并保持舒适的姿势。

手术切口设计

手术使用显微外科刀片Surgistar（Micro–Mini Blade Surgistar USM6910，Vista，CA），这种刀片比BP#15和BP#15C小得多（图7.2）。此刀片是圆头刀片，具有双面切削刃，与较大的BP#15相比具有许多优点：做切口时更精准，使之后的龈瓣复位和缝合更精确，伤口愈合更快。对于龈缘下皮瓣来说，另一个重要的优点是刀片的两面都可以切割。

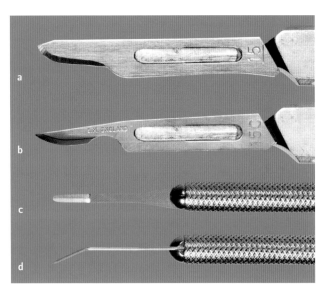

图7.2　a）BP＃15。b）BP＃15C。c）显微外科刀片 Surgistar（Micro-Mini Blade Surgistar USM6910, Kohler, Medizintechnik, Germany）。d）注意显微外科手术刀片具有10°倾斜角。

使用刀片的一侧做第一个切口，仅切到骨膜以上的软组织。然后在这个切口中用刀片朝反方向做一个更深的切口，将骨膜切开形成一个全厚皮瓣。通过这种方式，骨膜是使用"全新的"刀片切开的。如本章后面所述，当使用龈缘下皮瓣时，刀片与骨成90°角，而刀片自身的10°倾斜角更易于做垂直于骨的切口。

不管如何设计切口，所有龈瓣必须是包括骨膜和其上覆黏膜的全厚瓣。避免使用半厚瓣，因为它有以下几个缺点：骨膜在整个手术过程中会持续出血，影响视野，造成的创伤最为严重，也会影响愈合[2]。

切口设计一定要考虑到之后的缝合。切口应向患牙的近中及远中各延伸一个牙位[3]。切口必须足够大，以保证足够的视野、可以无创地牵拉、复位

以及易于缝合。如果切口较小，术者为了增大视野强行使用牵开器牵引时可能会损伤龈瓣，导致术后不适，如疼痛和肿胀。

必须谨记，患者术后的所有不适症状都仅与医生处理龈瓣的方式有关。因此，龈瓣应该足够长，以便于牵拉和复位。龈瓣的长度不会影响愈合，实际上，它对伤口愈合有积极的影响：龈瓣越大，愈合得越快，患者的不适感也越小。

根据作者的经验，在缝合较大切口时，患者经常会问："医生，您给我的牙龈缝了多少针？"我的回答是："需要多少就缝多少，这是对你最有利的！"

皮瓣设计

除其他因素外，任何外科手术的结果都取决于是否能够充分建立直达病变的入路[3]。牙髓显微外科治疗时首先暴露覆盖在根尖上方的骨组织，再暴露根尖（图7.3）。要到达骨组织，就必须翻瓣。这是一个软组织皮瓣，由牙龈、黏膜组织和骨膜组成。为了使皮瓣便于操作，可选择不同类型的切口，包括水平切口、龈缘切口（沟内切口）或龈缘下切口（膜龈切口）和垂直松弛切口。瓣可以是完整的全厚瓣，也可以由全厚和半厚瓣组合而成[3]。

- 选择合适的皮瓣前，必须考虑几个可变因素，以便为每个病例选择最佳的皮瓣设计
- 应评估手术区域的解剖结构，例如血管与神经的位置和走行，并在手术过程中加以保护
- 应评估牙根在下颌骨或上颌骨中的位置、牙根的倾斜度以及牙根上覆盖的骨组织厚度
- 牙周情况，探诊深度，有无附着丧失，牙龈

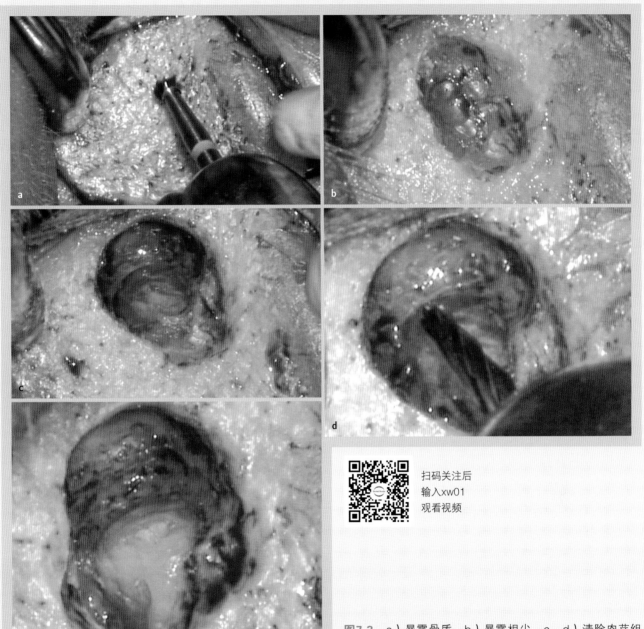

扫码关注后
输入xw01
观看视频

图7.3 a）暴露骨质。b）暴露根尖。c、d）清除肉芽组织，准备切除根尖。e）准备进行根尖倒预备。

退缩和牙周炎的体征

- 附着龈的宽度和膜龈联合的位置
- 有无修复体以及修复体的类型和质量、修复体边缘与牙龈的位置关系
- 根尖周病变的大小、位置与牙根、神经血管结构和上颌窦的关系
- 评估软组织局部血运[3]

文献中提供了多种皮瓣设计[2,4-6]。如包括1个（三角形瓣）或2个（梯形瓣或矩形瓣）松弛切口的龈沟内黏骨膜瓣，水平切口位于附着龈内的龈缘下黏骨膜瓣（膜龈切口瓣）以及半月形瓣。

下面将回顾牙髓显微外科手术中经典皮瓣的优缺点：

❶ 半月形瓣

❷ 龈缘下瓣

❸ 龈沟内瓣

总的来说，切口设计应能够提供良好的手术入路并保护上皮附着。如前所述，皮瓣的选择取决于几个因素，诸如牙根表面牙槽骨的完整性、附着龈的宽度和质地，以及有无固定义齿[1]。

半月形瓣

半月形瓣有一个直或弯曲的水平切口，凹向根尖（图7.4），为全厚皮瓣，切口深达牙槽黏膜。这种切口通常是口腔外科医生和颌面外科医生的首选，唯一的优点是能够保护上皮附着，不累及牙周组织，因为此类皮瓣不涉及边缘龈，不会发生牙龈退缩。然而，半月形瓣存在很多缺点，如手术入路受限、手术视野较差（切口常不够大）、出血较难

控制（切口累及大直径血管）、缝合不在健康的骨质上（切口常位于病损区域）、皮瓣难以精确复位和缝合（切口位于牙槽黏膜内，牙槽黏膜非常薄且富含的肌肉附着和弹性纤维均会在复位后的手术切口边缘产生拉力）、伤口可能为二期愈合（如其中一根缝线脱落，骨创与口腔相通时），并且往往伴有明显的瘢痕（图7.5）。

由于上述诸多缺点，现已不推荐使用半月形瓣[7]。

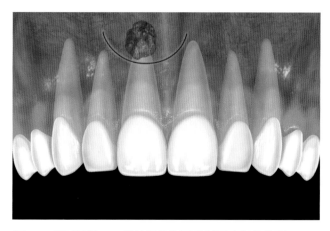

图7.4　半月形瓣，口腔外科及颌面外科医生经常使用。

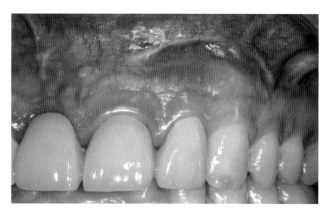

图7.5　半月形瓣的瘢痕非常明显。这里的皮瓣设计凸向而不是凹向（根尖）。

龈缘下瓣（Ochsenbein–Luebke瓣）

最常用的龈缘旁或龈缘下皮瓣是由Ochsenbein和Luebke设计的[8]。当患者具有足够的附着龈，切口边缘不会在预期的根尖病变区域范围内或影响手术入路、牙周探诊深度正常、没有牙周相关疾病时，这种皮瓣最为适用。此类皮瓣也尤其适用于前牙区有修复体的情况：切口不会破坏颈部牙龈组织，避免术后产生美观问题。

龈缘下瓣是全厚皮瓣，包括1个水平切口和2个垂直切口（图7.6）。其中水平切口位于膜龈联合冠方约1mm处，同时其冠方保留至少2mm的附着龈[9]。此切口呈圆扇贝形，与牙齿形态相符，利于后续的复位和缝合。扇贝形切口的两端（即近中端和远中端）应止于水平以便与垂直松弛切口成90°角（图7.7），这样将利于皮瓣的复位和缝合，避免

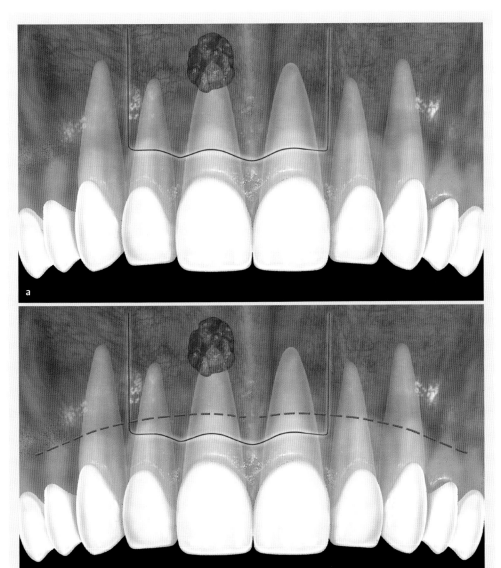

图7.6 a）Ochsenbein和Luebke设计的龈缘下瓣。b）水平切口位于膜龈联合冠方约1mm处。

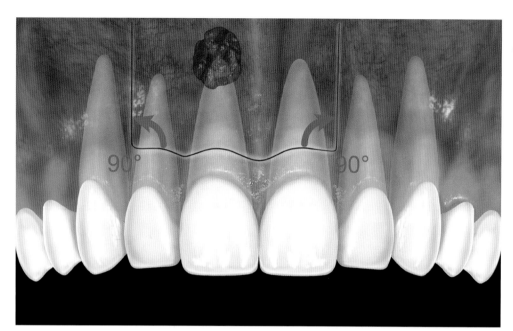

图7.7　水平切口的两端与相应的垂直切口成90°角。

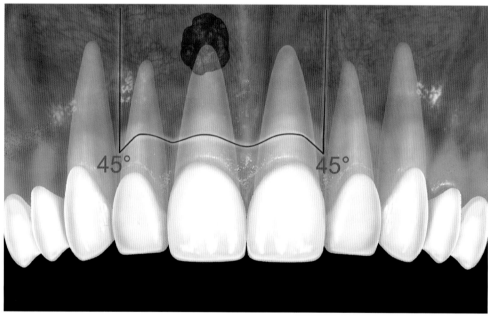

图7.8　此类皮瓣在缝合时边缘容易卷叠。

皮瓣卷叠（可发生在角度＜90°时）（图7.8）。手术切口的范围应包括患牙和近远中各一颗邻牙。水平切口两端的2个垂直切口作为松弛切口，便于术者在手术过程中无创地牵拉皮瓣。2个垂直切口应恰处于健康牙槽骨上且避开骨隆突。松弛切口必须相互平行，不能分散，这样能够形成矩形切口，而不是过去所用的梯形切口。垂直切口与水平切口需成90°圆角，并与牙体长轴平行，避免切断与牙体长轴平行的血管（图7.9）。

其实，当皮瓣基底部较宽时（图7.10），可能

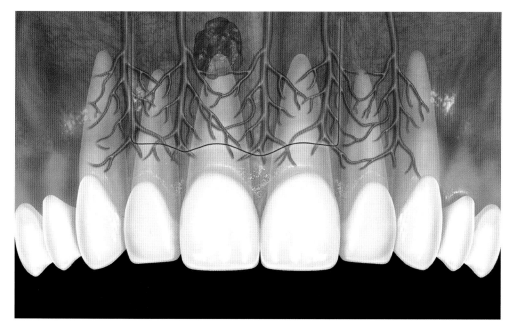

图7.9 血供与牙根长轴平行，垂直切口不会切断血管。

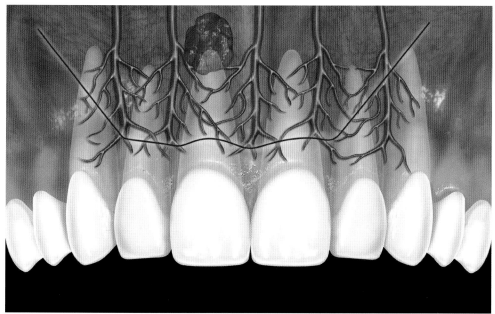

图7.10 皮瓣的"宽基底"阻断了冠方组织的部分血供。

会阻断一些冠方组织的血供，不利于愈合。血管的走行大都由根尖至冠方，与牙体长轴平行，因此术中应考量如何尽量少破坏血管结构[3,10-11]。过去的观念认为，当皮瓣基底部宽于游离端时，皮瓣的存活率和血液供应似乎是最好的。然而，这种切口常会影响周围软组织血液供给[10]。因此，不必加宽皮瓣的基底部，且不再推荐这种设计[11-14]。

这种皮瓣的优点是不涉及游离龈，也不会暴露任何修复体边缘。

当水平切口全长范围内没有足够的附着龈时，

可以对皮瓣进行改良，即在没有附着龈的地方做沟内切口，在有附着龈的地方做龈缘下切口。然而，根据Kramper等的观点[12]，当不存在由病变区域的解剖位置或附着龈不足引起的禁忌时，外科根尖手术可首选龈缘下切口。

如需消除皮瓣张力，医生可在手术过程中通过增加切口长度来改良松弛切口。始终谨记，患者的所有术后不适都取决于术中皮瓣的处理方式：牵拉和稳定皮瓣时必须尽可能无创，不要施加压力。当然，固定皮瓣不是助手的工作。只有术者能明确牵开器放置的位置以及如何处理软组织（图4.35）。

有文献报道，Ochsenbein-Luebke皮瓣有可能产生瘢痕（图7.11）[15-16]。Lavagnoli和Carnevale认为[16]，附着龈上的瘢痕和刀片与下方的牙槽骨倾斜角度有关。刀片与牙槽骨成90°时，切口贯穿上皮和骨膜，两个伤疤重叠在一起就会产生可见的瘢痕。而斜行切开时，骨膜瘢痕将被上方健康的上皮覆盖后掩盖。这个并不算新的理论是基于牙周科医生采用斜行切口后没有产生瘢痕得出的。但现在我们知道，瘢痕的有无并不取决于刀片的倾斜度，

而是取决于皮瓣的准确复位、手术显微镜下的精确缝合和缝线的早期拆除，这些内容将在后面进行阐述。总之，切开时刀片应与牙槽骨成90°角，只要遵循上述的操作要点，就不会产生瘢痕（图7.12）。

图7.13为口腔不同象限中龈缘下切口（膜龈切口）的病例。

龈沟内瓣

这类皮瓣主要用于没有足够的附着龈和无须考虑美观问题时。当牙根纵折需要完全暴露牙根颊侧或怀疑穿孔时，此类皮瓣为首选，因为它可以提供极佳的手术视野（图7.14）。

除此之外，该皮瓣还具有其他优点：切开和缝合都位于健康骨质上，皮瓣易于复位和精确缝合，便于一期愈合。

该皮瓣的典型缺点是结合上皮受累，进而累及牙周组织。若存在固定修复体且冠边缘位于龈下，术后可能导致牙龈退缩，冠边缘暴露，影响美观。

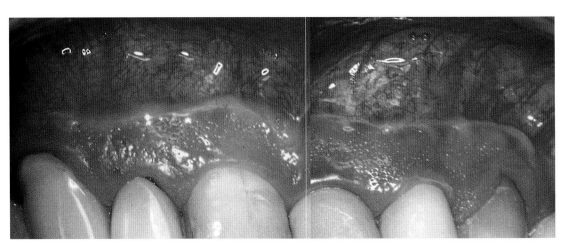

图7.11 瘢痕非常明显。

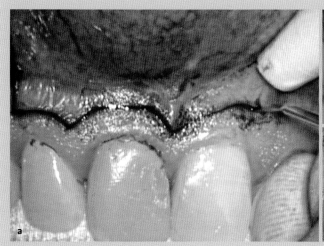
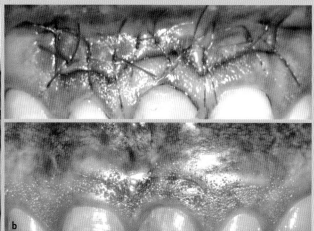

图7.12 a）显微外科手术刀片与骨面成90°角行龈缘下皮瓣切口。b）皮瓣经过正确的复位、缝合，1个月后并无明显瘢痕。c）2年后随访照片。

扫码关注后
输入xw01
观看视频

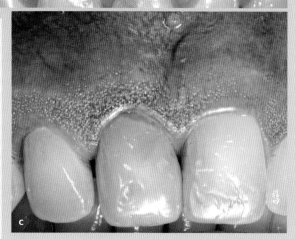

图7.13 不同象限中龈缘下切口的病例。a）右上颌中切牙。b）右上颌第一前磨牙。c）右上颌第二前磨牙。d）右上颌第一磨牙。e）右下颌中切牙。f）右下颌侧切牙。g）右下颌尖牙。h）右下颌第二前磨牙。i）右下颌第一磨牙。

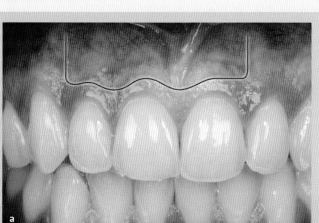
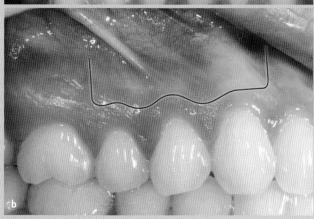
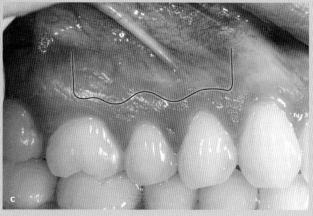

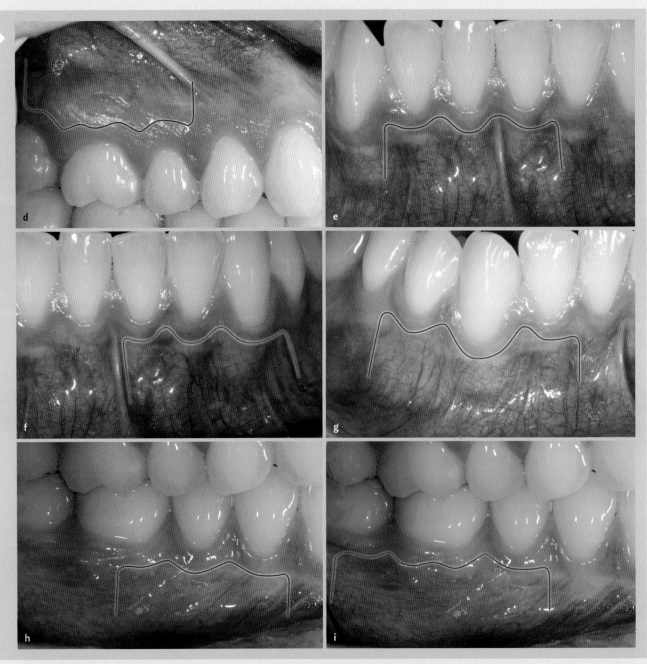

图7.13（续）

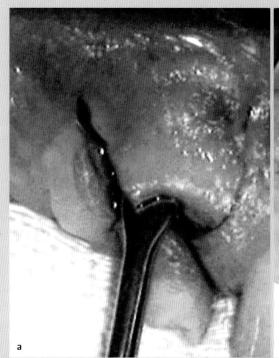
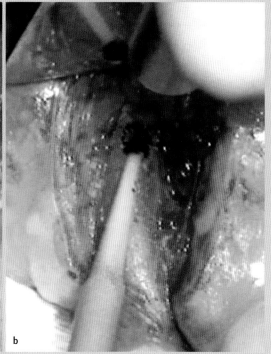

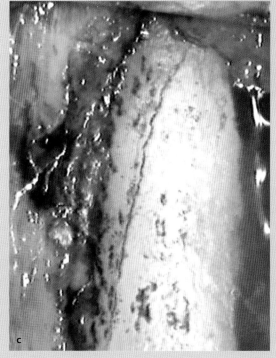

图7.14 a)用器械翻开全厚瓣确认是否存在牙根纵折。b、c)亚甲蓝染色显示裂纹。

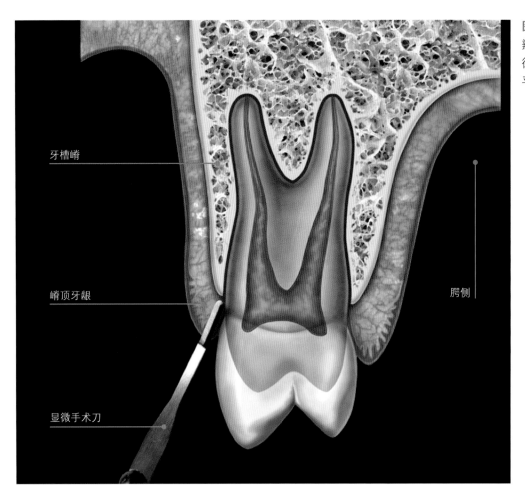

牙槽嵴

嵴顶牙龈

显微手术刀

腭侧

图7.15　完整的龈沟内皮瓣，切口达牙槽嵴，且显微手术刀几乎与牙齿长轴平行。

切开时手术刀平行于牙颊侧长轴插入牙龈沟内，切开牙周膜纤维，直达牙槽骨（图7.15）。若仅在其近中做一松弛切口，即为三角形皮瓣；若在远中做了第二个松弛切口，则为矩形或梯形皮瓣。

○ 三角形皮瓣的水平切口应至少延伸至病损区域的近远中各一个牙位，皮瓣的近中附加一个松弛切口（图7.16）[3]。这类皮瓣可以暴露患牙靠近龈缘的大部分区域，但无法充分暴露根尖区。因此，它主要适用于涉及牙颈

部和牙根中部的手术，如根颈吸收、穿孔的处理以及非常短的牙根的切除。其主要优点是对皮瓣的血供干扰最小且切口边缘易于复位。但与所有沟内水平切口相同，此类皮瓣愈合后可能会出现牙龈退缩[3]

○ 附加第二个垂直切口时，皮瓣可为矩形（图7.17）或梯形（图7.18）。这两种皮瓣都能很好地提供到达根尖区域的手术入路。两种皮瓣之间的差异是松弛切口的分散角度。由于

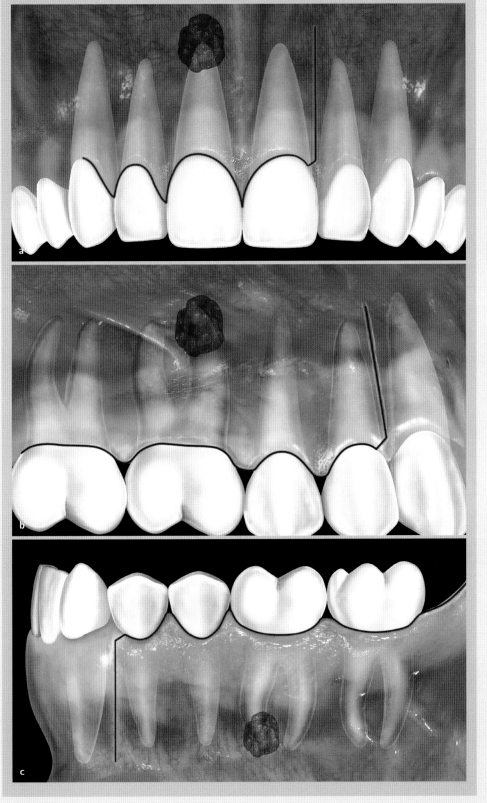

图7.16 a）上颌前牙。b）上颌后牙。c）下颌后牙。（附加一个松弛切口的三角形皮瓣设计）

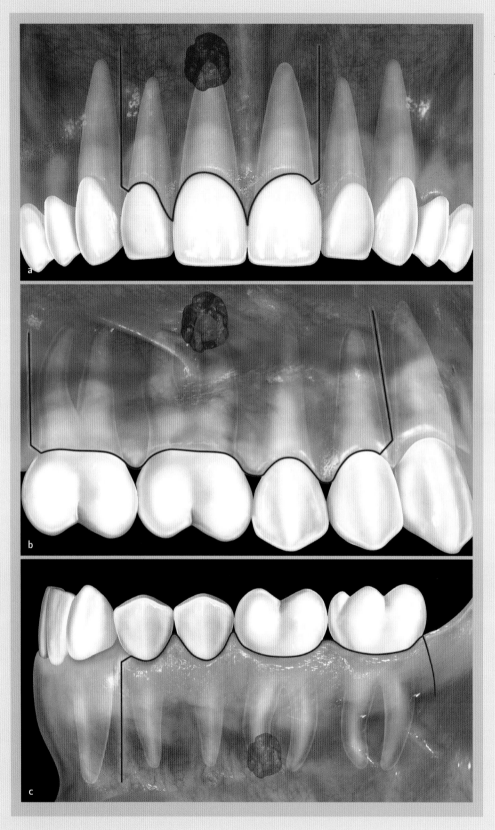

图7.17　a）上颌前牙。b）上颌后牙。c）下颌后牙。（附加2个松弛切口的矩形皮瓣设计）

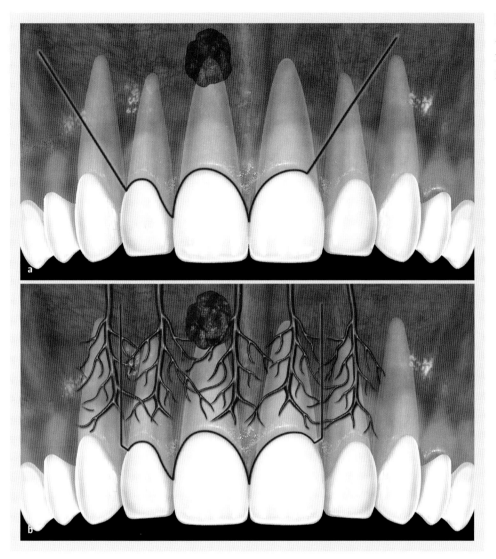

图7.18 a）应避免使用梯形皮瓣，以免切断冠方组织的大量血供。b）垂直松弛切口必须平行于牙根长轴。

血管的走行大都由根尖至冠方平行于牙体长轴，梯形皮瓣会破坏大量的血管结构，因此应该避免使用，最好采用矩形皮瓣[10-11]。过去通常首选梯形皮瓣，因为此类皮瓣本身的血供更丰富，现在我们知道，这种皮瓣会损伤周围非手术区组织的血供，因此应避免使用梯形皮瓣及聚合性的松弛切口

○ 梯形皮瓣、矩形皮瓣的复位和缝合都很容

易。然而，如果存在固定修复体且冠边缘位于龈下，术后可能出现牙龈退缩、冠边缘暴露，影响美观[3]

龈乳头基部皮瓣

牙髓显微外科手术中常选用沟内全厚皮瓣，其常见的并发症为愈合过程中龈乳头萎缩，这最终可能导致龈乳头高度丧失。Zimmermann等[17]最近的研

究证实了这一现象，且表明龈乳头高度丧失在术后3个月后尤其明显。常规的沟内皮瓣会导致龈乳头高度明显降低，进而影响功能、发音和美观。对丧失的牙间乳头进行完全的、理想的恢复仍然是牙周组织重建手术中最大的挑战之一[18]。因此，在修复和手术过程中必须保持龈乳头的完整性[19]。

牙间乳头是两个相邻牙齿之间的牙龈。其存在与否取决于邻接点与牙槽骨之间的距离[20]。

在前牙牙周手术中，主张保留龈乳头以维持其高度，最大限度地提高术后美观[21]。

牙髓显微外科治疗需要暴露覆盖牙根和根尖的骨质。为建立手术入路，必须要翻开由牙龈、黏膜组织和骨膜组成的全厚皮瓣。如果选择沟内切口，临床医生一定要考虑到很可能会发生的牙周并发症。为防止愈合过程中出现牙龈退缩和龈乳头意外萎缩，可以选择龈缘下切口（膜龈切口）[8]。然而，仅当附着龈较宽且预期的根尖病变或手术入路不会延伸到切口线时，才可以使用这种皮瓣设计。如前所述，这种皮瓣设计保留了边缘龈，当上颌前牙区冠桥修复体的冠边缘置于龈下时，首选这种皮瓣设计。

根据一些学者[22]的观点，牙髓显微外科手术中最常选用的是沟内皮瓣。因此，有必要在龈缘黏骨膜瓣（龈沟内黏骨膜瓣）中采用新的切口，专门用来预防牙间乳头高度丧失。这种新的设计能够保存整个龈乳头，称为"龈乳头基部切口"[19]。

龈乳头基部皮瓣包括两个垂直松弛切口，由龈乳头基底切口和沟内水平切口连接。垂直切口的起点和终点与牙龈边缘成90°角，在龈乳头基底部形成一条曲线（图7.19）。使用2.5mm的显微外科刀片Surgistar（Micro-Mini Blade Surgistar USM6910，Vista，CA）从龈乳头基部切口开始做龈沟内切

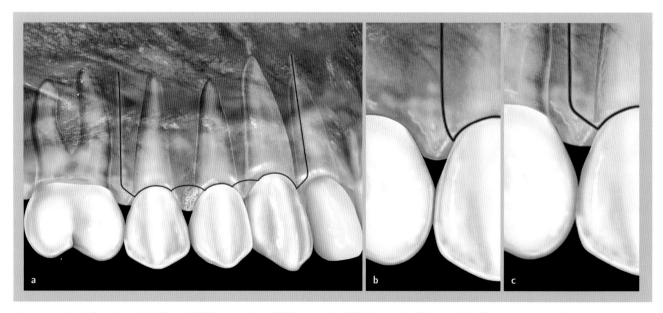

图7.19　a）弯曲的切口必须垂直于龈缘。b）垂直松弛切口会形成受损的组织区域。由于血供不足，切口周围健康组织容易坏死。c）垂直切口应垂直地始于龈缘切开[3,15]。

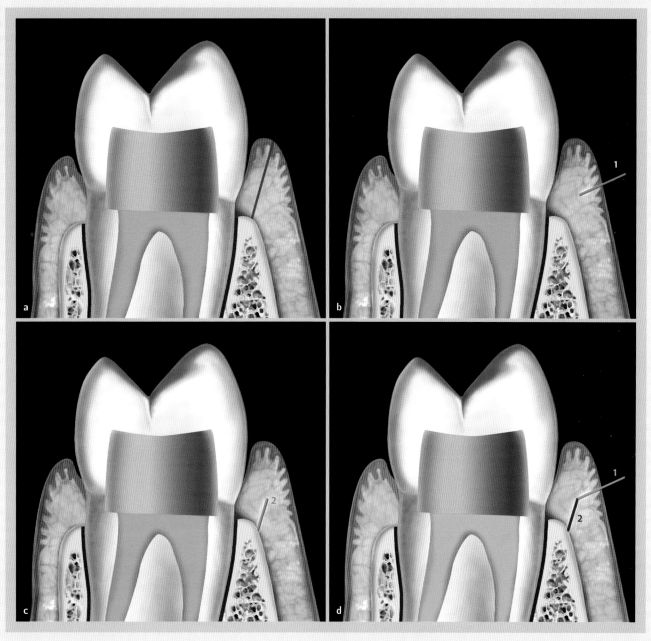

图7.20　龈乳头基部皮瓣的切口设计示意图。a）错误的切口：指向牙槽骨。b）正确的切口：第一个浅切口位于龈乳头下1/3水平，呈一条略微弯曲的线，连接龈乳头的两侧，并垂直于龈缘（1号线）。c）在前一切口底部做第二个切口，刀片向根尖倾斜，几乎平行于牙体长轴，并指向牙槽骨（2号线）。d）位于龈乳头基部的全厚皮瓣[3,15]。

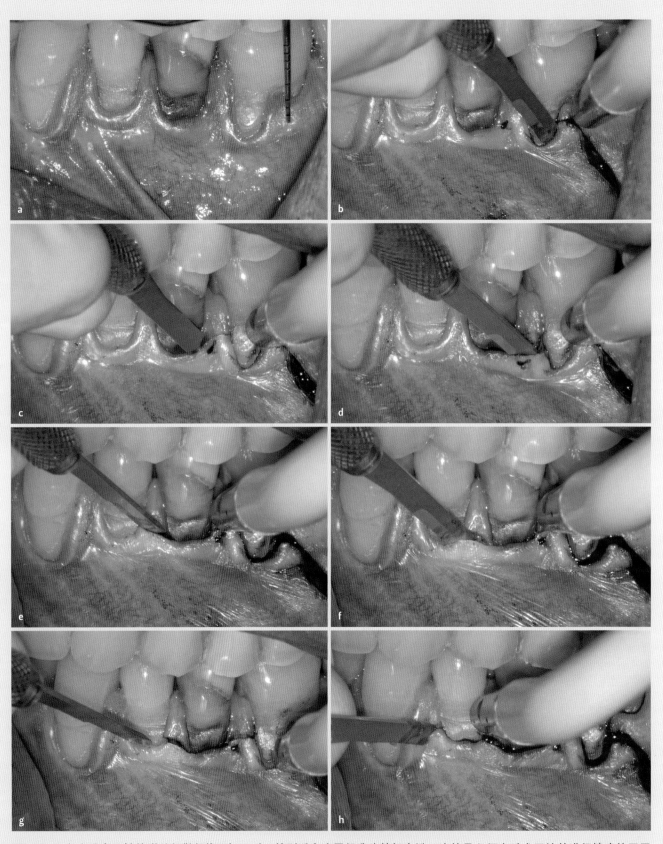

图7.21　a）当没有足够的附着龈做龈缘下切口时，特别适合选用龈乳头基部皮瓣，这就是必须在手术开始前进行精确的牙周探诊的原因。b~j）制作皮瓣的几个临床步骤。注意切口如何保护龈乳头以及皮瓣怎样呈扇贝状以遵循牙龈的自然解剖。

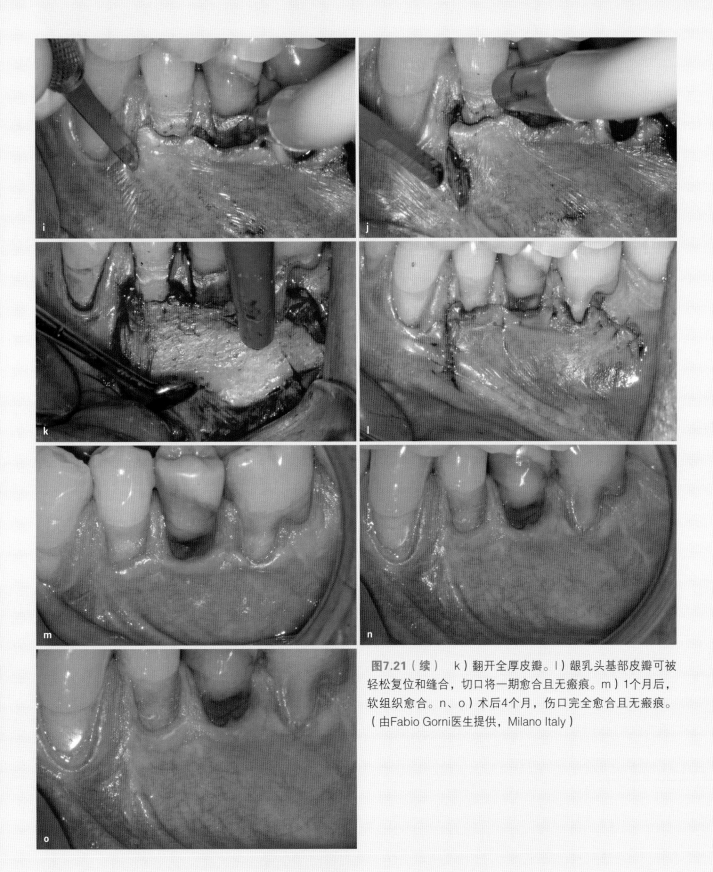

图7.21（续） k）翻开全厚皮瓣。l）龈乳头基部皮瓣可被轻松复位和缝合，切口将一期愈合且无瘢痕。m）1个月后，软组织愈合。n、o）术后4个月，伤口完全愈合且无瘢痕。（由Fabio Gorni医生提供，Milano Italy）

口。此刀片尖端呈圆形，两侧以及尖端周围均有刀刃[19]。

在龈乳头基底部的切口需要两步完成[3]。

○ 第一步：做一浅切口将上皮组织和结缔组织分离至距牙龈表面1.5mm深。切口位于龈乳头的下1/3处，呈一条稍弯曲的线，从龈乳头的一侧切开至另一侧。切口始终与牙齿和牙龈垂直（图7.20b）。这个浅切口可防止皮瓣的冠方部分过薄

○ 第二步：手术刀放置在第一步切口的底部，朝向根尖，与牙体长轴接近平行，止于牙槽嵴顶（图7.20c）。通过第二步切口，在龈乳头的根方1/3处预备了一个刃厚皮瓣。切口止于牙槽嵴顶水平，并将骨膜与骨分离（图7.20d）。在此基础上继续翻开一层全厚黏骨膜瓣（图7.21）

在牙齿的颊侧，通过沟内切口连接垂直切口和龈乳头基部切口。手术刀在龈沟内移动，将牙龈分离至牙槽嵴顶。沟内切口从垂直松弛切口一直延伸至龈乳头基部切口的起点，或者从一个龈乳头延伸至下一个龈乳头。在根尖切除和倒充填的过程中，在做完这些切口后即可进行翻瓣并牵开。

在皮瓣的复位缝合中，非创伤性和无张力缝合是促进愈合的关键因素。由于邻近的肌肉很紧密地附着在黏膜下，因此在咀嚼和说话时可能会对伤口产生一定的张力，因此，皮瓣复位缝合应从松弛切口开始，使用6/0缝线[3]。选用的缝线为多丝缝线，其表面涂层提供单丝缝线的外观和光滑的表面。根据龈乳头的宽度，龈乳头基部切口采用2～3根7/0缝线间断缝合。应在3～5天后拆除缝线，以促进快速

愈合。3个月后的随访应完全无法看到或仅看到部分切口线，一般应愈合良好[3]。

尽管龈乳头基部切口实施起来具有难度，但这种切口能带来理想的效果[3]。

翻瓣

翻瓣必须以无创的方式进行，以避免造成患者术后不适并保证快速和顺利地愈合。为此应使用锋利的骨膜分离器，如Ruddle分离器（American Eagle，Missoula，MT）（图7.22），将骨膜从骨组织表面轻柔分离，不留下骨膜碎片，否则将会引起持续性出血。应从黏膜下层和附着龈的交界处将分离器插入松弛切口，轻柔分离全厚皮瓣，不应撕裂皮瓣，使器械沿根冠向及从近中向远中水平移动（图7.23），这种方法被称为潜行性分离[23]。

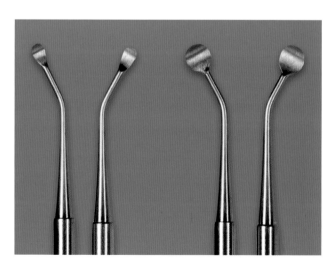

图7.22　Ruddle分离器（American Eagle，Missoula，MT）。

错误的做法是在切口的水平部分插入分离器，并沿冠根向移动推动组织。这种方法容易引起组织撕裂，且后续出血难以处理[11]。在慢性病变和存在窦道的病例中，可能需要用手术刀切开窦道以完成翻瓣。翻开牙龈后，继续向根尖方向分离，将牙槽黏膜和下方的骨膜从骨皮质上分离，从而获得进入根尖周组织的手术入路[24]。翻开膜龈瓣后，应避免刮除牙根附着组织或残留在骨皮质上的组织，以促使瓣复位后的快速重新附着，并防止发生骨吸收[24-26]。

皮瓣牵开

完成翻瓣后，牵拉组织以提供到达患牙根尖的手术入路。牵开器必须始终放在骨皮质上稳定地轻压于骨面，牵开器仅用作阻挡皮瓣回缩的物理屏障，而不应对其施力。为了避免术后肿胀和疼痛，在牵开过程中必须避免侵犯软组织。

皮瓣牵开必须以无创的方式进行，以避免患者出现术后不适。在开始牵开皮瓣时，如果术者感到

扫码关注后
输入xw01
观看视频

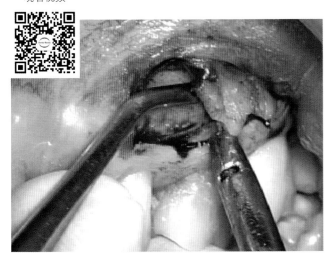

图7.23 分离器分开全厚瓣。

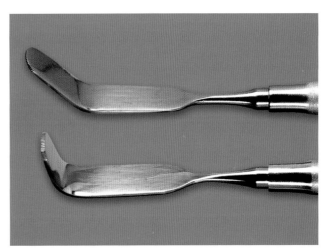

图7.24 Carr牵开器。

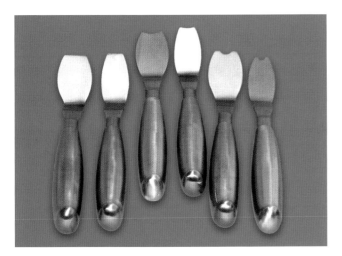

图7.25 Rubinstein牵开器。

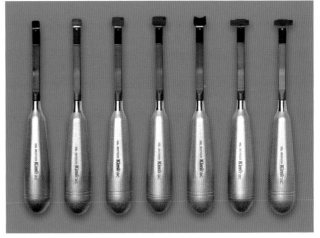

图7.26 Kim牵开器。

皮瓣上的张力过大，就意味着松弛切口过短而需要延长。为了固定牵开器，可以用高速车针在手术部位根方的骨面磨一道凹槽。

用Lindemann车针在骨面上磨出一道长15mm的水平凹槽，凹槽位于根尖区以外，为去骨和根尖切除留出空间。凹槽可确保锯齿状牵开器的锚固，并使皮瓣安全稳定地牵开[13]。

该凹槽可防止牵开器滑动，避免组织受到侵犯。对于下颌的手术，当牵开器非常接近颏孔时，制作凹槽尤为必要。因为有时牵开器在神经上停留长达1h，其压力会对颏神经造成严重损害。为了避免这种情况，在明确颏孔位置后，可在颏神经上方预备一道凹槽，然后将牵开器置于凹槽中，从而保护颏神经（图6.9）[13]。

市场上有多种牵开器。最受欢迎的是Carr牵开器（图7.24）、Rubinstein牵开器（图7.25）、Kim牵开器（图7.26）以及Kohler公司生产的牵开器（图7.27和图7.28）。

对于牵开的时间，公认的原则是龈瓣牵开的时间越长，术后并发症越严重。这似乎是一个合乎逻辑的结论，因为在牵开龈瓣过程中血液流动必然受阻，导致创口损伤和延迟愈合。然而，文献未能提供证据，证明这个理论可以直接类推到牙髓显微外科手术中。不论牵拉龈瓣时间的长短，手术过程中应经常用生理盐水冲洗龈瓣，以防止皮瓣的骨膜面脱水[24]。

小心谨慎地操作、潜行性分离和利用凹槽技术牵拉皮龈瓣，都能避免对组织不必要的损伤。始终保持皮瓣湿润有助于避免龈瓣收缩和脱水[27]。

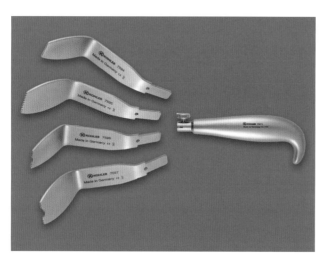

图7.27 Kohler改良的Rubinstein牵开器，工作端可更换不同型号（Kohler Medizintechnik, Germany）。

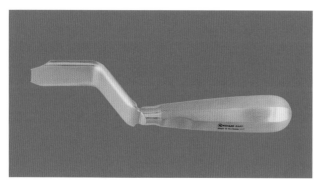

图7.28 Han牵开器表面可反光，以便间接观察（Kohler Medizintechnik, Germany）。

皮瓣的复位缝合

在缝合前，必须进行术后X线片检查。复位龈瓣后，在龈瓣上放置一块无菌湿纱布以保持其湿润。缝合后，用生理盐水湿纱布挤压龈瓣，使龈瓣与骨皮质之间形成一薄层纤维蛋白层[24,26,28]。带有平行纤维蛋白的薄血层将被新的纤维组织取代，促进胶原蛋白的黏附[28]。在其他原则（切口，瓣型设计，无创和轻柔处理组织）中，无张力的创口缝合是伤口愈合、获得良好功能和美观恢复的基础[3]。

参考文献

[1] STROPKO J. *Micro-Surgical Endod-ontics*. In: Castellucci A, ed. *Endodontics*, vol. III. Florence, Italy: Il Tridente; 2005:342-411.

[2] GUTMANN JL, HARRISON JW. *Surgical access: soft tissue management*. In: Gutmann JL, Harrison JW, eds. Surgical Endodontics. Oxford: Blackwell Scientific Publications; 1991:153-182.

[3] VELVART P, PETERS CI. *Soft tissue management in endodontic surgery*. J Endod. 2005;31(1):4-16.

[4] VELVART P. *Surgical retreatment*. In: Bergenholtz G, Hørsted-Bindslev P, Reit C, eds. *Textbook of endodontology*. Oxford: Blackwell Munksgaard; 2003:312-326.

[5] VREELAND DL, TIDWELL E. *Flap design for surgical endodontics*. Oral Surg Oral Med Oral Pathol. 1982;54:461-465.

[6] LUBOW RM, WAYMAN BE, COOLEY RL. *Endodontic flap design: analysis and recommendations for current usage*. Oral Surg Oral Med Oral Pathol. 1984;58:207-212.

[7] PETERS LB, WESSELINK PR. *Soft tissue management in endodontic surgery*. Dent Clin North Am. 1997;41:513-528.

[8] LUEBKE RG. *Surgical endodontics*. Dent Clin North Am. 1974;18:379-391.

[9] LANG NP, LOE H. *The relationship between the width of keratinized gingiva and gingival health*. J Clin Periodontol. 1972;43:623-627.

[10] MORMANN, W, MEIER C, FIRESTONE A. *Gingival blood circulation after experimental wounds in man*. J Clin Periodontol. 1979; 6:417-424.

[11] GUTMANN JL, HARRISON WH. *Flap designs and incisions*. In: Gutmann JL, Harrison WH, eds. *Surgical endodontics*. St. Louis, Missouri: Ishijaku EuroAmerica, Inc; 1994:162-175.

[12] KIM S, PECORA G, RUBINSTEIN R. *Comparison of traditional and microsurgery in endodontics*. In: Kim S, Pecora G, Rubinstein R eds. *Color atlas of microsurgery in endodontics*. Philadelphia: W.B. Saunders; 2001:5-11.

[13] KIM S, KRATCHMAN S. *Modern endodontic surgery concepts and practice: a review*. J Endod. 2006; 32(7):601-623.

[14] KRAMPER BJ, KAMINSKI EJ, OSETEK EM, HEUER MA. *A comparative study of the wound healing of three types of flap design used in periapical surgery*. J Endod. 1984;10(1):17-25.

[15] VELVART P, PETERS, OA. *Soft tissue management*. In: Torabinejad M, Rubinstein R eds. *The art and science of contemporary surgical endodontics*. Philadelphia: W.B. Saunders; 2001:5-11.

[16] LAVAGNOLI G, CARNEVALE G. *Tecniche chirurgiche in endodonzia: note tecnico-cliniche sulla incisione della mucosa e sulla sutura*. Dental Cadmos. 1984:13 [In Italian].

[17] ZIMMERMANN U, EBNER J, VELVART P. *Papilla healing following sulcular full thickness flap in endodontic surgery*. J Endod. 2001;27:219.

[18] BLATZ MB, HURZELER MB, STRUB JR. *Reconstruction of the lost interdendal papilla - presentation of surgical and non surgical approaches*. Int J Periodont Restor Dent. 1999;19:395-406.

[19] VELVART P. *Papilla base incision: a new approach to recession-free healing of the interdental papilla after endodontic surgery*. Int Endod J. 2002;35:453-460.

[20] TARNOW DP, MAGNER AW, FLETCHER P. *The effect of the distance from the contact point to the crest of bone on the presence or absence of the interproximal dental papilla*. J Periodont. 1992;63:995-996.

[21] MICHAELIDES PL, WILSON SG. *A comparison of papillary retention versus full-thickness flaps with internal mattress sutures in anterior periodontal surgery*. Int J Periodont Restor Dent. 1996;16:388-397.

[22] BEER R, BAUMANN MA, KIM S. Endodontology. Stuttgart: Thieme Verlag. 2000;238-239.

[23] GUTMANN JL, HARRISON JW. *Posterior endodontic surgery: anatomical considerations and clinical techniques*. Int Endod J. 1985;18:8-34.

[24] GUTMANN JL, HARRISON JW. *Surgical access: soft tissue management*. In: Gutmann JL, Harrison JW, eds. *Surgical endodontics*. Boston: Blackwell Scientific Pubblications, Inc. 1991:153-202.

[25] CARR G, BENTKOVER S. *Surgical Endodontics*. In: Cohen S, Burns R, eds. *Pathways of the pulp*. St. Louis, MO: Mosby Inc. 1998;608-656.

[26] HARRISON J, JUROSKY K. *Wound healing in the tissues of the periodontium following periradicular surgery. 2. The dissectional wound*. J Endod. 1991;17:544-552.

[27] ZUOLO ML, FERREIRA MO, GUTMANN JL. *Prognosis in periradicular surgery: a clinical prospective study*. Int Endod J. 2000;33:91-98.

[28] SELVIG K, TORABINEJAD M. *Wound healing after mucoperiosteal surgery in the cat*. J Endod. 1996;22:507-515.

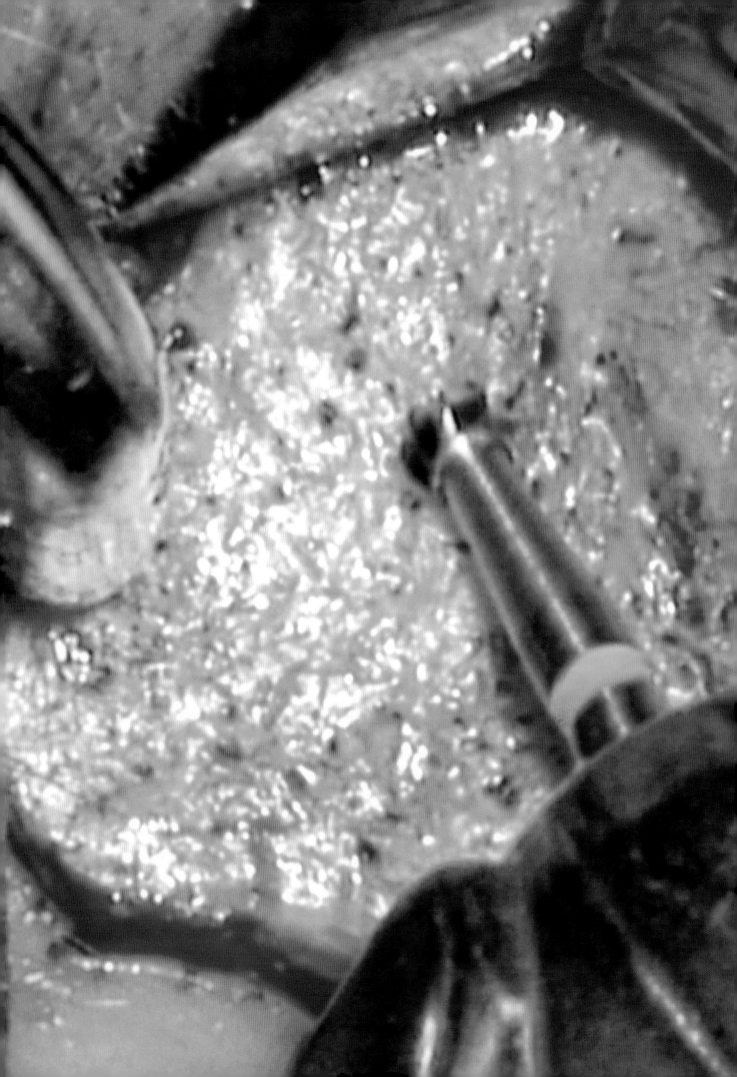

硬组织处理
Hard Tissue Management

牙髓显微外科的主要目标之一是通过骨皮质获得到达患牙牙根的手术入路。分离和牵开龈瓣后，即需定位根尖。若存在窦道或长期的吸收性病变穿透骨皮质，并导致覆盖唇/颊侧根尖的整个骨面被破坏，那么只要去除肉芽组织，就能在少量去骨甚至不去骨的情况下到达根尖。在大多数情况下，骨皮质部分或全部完整，可以用高速球钻去骨以暴露根尖。在去骨之前，应仔细阅读术前X线片，预估牙根的大致长度、解剖外形和弯曲度，以及与相邻牙根尖和周围结构之间的距离。使用牙周探针模拟测量根长同时拍摄X线片，大致了解根尖位置和牙根长度，据此测量结果在骨面上定位根尖（图8.1）。也可通过测量数字X线片屏幕上的长度获得相同的测量值（图8.2）。建议患者进行CBCT检查，可以更加精确地了解牙根和根尖周围解剖结构。用小球钻少量去骨，然后在去骨处放置一小块

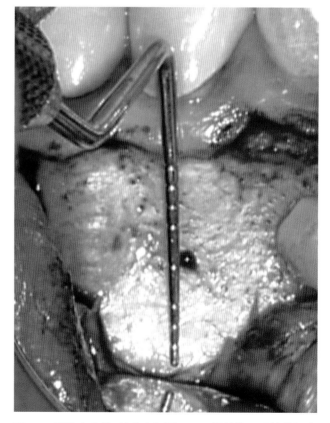

图8.1 预先在术前X线片上测量，牙周探针指示预估的根尖位置。

X线阻射的标记物，并拍摄新的X线片[1-2]，可以更准确地定位根尖的位置。标记物可选用一块X线胶片袋中的无菌铅片（图8.3）或一块灭菌牙胶。X线阻射标记物可在横向和纵向为根尖的位置提供参考[3]。

确定根尖的准确位置后，在大量生理盐水的冲洗下，用手术高速球钻以非常轻的力量切削去骨。

去骨是使用#2或#6的手术长柄球钻，安装在手术专用的高速手机上。如Impact Air 45仰角手机（Palisades Dental，NJ，USA）（图8.4）。该手机只提供冲洗液，工作端无空气排出，以避免在周围的软组织中形成气肿或栓塞的风险。在使用车针时采取刷式手法，动作应十分轻柔，并确保始终

有生理盐水冲洗液冷却车针。在预估的根尖冠方2~4mm处选取一个点，然后垂直于预估的牙根长轴磨出定位孔，直到到达牙根（图8.5）[1]。牙根和骨组织容易区分。牙根颜色较深，微黄，被牙周膜包围，探诊时不会出血。而骨是白色的，稍软，用刮匙刮擦时出血。若无法区分，可以使用亚甲蓝染料（图8.6），牙周膜对该染料更易着色，便于识别和定位[4]。当牙根可见时，逐步去骨暴露根尖（图8.7），为清除肉芽组织、根尖切除和根尖封闭提供充足的手术空间和良好视野。去骨应尽可能保守，去除最少量的骨。但术者也应牢记，在愈合过程中会形成新的骨，获得清晰的手术视野是成功的关键。

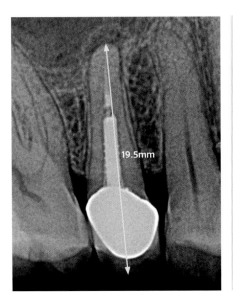

图8.2　可以使用数字影像学进行相同的测量。

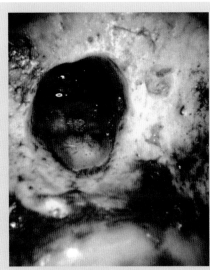
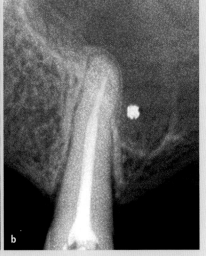

图8.3　a）骨皮质的凸度与牙根的凸度相似。为了安全起见，在形成骨腔之前，在骨皮质上磨出一个浅凹，以便放置一小块放射线阻射标记物。b）拍摄X线片，凸起是由于上颌窦而不是牙根。

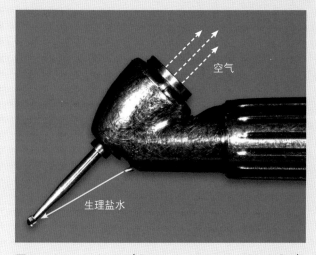

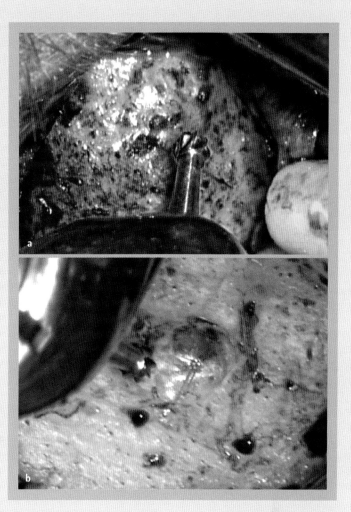

图8.4 Impact Air 45（Palisades Dental，NJ，USA）是一款45°仰角手术高速机头，可以冲洗手术区域，同时从机头背面排出空气，以避免将空气推入软组织内引起气肿或栓塞。

扫码关注后
输入xw01
观看视频

图8.5 a）车针在寻找牙根结构。b）找到并识别牙根。

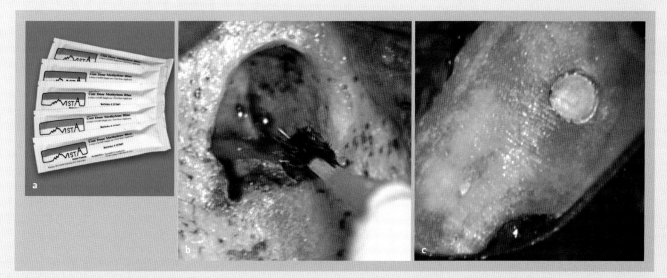

图8.6 a）美国西弗吉尼亚州拉辛市Vista牙科诊所提供的单位剂量亚甲蓝。b）使用专用刷涂布亚甲蓝。c）显示清楚牙周膜。

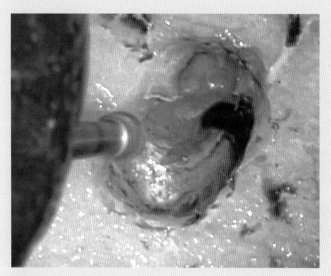

图8.7 高速球钻去骨，暴露根尖。

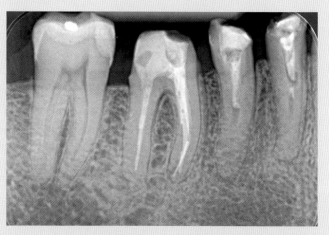

图8.8 术前右下颌磨牙X线片。近中根有一分离器械。患者有症状，无放射线透射影。

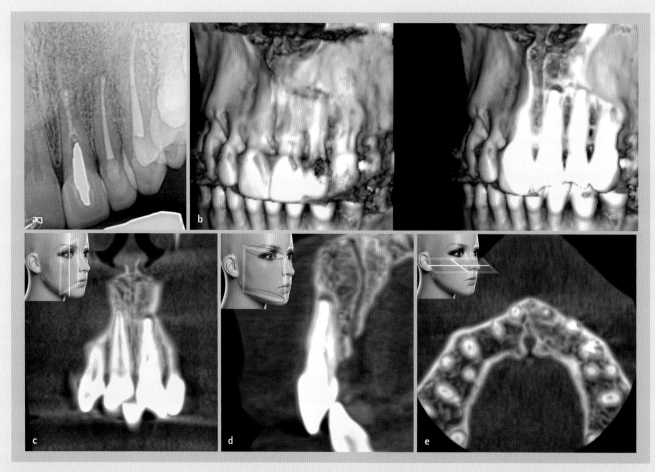

图8.9 a）术前左上颌中切牙X线片。患者有症状，X线片显示无病变。b）左：CBCT三维重建显示完整的骨皮质。右：CBCT三维重建显示中切牙根尖的病变。c）冠状面视图显示病变。d）矢状面视图显示病变。e）横断面视图显示病变。

龈瓣分离和牵开后，临床医生可能面临3种不同的情况：

❶ 骨皮质完整且影像学上不存在病变

❷ 骨皮质完整但影像学上存在病变

❸ 已形成骨开窗

无根尖周病变且骨皮质完整

作者认为，这是牙髓显微外科最困难的情况。它通常发生在操作失误时，只有手术才能纠正。最常见的是在根管内可见器械分离，患者感到不舒服，患牙对叩诊或触诊敏感，但影像学检查没有病变（图8.8）。

更确切地说，可能存在一个小的病变，但它太小，不涉及骨松质和骨皮质交界处的内壁，因此在X线片上不可见，只能在CBCT上检测到。在这种情况下强烈建议使用CBCT来确定牙根长度、根尖位置和与相邻牙根的距离（图8.9）。

有根尖周病变且骨皮质完整

这是牙髓显微外科最常见的情况。有时骨皮质太薄，用锋利的牙髓探针或刮匙即可轻易穿透，然后将其去除，暴露出病变的软组织，然后用高速

扫码关注后
输入xw01
观看视频

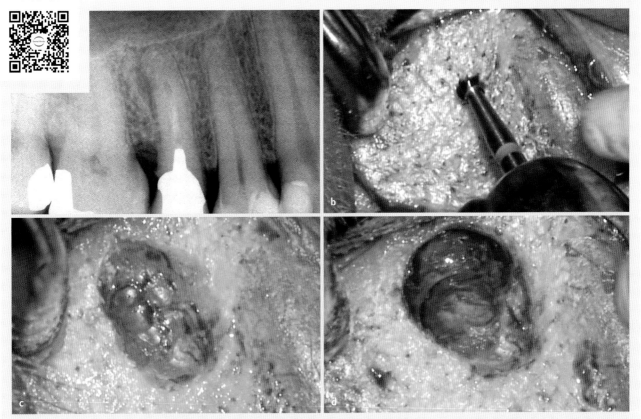

图8.10 a）右上颌第二前磨牙术前X线片。b）骨皮质完整。c）去骨后，可见根尖。d）去除肉芽组织后，预备根尖。

球钻去除其余病损骨组织。当骨皮质完整无法穿透时，可以用高速球钻切削去骨，直至肉芽组织或根面暴露（图8.10）。小心地扩大骨腔，最终骨腔比预期的大是很常见的。众所周知，病变区总是比放射学显示的大。这是因为只有骨皮质受损才能在影像学上检查到病变，而病变从骨松质向骨皮质发展，骨皮质损伤较小，因此影像学检查所见的病变也较小[5]。

有根尖周病变且形成骨开窗

这绝对是牙髓显微外科中最简单的情况。由于病变穿通骨皮质或存在窦道，只要暴露出肉芽组织，就能立即定位根尖（图8.11）。顺着窦道去除肉芽组织，即可看见并到达根尖，同时对骨腔出血也有良好的控制。

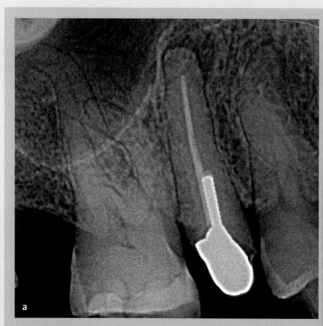
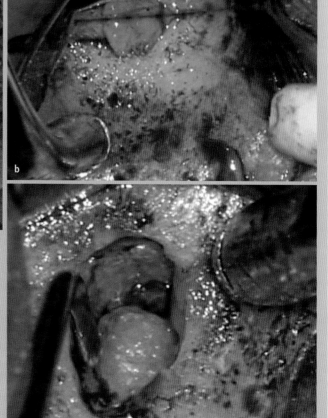

图8.11　a）右上颌第二前磨牙术前X线片。b）骨皮质开窗。c）去除肉芽组织后，预备根尖。

扫码关注后
输入xw01
观看视频

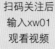

在手术过程中，必须暴露软组织根尖方向的骨，用来放置牵开器。如有必要，应扩大垂直松弛切口，分离更多的软组织，以避免牵开器对软组织撞击造成的组织损伤、延迟愈合、术后不适等。

清除病变的软组织后，根尖即清晰可见，随后完成根尖切除和根尖封闭。

在倒预备超声尖问世之前，要去除足够多的骨，才能使普通器械到达腭侧或舌侧根管（图8.12）。当时以陡斜面切除根尖，可直视被切开的牙根表面，并使用低速直机和手术球钻进行根尖倒预备（图8.13）。陡斜面则需要扩大骨腔为至少长10mm，对颊侧骨进行大量不必要的切除，且有遗漏舌侧或腭侧根管的风险。

去骨应足够多，能容纳显微外科器械，首先是超声工作尖，长度为3mm，因此去骨约为4mm较为理想，以便能使用超声工作尖及其他显微器械，例

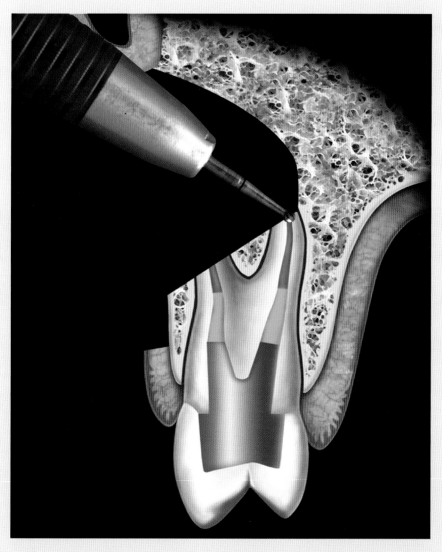

图8.12　使用长斜面进行截根时，为了到达舌侧或腭侧根管，不得不去除更多的骨和牙齿结构。

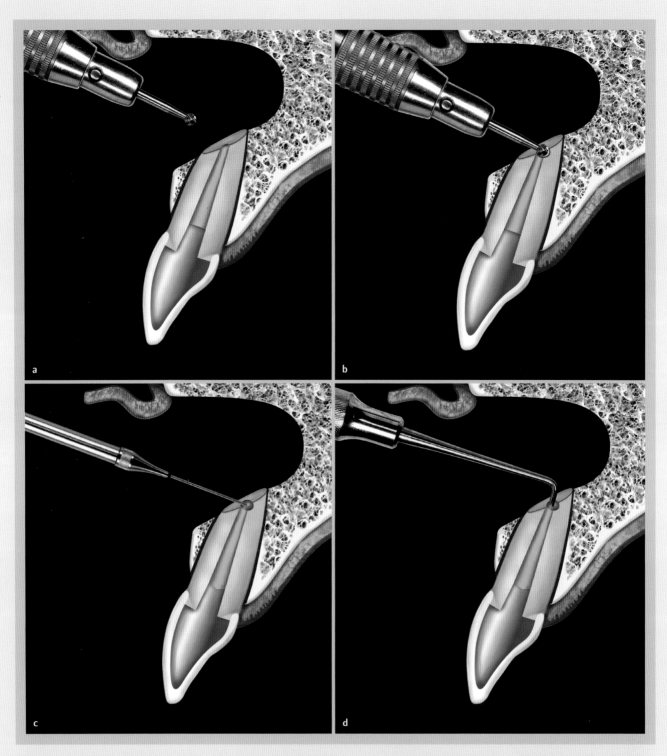

图8.13　a）为到达根管制备陡斜面，使用直机头进行根尖倒预备。b）用球钻进行根尖倒预备，主要预备了根管的腭侧壁。c）用Messing Gun进行银汞合金倒充填。d）用充填器压实银汞合金，很明显倒充填的方向与根管长轴不一致。

如显微口镜、输送器和显微充填器（图8.14）。有时需要更深的倒预备，典型的情况就是已打桩却未行根管充填的前牙根管或很长一段根管几乎完全未充填。此时，需要使用更长的超声工作尖：3mm、6mm、9mm，使用顺序是从短到长。通常不需要大量去骨，但如果需要，可在之前去骨的基础上，沿根尖方向垂直延伸即可[6]。记住，如前所述在愈合过程中会形成新的骨。

如前所述，彻底清除肉芽组织可以更好地控制骨腔内出血，并获得清晰的手术视野，另一方面，囊性病变较大时，只有确保操作时不会损伤重要解剖结构，如邻牙血供、鼻底、上颌窦、下牙槽神经或颏神经，才允许彻底清除病变组织（图2.13～图2.15）。术者应牢记，我们可以通过适当的根管治疗治愈牙髓来源的病变，而不需要手术。因此，在这种情况下，建议仅去除足够的囊壁，可充分进入根尖即可，以进行倒预备和倒充填。

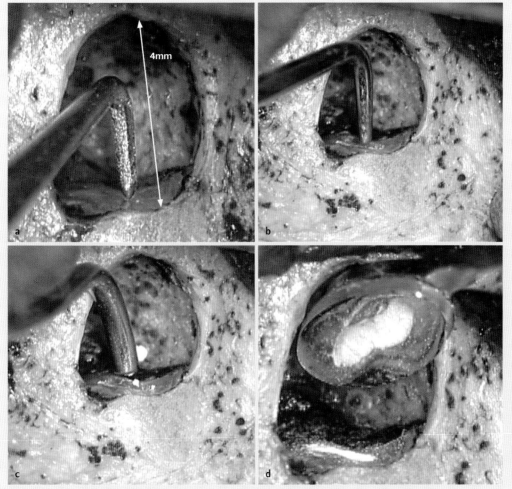

扫码关注后
输入xw01
观看视频

图8.14　a）骨腔应足够大以容纳。b）超声工作尖。c）显微充填器。d）输送器、显微口镜。

骨腔处理

有时，在根尖手术中仅使用如前所述的方法进行麻醉，即可获得对骨腔良好的止血效果，但有时彻底清除肉芽组织后仍会出血，影响手术视野和整个手术过程。在这种情况下，需使用其他方法止血，以获得清晰干燥的骨腔。文献中最常用硫酸铁（图5.8）[7-8]、硫酸钙[9]和肾上腺素小棉球（图5.9）[10]。根据作者的经验，浸有肾上腺素的棉球和硫酸铁是最有效和最常用的。

在使用浸有肾上腺素的棉球之前，必须彻底清除肉芽组织，以确保棉球与骨直接接触。将一个浸有肾上腺素的棉球放入骨腔后，在其上放置更多的无菌棉球，并加压几分钟。然后每次取出一个棉球，但不要取出第一个浸有肾上腺素的棉球（图8.15）。如仍有出血，则需使用新的浸有肾上腺素的棉球重复上述操作，直至止血。

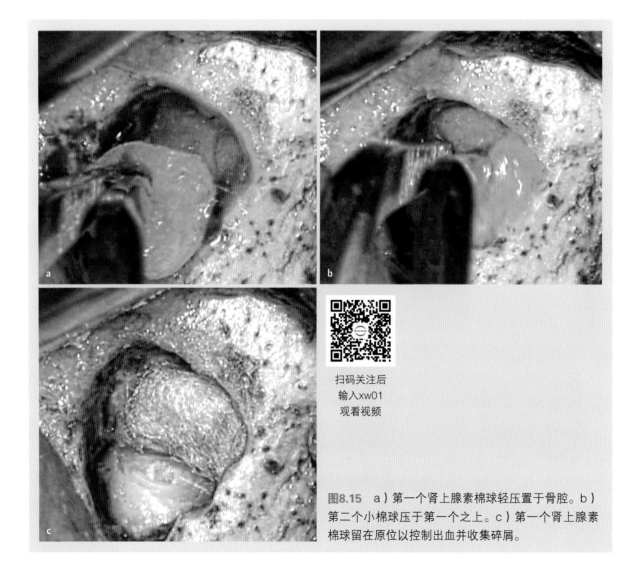

扫码关注后
输入xw01
观看视频

图8.15 a）第一个肾上腺素棉球轻压置于骨腔。b）第二个小棉球压于第一个之上。c）第一个肾上腺素棉球留在原位以控制出血并收集碎屑。

肾上腺素和压迫的联合应用有协同效应，可引发迅速且十分明显的血管收缩作用[10]。肾上腺素通过作用于血管壁上的α受体引起局部血管收缩，压力可提高止血效果[10]。这些棉球还可用于收集倒预备和倒充填过程中产生的碎屑，在最后的冲洗和缝合前去除即可（详见第5章）。

市场上有不同形式和浓度的硫酸铁。最受欢迎的是Cut-Trol（Cut-Trol，Mobile，AL）和Astringedent（Ultradent Products，Inc. UT）（图5.8）。硫酸铁接触出血的血管时，会引起血液蛋白凝集，形成浓稠的褐色凝结物，出血立即停止。如前所述，放置硫酸铁之前，必须彻底清除肉芽组织，使之与骨直接接触。如有凝结物，轻柔地冲洗去除即可。可使用专门的注射器和针头将硫酸铁注入骨腔，这种针头的末端带有小毛刷（图5.8）。小毛刷不应滴水，湿润即可。用硫酸铁涂刷骨腔直到出血停止。为了增强效果，将浸有肾上腺素的棉球压入骨腔几秒钟，出血可立即停止。根据文献报道[7-8]，硫酸铁仅用于骨腔内时没有禁忌证。在手术结束时应仔细将其刮除并冲洗，以刺激新的出血。若留在原位，会导致愈合延迟。此外，术者必须非常小心，不应在骨皮质、骨膜、软组织和施耐德膜上使用硫酸铁，这些结构应小心避开。

参考文献

[1] ARENS DE, ADAMS WR, DECASTRO RA. *Endodontic Surgery*. Philadelphia: Harper & Row. 1981;124-125.

[2] WEINE FS, GERSTEIN H. *Periapical surgery*. In: Weine FS, ed. *Endodontic therapy*. 4th edition. St. Louis: The CV Mosby Company. 1982;446-519.

[3] GUTMANN, J.L., HARRISON, JW. *Surgical access: soft tissue management*. In: Gutmann JL, Harrison JW, eds. *Surgical endodontics*. Boston, MA: Blackwell Scientific Publications, Inc. 1991;153-202.

[4] CAMBRUZZI JV, MARSHAL FJ. *Molar endodontic surgery*. J Can Dent Assoc. 1983;49:61-65.

[5] BENDER IB. *Factors influencing the radiographic appearance of bony lesions*. J Endod. 1982;8:161-170.

[6] MAGGIORE F, KIM S. *Osteotomy*. In: Kim S, Kratchman S, Eds. *Microsurgery in Endodontics*. Wiley Blackwell. 2018;57-65.

[7] LEMON RR, STEELE PJ, JEANSONNE BG. *Ferric sulfate hemostasis: effect on osseous wound healing. I. Left in situ for maximum exposure*. J Endod. 1993;19:170-173.

[8] LEMON RR, JEANSONNE BG, BOGGS WS. *Ferric sulfate hemostasis: effect on osseous wound healing. II. With curettage and irrigant*. J Endod. 1993;19:174-176.

[9] PECORA G, ANDREANA S, MARGARONE JE, COVANI U, SOTTOSANTI JS. *Bone regen-eration with a calcium sulfate barrier*. Oral Surg Oral Med Oral Path Radiol Endod. 1997;84:429-439.

[10] KIM S, RETHNAM S. *Hemostasis in endodontic microsurgery*. Dent Clin North Am. 1997;41:499-511.

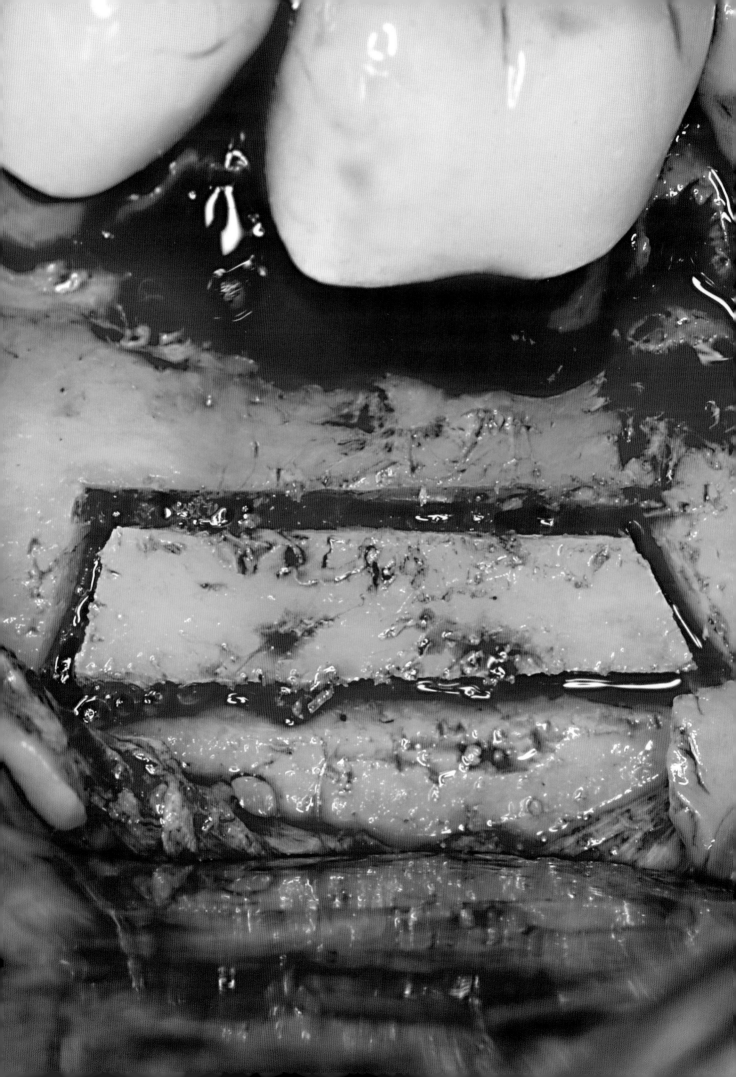

骨皮质开窗
The Cortical Window

非手术根管治疗需要制备髓腔入路以进入复杂的根管系统。微创的理念改变了开髓孔的传统形态，也改变了牙髓显微外科的手术方式[1]。借助外科手术显微镜，可以制备更小的骨腔，减少去骨量。显微外科手术刀片切割更精准，组织损伤最小[2]。清晰的视野有助于垂直于牙根长轴切除根尖，而较小的切除角度可减少牙本质小管暴露的数量。在牙根切除、倒预备和倒充填之前，可及时发现侧支根管、根尖三角区、峡部交通和微隐裂[3]。单丝缝线可减少术后炎症发生。软硬组织增量可改善生物型和扶壁骨的不足。而这些仅仅是牙髓显微外科技术中的部分新辅助手段[2,4-5]。

研究表明，传统牙髓外科治疗的成功与否取决于许多因素[6-7]。Wang等的一项研究指出，传统牙髓外科的成功率为74%；根管充填的长度和术前病变的大小是预测治疗结果的重要指标[8]。显微外科技术的成功率为94%[2]，与之相比，根管再治疗的成功率更低（86%）；牙髓显微外科治疗后发生的失败更少[5]。这些情况更适用于牙髓显微外科[9]。

超声截骨术

超声骨刀在牙周和种植手术中均有应用。牙髓显微外科中使用超声骨刀可以减少骨皮质去除量并维持牙根长度。工作时生理盐水通过灌溉管道泵入以冷却工作尖（NSK America Corp IL，Brasseler USA，Savannah GA）（图9.1）。

在骨腔深处，超声波振动能将冲洗液分解成非常小的颗粒状，更易从骨腔中抽吸出来。减少术区的血红素可减少止血剂的使用和对倒充填材料凝固的干扰。在牙髓显微外科手术中，使用超声骨刀可减少愈合阶段的并发症。超声由频率 > 20kHz 的机械波组成。电能通过换能器（Lead Zirconate Titante）转化为超声波时会产生极少的热量。由医生来控制施加的压力、切割频率、脉冲频率、冷却液的传输速率和功率（3 ~ 90W）。切割时产生的极少热量可使促炎细胞因子水平降低、BMP4和TGF2 早期增多、新骨形成更活跃[10-11]。传统的截骨术需要使用大型器械去除骨皮质，但这些器械可能导致愈合延迟、术后疼痛和/或并发症的增加。使用显微镜和超声骨刀时，只需较小的截骨范围（< 5mm）即可容纳超声工作尖（尖端长度为3mm）。

骨皮质开窗技术

与其他技术相比，通过骨皮质开窗进入根尖区去骨量较少，创伤也更小，窗口的周长根据X线片确定。X线片在牙体牙髓病学中非常重要，但平片仅提供了三维结构的二维图像。过去通过二维图像得到的数据颇为主观。而锥形束计算机断层扫描

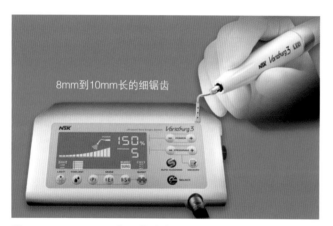

图9.1　Piezotome的工作尖有8mm和10mm长的细锯齿，截骨面积更小，骨创伤更小。（NSK America Corp IL，Brasseler USA，Savannah GA）

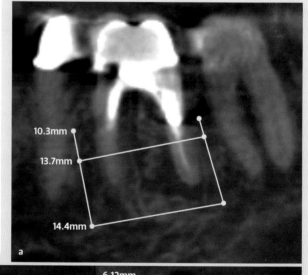

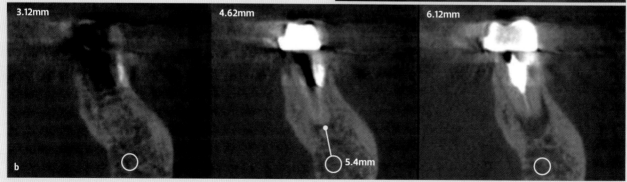

图9.2　a）锥形束层析析术可从矢状面、水平面和冠状面（x、y、z轴）测量开窗尺寸。b）可测量与下牙槽神经的距离。这是所有显微外科手术中的关键测量项目。

（CBCT）和数字体积技术（DVT）提供了矢状面、水平面和冠状面的图像，能够显示以前无法检测的视图[12-13]。

三维图像为诊断、制订术前计划、术后诊疗效果评估和再评估提供了更多的数据[12,14]。可以从CBCT扫描的图像数据中预先设计进入牙根尖部的骨开窗位置（图9.2）。打印的三维手术模板可以在术中指导截骨，减少与数字化手术设计的误差。通过三维成像打印出的手术模型可以优化手术区域的准备、截骨的周长、骨皮质的深度、病变范围以及所需的植骨体积[15-18]。

与传统不使用辅助工具制备的骨腔相比，CBCT影像结合超声骨刀使骨皮质开窗更为精确、创伤更小。将骨皮质切开后，从骨板外侧穿通颊侧骨壁或腭侧骨壁至内侧，且成一定的内收角度，以确保精确地去除和复位骨皮质板。

超声骨刀截骨术

传统的截骨术使用大号球钻去除了大量骨皮质，可导致延迟愈合、术后疼痛增加和其他并发症。使用显微镜、超声骨刀、超声尖可减少预备量，从而极大地减少上述后遗症。超声骨刀使用微型锯切割，通过减小切除角度和提高视野以减少去骨量和保留牙根长度。超声波振动将冲洗液分解成小颗粒，很容易从骨腔深处冲洗出来。骨腔中仅存少量血管，能减少止血剂的使用（Viscostat®Clear UPI，South Jordan，UT）和对倒充填材料凝固的干扰。与传统的骨腔制备相比（图9.3～图9.14），超声手术设备制备骨皮质窗更精确且去骨量更少[11]。

结语

综合各学科领域的治疗原则，根管外科已逐渐演变成牙髓显微外科。这种骨皮质开窗方法的优点包括视野清晰、更易建立根尖入路和骨丧失风险降低。这种微创方法通过去除骨皮质板建立根尖入路的最大优势是可以保留并复位骨板以及提高再生潜力。随着外科医疗器械的进步，基于生物学概念的显微外科手术显著提高了治疗的成功率。只有不抛弃过去并且积极拥抱未来，才是所有事物的正常进步过程。

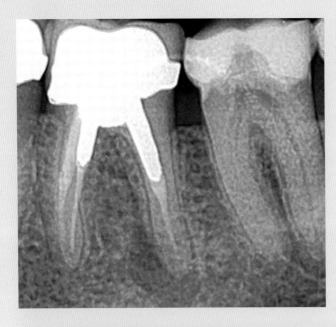

图9.3　左下颌第一磨牙术前X线片，所有根管均未充分预备和充填，根管再治疗需去除铸造桩核，可能导致近远中牙根折裂。

图9.4　CBCT显示较明确的病变范围。通过矢状面（CBCT）可确定骨皮质开窗的宽度和高度。骨开窗切口需从骨皮质板的外侧向内侧成一定角度内收且骨板的根尖部基底应长于冠方，防止骨皮质板在复位时塌入骨腔。

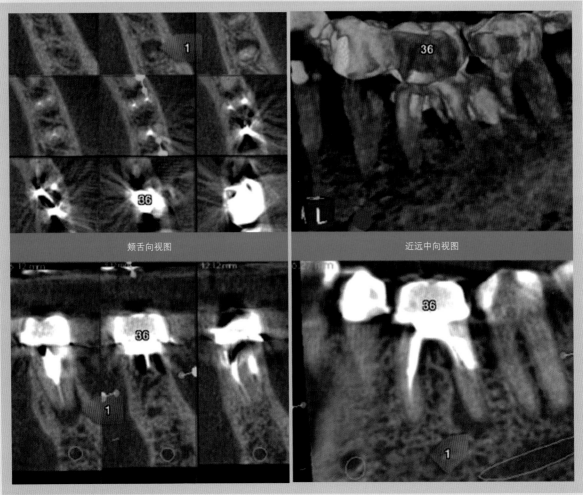

颊舌向视图　　　　　　　近远中向视图

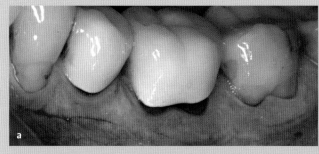

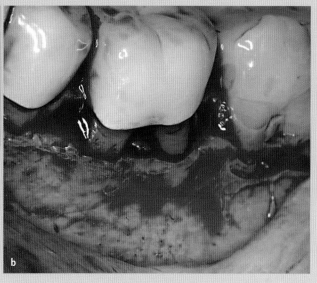

图9.5　a、b）该皮瓣设计是为了改善牙龈退缩，垂直和水平切口在瓣复位时出现张力；平整根部以确保表面清洁，增强皮瓣与根部的黏附性。

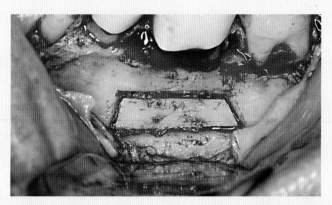

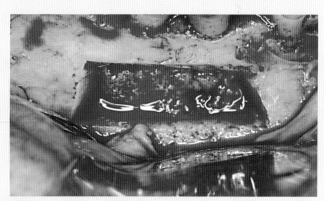

图9.6　使用Piezotome（NSK VarioSurg 3 1800 Global Parkway Hoffman Estates，IL 60192，USA）行骨开窗术，根尖手术完成后复位骨板。

图9.7　使用精细骨凿移除骨皮质窗。

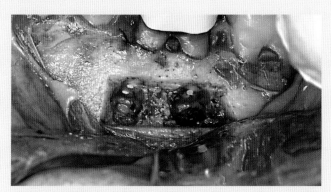

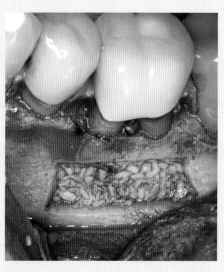

图9.8　保留两牙根之间的牙槽骨间隔以加速骨再生，磨光倒充填材料（SuperEBA）并使用多槽钨钢钻抛光根面。

图9.9　同种异体骨植入骨腔。

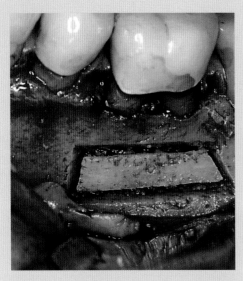

图9.10 在窗口上方复位骨皮质板。

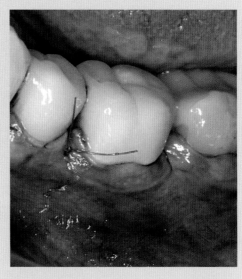

图9.11 将皮瓣对位缝合，软组织覆盖牙龈退缩区。

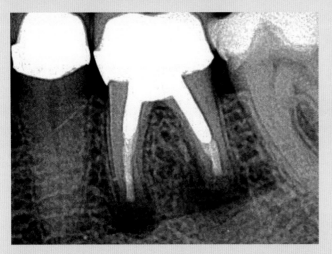

图9.12 术后X线片。

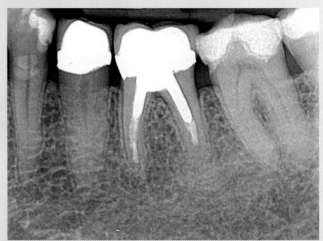

图9.13 6个月后随访X线片可见病变几乎完全愈合。

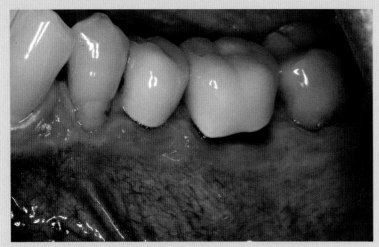

图9.14 6个月后随访口内检查可见病变愈合和组织健康。

参考文献

[1] WANG N, KNIGHT K, DAO T, FRIEDMAN S. *Treatment outcome in endodontics: the Toronto Study. Phases I and II: apical surgery.* J Endod. 2004;30(11):751-761.

[2] TSESIS I, ROSEN E, TASCHIERI S, ET AL. *Outcomes of surgical endodontic treatment performed by a modern technique: an updated meta-analysis of the literature.* J Endod. 2013;39(3):332-339.

[3] WELLER RN, NIEMCZYK SP, KIM S. *Incidence and position of the canal isthmus. Part 1. Mesiobuccal root of the maxillary first molar.* J Endod. 1995;21(7):380-383.

[4] KIM S, KRATCHMAN S. *Modern endodontic surgery concepts and practice: a review.* J Endod. 2006; 32(7):601-623.

[5] SETZER FC, KOHLI MR, SHAH SB, KARABUCAK B, KIM S. *Outcome of endodontic surgery: a meta-analysis of the literature - Part 2: Comparison of endodontic microsurgical techniques with and without the use of higher magnification.* J Endod. 2012;38(1):1-10.

[6] GUERREO CG, QUIJANO GUAUGUE S, ET AL. *Predictors of clinical outcomes in endodontic microsurgery: a systematic review and meta-analysis.* Giornale Italiano di Endondonzia. 2017: 31(1):2-13.

[7] DE CHEVIGNY DAO TT, BASRANI B, ET AL. *Treatment Outcomes in Endodontics: The Toronto Study-Phase 4: Initial treatment.* J Endod. 2008;34(3):258-263.

[8] WANG N, KNIGHT K, DAO T, FRIEDMAN S. *Treatment outcome in endodontics: the Toronto Study. Phases I and II: apical surgery.* J Endod. 2004;30(11):751-761.

[9] FLORATOS S, SYNGCUK K. *Modern Microsurgical Concepts.* Dent Clin North Am. 2017;61(1):81-91.

[10] VERCELLOTTI T. A. *Essentials in piezosurgery: Clinical advantages in dentistry.* 1st ed. Surry, UK: Quintessence Publishing Co; 2009.

[11] ABELLA F, DE RIBOT J, DORIA G, ET AL. *Applications of piezoelectric surgery in endodontic surgery: a literature review.* J Endod. 2014;40(3):325-326.

[12] VENSKUTONIS T, PLOTINO G, JUODZBALYS G, ET AL. *The importance of cone-beam computed tomography in the management of endodontic problems: a review of the literature.* J Endod. 2014; 40(12):1895-1901.

[13] LEONARDI DUTRA K, HAAS L, PORPORATTI AL, ET AL. *Diagnostic accuracy of cone-beam computed tomography and conventional radiography on apical periodontitis: a systematic review and meta-analysis.* J Endod. 2016;42(3):356-364.

[14] AHLOWALIA MS, PATEL S, ANWAR HM, ET AL. *Accuracy of CBCT for volumetric measurement of simulated periapical lesions.* Int Endod J. 2013;46(6):538-546.

[15] KUHL S, PAYER M, ZITZMANN NU, ET AL. *Technical accuracy of printed surgical templates for guided implant surgery with the coDiagnostiX software.* Clin Implant Dent Relat Res. 2015;17(Suppl 1):e177-e182.

[16] D'HAESE J, VAN DE VELDE T, KOMIYAMA A, ET AL. *Accuracy and complications using computer-designed stereolithographic surgical guides for oral rehabilitation by means of dental implants: a review of the literature.* Clin Implant Dent Relat Res. 2012;14(3):321-335.

[17] PINSKY HM, CHAMPLEBOUX G, SARMENT DP. *Periapical surgery using CAD/CAM guidance: preclinical results.* J Endod. 2007;33(2):148-151.

[18] STRBAC GD, SCHNAPPAUF A, GIANNIS K, MORITZ A, ULM C. *Guided Modern Endodontic Surgery: A Novel Approach for Guided Osteotomy and Root Resection.* J Endod. 2014;43(3):496-501.

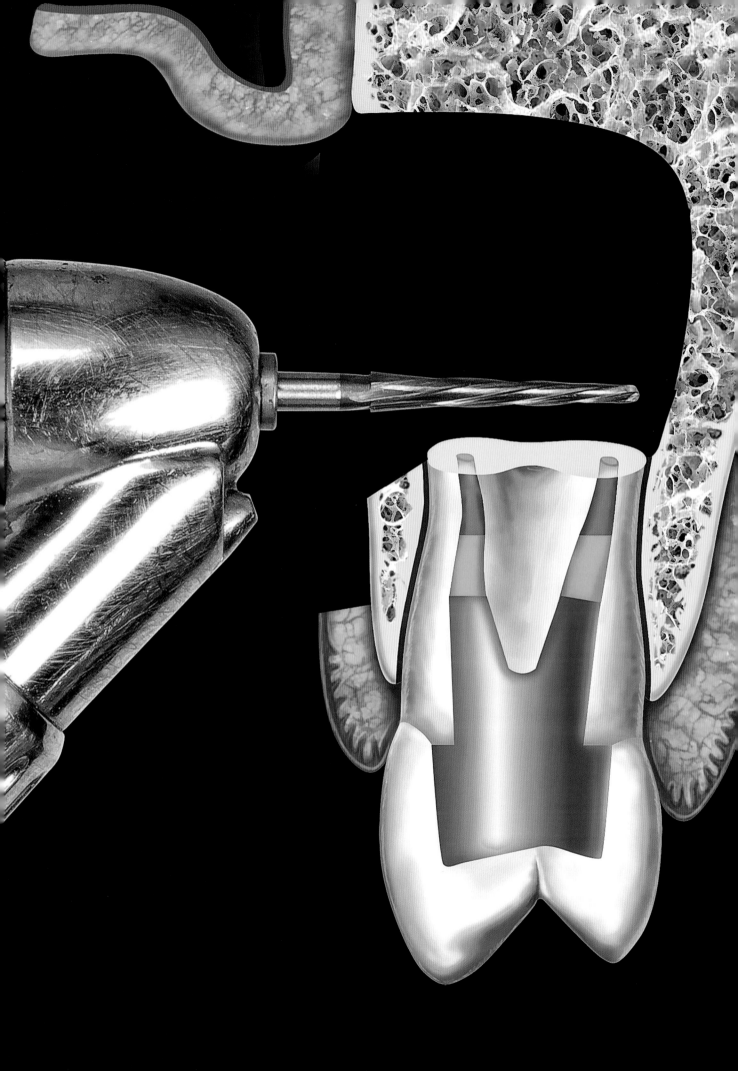

根尖切除
Root–End Resection

根尖切除术与根尖周刮治术

多年来，一些研究者主张将根尖周刮治术作为治疗牙髓病变的最终方法，无须进行根尖切除和倒充填[1-7]。这种方法主要是为了保持根长和牙齿稳固性，而根尖切除量通常仅为3mm，目前还没有研究证实根尖切除会降低牙齿稳固性。虽然有些病例仅通过根尖刮治即可促进组织修复[7-9]，但大多数是一次性治疗病例或根管在手术过程中已行清理和充填的病例[10]，如图1.2所示，所以外科医生不需切除根尖也可消除根管系统感染[11]。换言之，这些病例虽然已行手术治疗，但如果可以通过非手术方式进行治疗，即使不做手术也能治愈。总之，大多数情况下手术是为了完善根尖封闭。因此仅行根尖周刮治没有意义，根尖切除和倒充填才是保证成功的关键。如前所述，进行根尖刮治能控制出血、提高可见度、到达根尖区和获取组织学检查的标本，但仅行根尖刮治不能促进病变愈合。

刮除肉芽组织时患者会非常痛苦，此时应向软组织中注射含有1∶50000肾上腺素的麻醉剂确保刮治过程无痛并减少术区出血[12-13]。因为病变最初形成于牙周韧带且与根面紧密附着而与周围牙槽骨无连接，所以应首先将刮治器的凸面朝向骨壁并从骨腔侧缘剥离软组织，一旦将组织沿着侧缘游离就可转动刮治器刮治根面。

根尖切除术适应证与机制

传统理论认为，根尖切除量会对治疗结果有很大影响，常导致剩余牙的冠根比小于1∶1[14]。另一理论主张将病损包围的整个牙根全部切除直至骨腔，即必须将病损中的牙根切除至齐平或略低于骨腔底部的位置[14]。该理论的假设基础是肉芽组织或囊肿包裹的牙体硬组织（尤其是牙骨质）已坏死[15]，但这个理论从未得到证实[16]。这种切除方式会降低牙齿的稳固性，是完全错误的。

将肉芽组织与根尖分离后，就可使用装有Lindemann裂钻的45°仰角高速手机（图10.1），垂直于牙体长轴切除根尖。

超声尖出现前，通常使用裂钻切割形成舌侧向颊侧45°斜面（图10.2a），以便临床医生直视牙根断面，使用慢速直机倒预备和充填根尖（图10.2b）。然而将根尖切成陡斜面并无生物学依据[17]，陡斜面可能会导致：

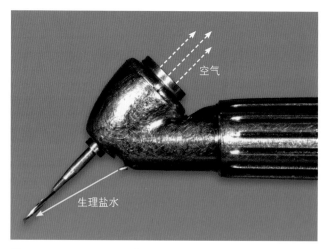

图10.1 Impact Air 45（Palisades Dental, NJ, USA）是一款带有Lindemann裂钻的45°仰角高速手机。

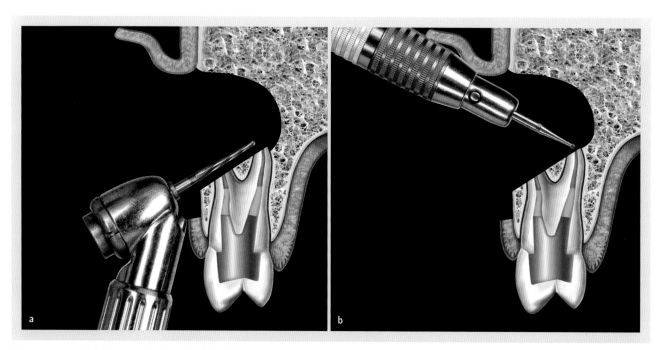

图10.2 a、b）制备45°陡斜面时可能会过度去除颊侧支持骨和牙体结构。

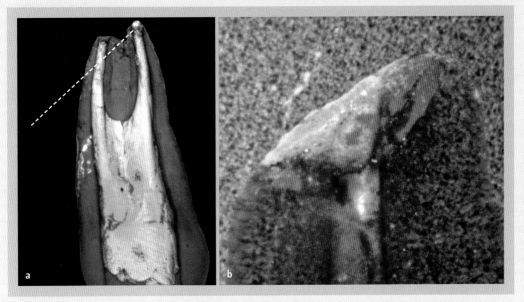

图10.3　a）制备45°陡斜面后可能遗漏腭侧或舌侧解剖结构。b）已行倒充填，但未完全切除根尖：根尖三角未去除，3个根尖口未封闭。（由John West医生提供）

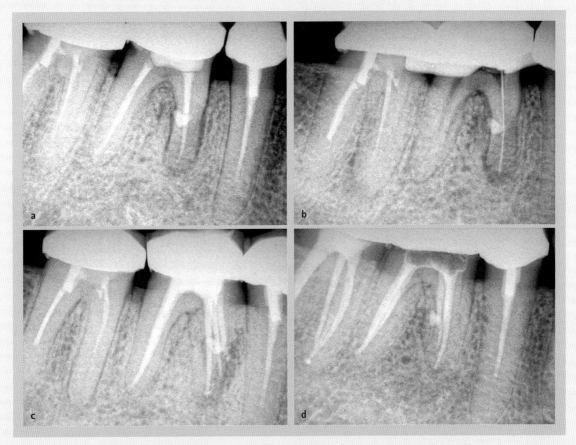

图10.4　a）右下颌第一磨牙术前X线片。口腔外科医生试图仅制备一个很长的斜面进行保守治疗，并在牙根非常靠近冠方的部位进行倒充填。b）在非手术再治疗过程中，近舌根管完好。c）可见牙根长斜面和两个完全遗漏的根管。d）2年后随访X线片。

○ 过度去除颊侧支持骨和牙体结构（图10.2b）

○ 牙根切除不完全，导致舌侧或腭侧根管遗漏
（图10.3和图10.4）

○ 斜面腭侧的牙本质小管无法封闭（图10.5）

手术失败病例中常常只切除了牙根的颊侧而未切除舌侧（图10.4），从而导致舌侧根尖持续感染[18]。

自超声工作尖出现以后，使用0°斜角进行根尖切除，即工作时车针与牙长轴垂直（图10.6）且沿着牙根长轴预备Ⅰ类洞形。

0°斜角具有以下优势：

○ 保留根长

○ 减少去骨量

○ 降低舌侧根管遗漏概率

○ 减少牙本质小管暴露

○ 便于沿根管长轴方向预备Ⅰ类洞形

○ 减少腭侧或舌侧侧穿风险

牙根切除量约3mm[19]，但切除量是由剩余牙根长度决定而非事先确定的，根尖切除后的断面应在颊、舌或腭侧剩余相同的牙体组织量，即牙根切除后，若根管口位于中心且周围颊、舌侧牙本质量相同，则表明已完整切除牙根。当牙根存在双根管时，如上颌磨牙的近颊根和下颌磨牙的近中根，为保证有足够的牙体组织进行根尖预备，颊侧根管的颊侧牙本质量必须与舌侧根管的舌侧牙本质量相同。

肉芽组织与根尖分离后，将车针垂直于牙长

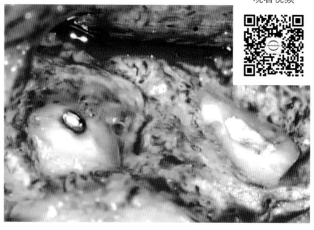

图10.5　1个月前，由颌面外科医生治疗的右上颌中切牙和侧切牙的口内图像。注意锐角斜面和没有倒充填部分，制备45°陡斜面后无法封闭腭侧的牙本质小管，暴露的牙本质小管可能产生术后细菌微渗漏。患者在术后1个月出现中切牙来源的窦道，很明显是中切牙牙本质小管被细菌浸润引起的。

轴磨除根尖，沿近远中方向和根冠方向切除牙根（图10.7）。车针从近中向远中移动将牙根切割得平坦光滑，暴露整个根管系统和牙根轮廓[11]。如前所述，当切除后的根管颊侧和舌侧有等量牙本质包绕，且可观察到牙根断面和牙根轮廓时，即完成根尖切除。

需要活检时，应使用细裂钻从牙根的近中至远中按预定切除量切除根尖而不是来回磨除，当分离器械位于根尖或穿过根尖孔时，也应直接切除根尖（图10.8）。来回磨除根尖时可能会产生金属碎片，容易进入周围软组织，导致组织金属着色。

切除根尖3mm可去除98%的根尖分歧和93%的侧支根管（图10.9）[19]，<3mm时可能不能完全去

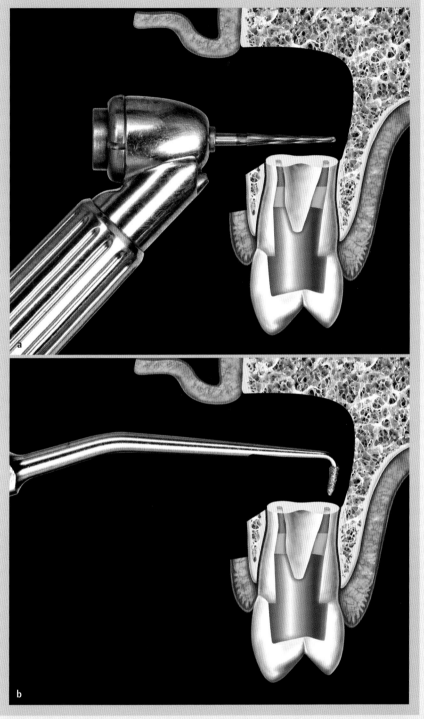

图10.6 a）目前根尖切除术采用垂直于牙根长轴的0°斜角。b）沿牙长轴进行根尖预备，制成Ⅰ类洞形。

图10.7 用裂钻由近中向远中（M–D）和根尖向牙冠方向（A–C）将暴露的根尖磨平。

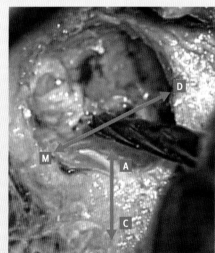

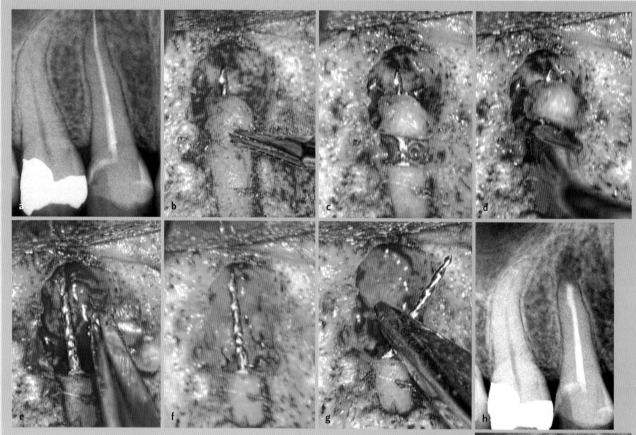

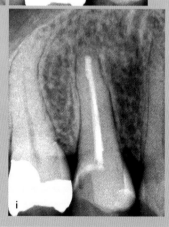

图10.8　a）右上颌第一前磨牙术前X线片，分离器械穿通到根尖周组织中。b）用细裂钻切除根尖。c）分离根尖。d）使用挖匙移除根尖碎片。e）用持针器夹持根尖碎片。f、g）暴露和移除分离器械。h）术后X线片。i）术后2年随访X线片。

扫码关注后
输入xw01
观看视频

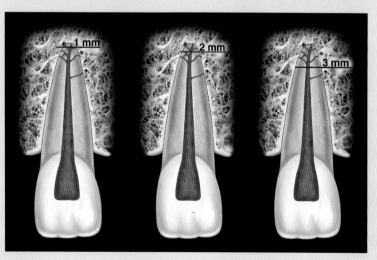

图10.9　去除根尖3mm；可以去除98%的根尖分歧和93%的侧支根管。

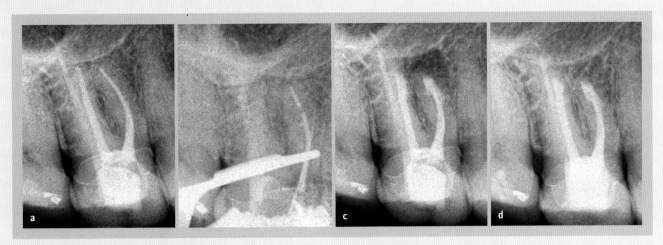

图10.10 a）右上颌第一磨牙术前X线片，患者有临床症状，将进行非手术再治疗。b）试图绕过Thermafil®热塑载体牙胶尖的硬塑芯做旁路时导致穿孔。c）术后X线片，术中在穿孔水平冠方切断牙根。d）2年后随访X线片。

扫码关注后
输入xw01
观看视频

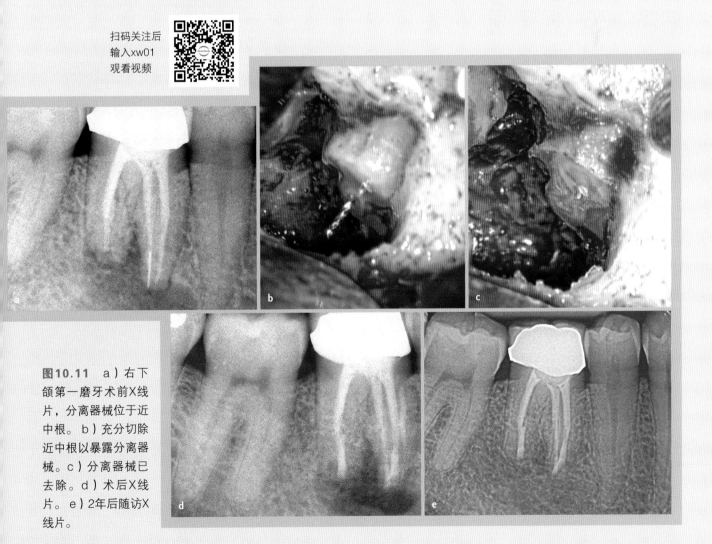

图10.11 a）右下颌第一磨牙术前X线片，分离器械位于近中根。b）充分切除近中根以暴露分离器械。c）分离器械已去除。d）术后X线片。e）2年后随访X线片。

图10.12　a）右上颌第二前磨牙术前X线片，根管中可见铸造桩，根侧有病变，出现窦道。b）为避免暴露金属桩，对主根管和侧支根管进行预备、充填，而未切除根尖。c）2年后随访X线片。

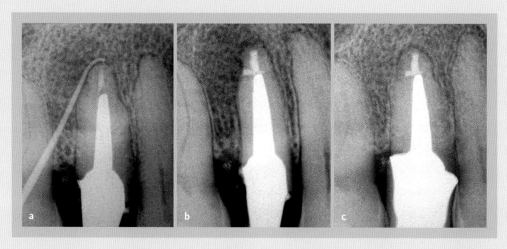

图10.13　a）右上颌中切牙术前X线片。b）可见牙根纵折。c）磨除根尖几毫米后，折裂线不再明显。d）根尖倒预备后行倒充填。e）术后X线片。f）17年后随访X线片。

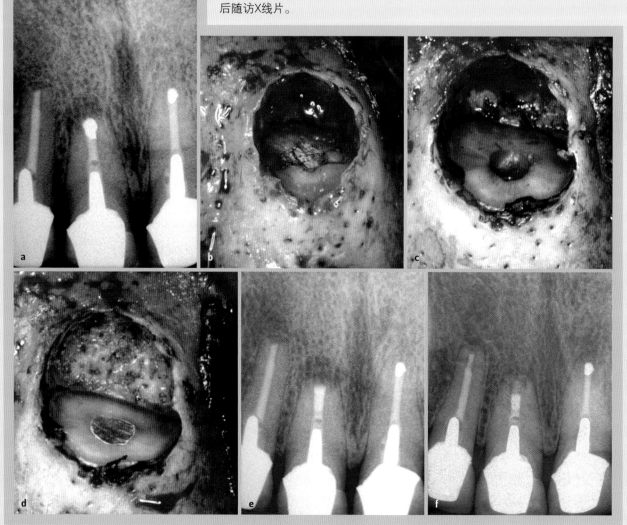

除所有的侧支根管和根尖分歧，可能导致再次感染和治疗失败[20]。

但3mm原则并不适用于所有病例，根尖切除量取决于以下几个因素：穿孔及其位置（图10.10）、台阶和分离器械的位置（图10.11）、金属桩在根尖的位置（图10.12）以及不完全牙根纵裂的范围（图10.13）。

使用亚甲基蓝（Vista Dental，Racine，WI，USA）将牙周膜染色后，可直接或通过显微口镜（在手术显微镜的中/高挡放大倍数下）对切除牙根进行精确检查（图10.14）[21]。用显微外科器械轻轻涂抹染色剂（10.14b）。随后使用Stropko冲洗器进

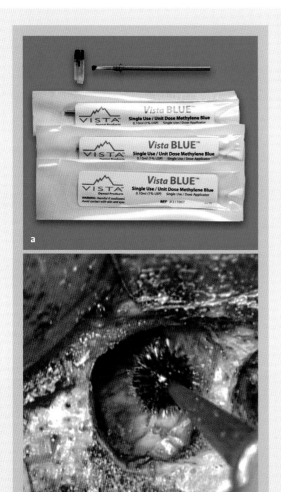

图10.14　a）Vista Dental（Vista Dental，Racine，WI，USA）公司生产的单剂量亚甲基蓝。b）带有亚甲基蓝的显微手术刷。

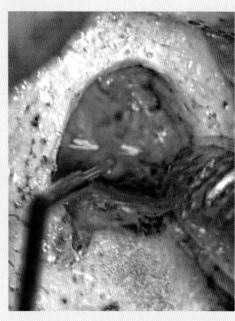

图10.15　用生理盐水冲洗去除多余染料。

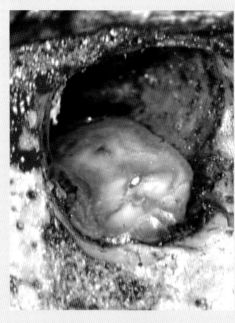

图10.16　染色后牙周膜和根管非常清楚。

行无菌水或生理盐水冲洗（图10.15）。

牙周膜连续包绕在牙根表面，根尖切除后用蓝色染料染色，可示牙周膜环绕截面一圈，用来确认已在颊舌向完全切除了牙根结构（图10.16）。术者也很容易看到变异的解剖结构，如裂纹、峡部（双根管有峡部的发生率为100%[22]）和副根管，并确认牙根是否完全切除，若看不到腭侧牙周膜，则表示根尖未被完全切除（图10.13c）。

根尖切除术的适应证：

❶ 去除病变组织，包括根尖折裂、根尖外吸收[14,23-24]。但根尖外吸收并不是牙髓显微外科或根尖切除的适应证。根尖外吸收是坏死根管内细菌引起炎症反应的常见后果，通过完善的根管预备、消毒、充填可以阻止病变发展，因此根尖外吸收具有自限性。根尖外吸收可累及每个坏死牙髓根管的根尖，甚至邻近活髓牙的根尖。此时，根尖外吸收累及硬组织、骨、牙骨质和牙本质，但不累及软组织，不会损伤邻牙的牙髓活力（图10.17）[24]。因此只有在非手术治疗失败的情况下，才需要进行手术治疗，此时，切除根尖外吸收部分，可改善根尖封闭。这种治疗方案也适用于根尖折裂（图10.18），但只有根尖折裂出现症状和体征时才可采取手术方案（图10.19）

❷ 有利于去除根尖肉芽组织，特别是肉芽组织位于牙根后方时，也可用于组织活检[25]

❸ 避免医源性损伤，如非手术治疗导致的穿孔、器械分离、根管堵塞和台阶[14]。当出现操作失误时，临床医生需要通过他/她的技能和专业知识来评估非手术治疗处理这些失误的难度。然而，Nygaard-Ostby和Schilder[26]建议当以上情况发生时，尽量用传统根管治疗的方法进行根管充填

❹ 切除根尖分叉、根尖分歧、侧副根管（图10.9）和严重弯曲牙根[14,27-28]。这些异常的解剖变异可能含有细菌或坏死的碎屑，无

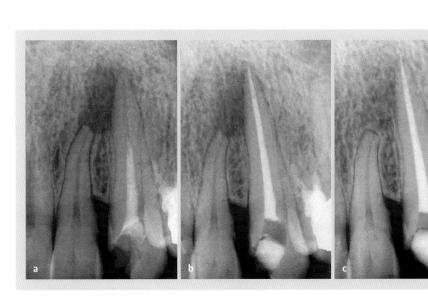

图10.17　左上颌尖牙牙髓坏死，治疗不当，导致左上颌侧切牙牙根尖外吸收（继发于感染的进行性炎症吸收），侧切牙对牙髓活力测试反应良好。a）术前X线片。b）术后X线片。c）术后12个月随访X线片：吸收已停止，病变已愈合，可在侧切牙的根尖看到硬骨板形成，牙髓仍保持有活力。

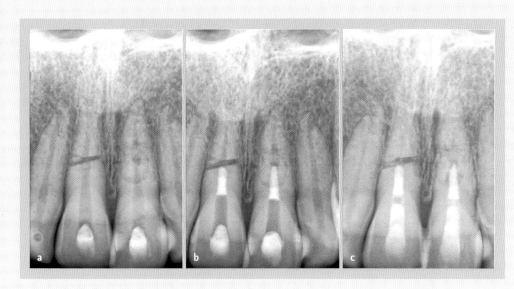

图10.18 a）两颗中切牙因外伤导致水平折裂，牙髓已坏死，口腔医生已经开髓治疗。b）根管冠状部分在折断处用MTA封闭和热牙胶充填。c）2年后随访X线片，根尖部分仍有牙髓活力，在折断处没有炎症表现。因此，没有必要通过手术移除根尖部分。

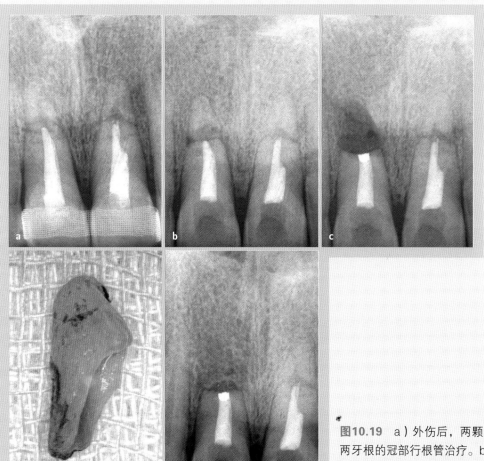

图10.19 a）外伤后，两颗中切牙水平折裂，口腔医生在两牙根的冠部行根管治疗。b）几个月后，患者右侧切牙出现了与折裂线一致的病损。c）去除坏死部分，用银汞合金进行倒封闭。d）根尖部分。e）2年后随访X线片。

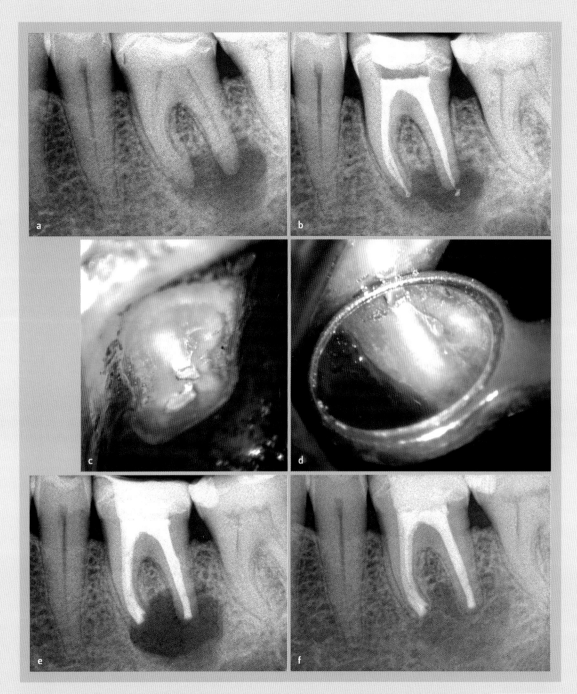

图10.20 a）左下颌第一磨牙的术前X线片。b）根管治疗几个月后没有愈合的迹象，患者仍有症状。c）近中根可见第三个根管，其中充满碎屑。d）未治疗的根管在显微外科口镜中更加明显。e）术后X线片。两个牙根都用MTA封闭。f）2年后随访X线片。

扫码关注后
输入xw01
观看视频

法通过非手术治疗去除，这也是完善的非手术治疗仍然会失败的原因（图10.20）。通过手术切除这些异常的解剖结构后可以治愈患牙

❺ 建立充分的根尖封闭，这在非手术治疗中是不可能完成的[29]。这也是根尖手术最常见的适应证。当根管系统由于某些原因不能到达根管长度时，如存在桩核，根尖部分未达到完善的清理、成形和充填，或者根尖部被钙化物或碎屑堵塞时（图10.21），根尖切除术可以更好地处理根管的根尖部分，并获得充分的根尖封闭

❻ 减少根尖区开窗[29-30,35]。这种情况主要发生在上颌前磨牙和磨牙，也可见于上颌前牙（图2.47和图2.48）。根据定义，"根尖骨开窗"由炎性骨膜包绕，并与触诊根尖区时的症状有关。根尖切除是为了将根尖切至骨水平，使牙根的剩余部分位于骨内，随后骨组织完全包绕牙根，症状则会消除

当然，在上述的适应证中进行根尖切除后必须进行倒预备和倒充填，随后将对这部分内容进行讨论。

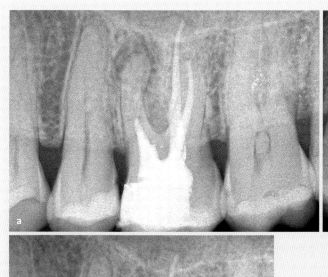
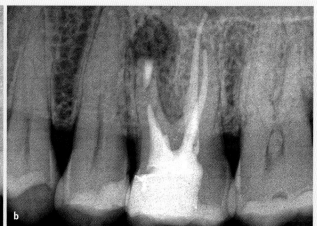
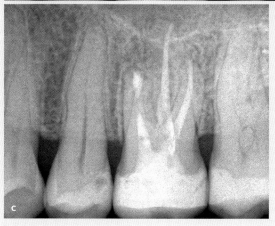

图10.21　a）左上颌第一磨牙的术前X线片。对患牙进行非手术治疗，但近颊两根管钙化严重，无法疏通。由于出现根尖周病变和临床症状，将行手术治疗。b）双根管及峡部均用MTA封闭。c）2年后随访X线片。

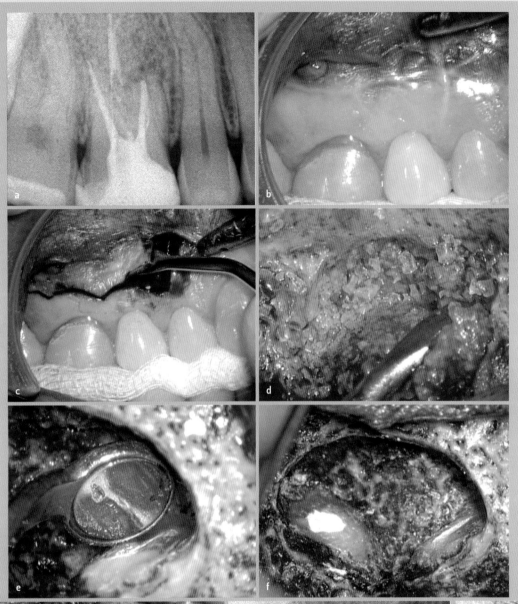

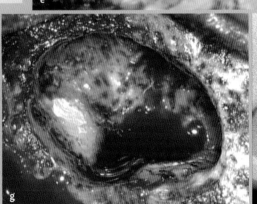

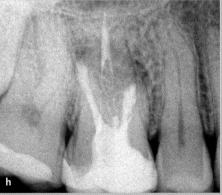

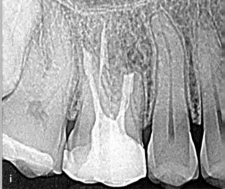

图10.22　a）右上颌第一磨牙术前X线片。患牙已行3次根尖手术，分别由3位不同的口腔外科医生完成。在近颊根有小面积的X线透射影像。b）典型的半月形瘢痕旁可见窦道，这是一种常见的翻瓣术。c）翻瓣。d）先前在骨腔中放置的植骨材料可用刮匙轻松去除，材料没有被骨结合，被大量的肉芽组织所包绕。e）两根均被切除，未行根尖预备和充填。显微口镜内可见MB1、MB2和峡部。f）MTA封闭根尖。注意以前填充骨移植物的骨腔大小。g）唯一可用的"骨移植材料"是患者的血液。h）术后X线片。i）7年后随访X线片。

扫码关注后输入xw01观看视频

检查根尖截面

根尖切除后，应在显微镜下使用显微口镜仔细检查，确保已从颊舌向完整切除了根尖[18-19,31-34]。因此强烈建议在牙根表面用亚甲蓝染色，因为它可以选择性染色牙周膜和牙髓组织[18,32]。将多余的染料用生理盐水冲洗后，可通过显微口镜看到连续的牙周膜。此外，还可观察到遗漏根管、裂纹和根尖封闭的质量。

评估根尖封闭

根据Harrison和Todd的研究[36]，采用冷侧压技术充填并不会对根尖封闭效果以及根充材料与预备后的根管壁适应性有不利影响。然而，Cunningham[37]和Tanzilli[38]等通过扫描电镜观察发现根尖切除后牙胶对根管壁的适应性并不良好。因此，无论采用何种根管充填技术，根尖切除后都要进行根尖倒预备和倒充填。因为即使是填充严密的牙胶，在根尖切除后，在车针的切割作用下也会向牙根的一侧移位，一侧材料重叠而另一侧留有间隙。有人建议对牙胶进行平整抛光，但Minnich[39]等研究认为，充填良好的根管进行根尖切除后平整牙胶的封闭效果比未行平整抛光的差，因此根尖切除后必须行根尖倒预备和倒充填（图2.1）。

根据Shaw等的研究[40]，行根尖切除术后，冷抛光牙胶并不能严密封闭根管，因此，术者认为达到最低微渗漏的根尖封闭是临床成功的必要条件，则需要在切除的根尖行倒充填。出于手术治疗的目的，也必须行倒充填。仅仅切除病变的根尖周组织只能降低微渗漏的影响，而不能去除病因。但如果切除根尖后的充填不能改善根尖封闭的质量，也会导致治疗失败。根尖手术不仅仅是去除根尖病变组织，最重要的是封闭根管系统[20]。然而，一些口腔外科医生和颌面外科医生只把重心放在根尖周搔刮、根尖切除和植骨上，却从不改善切除根尖后的根尖封闭效果（图10.22）！

峡部

如前所述，牙髓显微外科的关键步骤之一是仔细检查牙根截面，可以看到根管解剖的所有细节和复杂结构，如峡部的存在。首先，我们必须谨记：同一个牙根的两个根管之间有细小的交通支，这些部位在活髓牙中含有牙髓组织，在牙髓坏死后含有细菌。峡部是根管系统的一部分而不是一个单独体

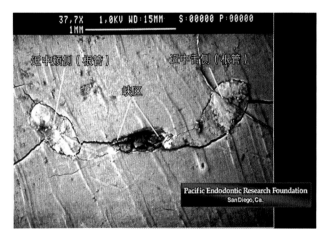

图10.23　扫描电镜图片显示近中颊侧根管与近中舌侧根管之间的峡区。（由Gary Carr医生提供）

图10.24　a、b）遗漏峡部的病例。（由Gary Carr医生提供）

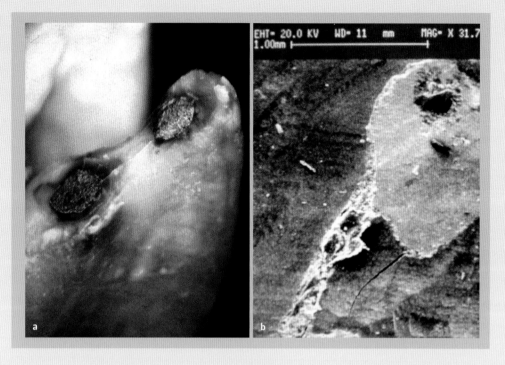

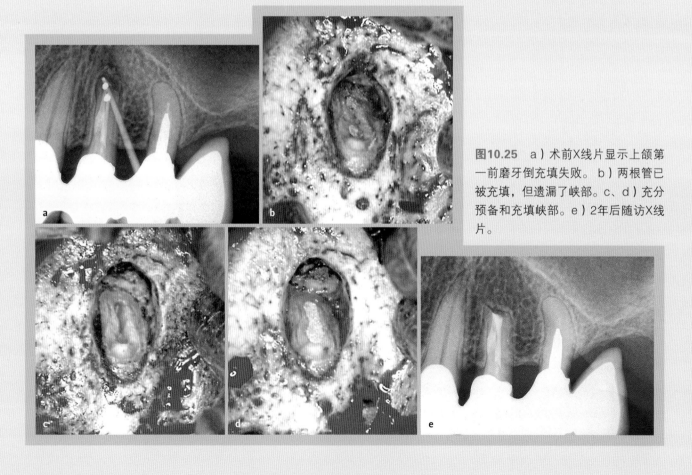

图10.25　a）术前X线片显示上颌第一前磨牙倒充填失败。b）两根管已被充填，但遗漏了峡部。c、d）充分预备和充填峡部。e）2年后随访X线片。

系，因此，与根管其他部分一样，峡部也必须进行清理、成形和充填（图10.23和图10.24）[20]。在显微镜下能看到峡部，当对双根管牙根进行根尖预备时应同时预备峡部，使其最终呈带状。预备和充填时遗漏峡部可能会导致手术的失败。图10.25所示的典型病例中，因遗漏峡部导致治疗失败，经手术治疗后痊愈。用车针和银汞合金治疗下颌磨牙近中根管后，因遗漏峡部导致治疗失败（图10.26）。

由于峡部的发生率高，当一个牙根中有双根管时必须考虑根间峡部。上颌第一磨牙近颊根双根管（MB1和MB2）的发生率约为93%[41]，则峡部发生率与之相同。这在下颌第一磨牙和上颌前磨牙中也同样适用。这就是为什么仅行根尖切除而未行根尖预备和充填的病例常常失败的原因之一[20]。就操作而言，峡部需要用细的超声尖小心地预备拉开，预备深度为3mm[42]。

检查裂纹

X线片上显示根管充填完好但患者仍有临床症状的病例中常存在裂纹（图2.59）[17]。

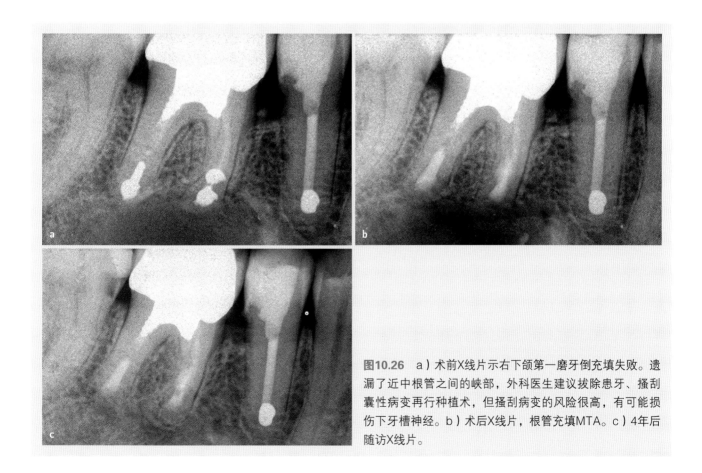

图10.26 a）术前X线片示右下颌第一磨牙倒充填失败。遗漏了近中根管之间的峡部，外科医生建议拔除患牙、搔刮囊性病变再行种植术，但搔刮病变的风险很高，有可能损伤下牙槽神经。b）术后X线片，根管充填MTA。c）4年后随访X线片。

发现裂纹后，临床医生必须决定是否拔牙或尝试切除折裂的根尖，切除后要保证牙根完全位于骨内，且裂纹完全被切除，这样才能保证良好的预后（图10.13）。如果在根尖预备的根管壁内侧可见向牙冠方向的裂纹，则预后较差，必须告知患者尽早拔牙。另一种情况是根尖的牙根折裂，冠部牙周探诊未及深牙周袋，这可能是冷侧压充填时"过度"加压导致的[43]。

参考文献

[1] BARRON SL, GOTTLIEB B, CROOK JH. *Periapical curettage or apicectomy.* Texas Dent J. 1947;65:37-41.

[2] PEARSON HH. *Curette or resect?* J Can Dent Assoc. 1949;14:508-509.

[3] WAKELY JW, SIMON WJ. *Apical curettage or apicoectomy?* Dent Assist. 1977;46:29-32.

[4] CURSON J. *Endodontics techniques - apical surgery.* Br Dent J. 1966;121:470-474.

[5] KUTTLER Y. *Fundamentos de endometaendodoncia practica.* 2nd ed. Mexico City: Institute De Endo-Metaendodoncia; 1980:241-252 [In Spanish].

[6] WEAVER SM. *Root canal treatment with visual evidence of histologic repair.* J Am Dent Assoc. 1947; 35:483-497.

[7] RUD J, ANDREASEN JO. *Operative procedures in Periapical surgery with contemporaneous root filling.* Int J Oral Surg. 1972;1:297-310.

[8] WEINE FS, GERSTEIN H. *Periapical Surgery.* In: Weine FS. *Endodontic Therapy.* 4th ed. St. Louis: The CV Mosby Company; 1989:446-519.

[9] RUD J, ANDREASEN JO, JENSEN JEM. *A follow-up study of 1,000 cases treated by endodontic surgery.* Int J Oral Surg. 1972;1:215-228.

[10] CARTIN S. *Root canal curettage - a review of 1,000 cases.* Dent Dig. 1955;61:8-15.

[11] GUTMANN JL, HARRISON JW. *Surgical Endodontics.* Boston: Blackwell Scientific Publications; 1991:203-277.

[12] CUMMINGS RR, INGLE JI, FRANK AL, GLICK DH, ANTRIM D. *Endodontic surgery.* In: Ingle JI, Taintor JF, eds. Endodontics. 3rd ed. Philadelphia: Lea & Febiger; 1982:619-701.

[13] JASTAK JT, YAGIELA JA. *Vasoconstrictors and local anesthesia: a review and rational for use.* J Am Dent Assoc. 1983;107:623-630.

[14] ARENS DA, ADAMS WR, DeCASTRO RA. *Endodontic surgery.* Philadelphia: Harper & Row Publishers; 1981:109-141.

[15] EULER E. *Anatomische und pathologische Grundlagen fur das Misslingender Wurzelbehandlung.* DZW. 1934;37:100 [In German].

[16] ANDREASEN JO, RUD J. *A histobacteriologic study of dental and periapical structures after endodontic surgery.* Int J Oral Surg. 1972;1:272-281.

[17] FLORATOS S, AL-MALKI F, KIM S. *Root end resection.* In: Kim S, Kratchman S, eds. *Microsurgery in Endodontics.* New Jersey: Wiley Blackwell; 2018:67-72.

[18] CARR GB. *Microscope in endodontics.* J Calf Dent Assoc. 1992;20:55-61.

[19] KIM S, PECORA G, RUBINSTEIN R. *Comparison of traditional and microsurgery in endodontics.* In: Kim S, Pecora G, Rubinstein R, eds. *Color atlas of microsurgery in endodontics.* Philadelphia: W.B. Saunders; 2001:5-11.

[20] KIM S, KRATCHMAN S. *Modern endodontic surgery concepts and practice: a review.* J Endod. 2006; 32(7):601-623.

[21] CAMBRUZZI JV, MARSHAL FJ. *Molar endodontic surgery.* J Can Dent Assoc. 1983;49:61-65.

[22] WELLER RN, NIEMCZYK SP, KIM S. *Incidence and position of canal isthmus. Part 1. Mesiobuccal root of the maxillary first molar.* J Endod. 1995;21:380-383.

[23] LUEBKE RG, GLICK DH, INGLE JI. *Indications and contraindications for endodontic surgery.* Oral Surg. 1964; 18:907-1113.

[24] FRANK AL. *Inflammatory resorption caused by an adjacent necrotic tooth.* J Endod. 1990; 16:339-341.

[25] GUTMANN JL, HARRISON JW. *Posterior endodontic surgery: anatomical considerations and clinical techniques.* Int Endod J. 1985;18:8-34.

[26] NYGAARD-OSTBY B, SCHILDER H. *Inflammation and infection of the pulp and periapical tissues: a synthesis.* Oral Surg. 1972;34:498.

[27] NICHOLS E. *The role of surgery in endodontics.* Br Dental J. 1965;118:59-71.

[28] BARNES IE. *Surgical endodontics. A color manual.* Littleton, MA: PSG Publishing Co Inc; 1984:15-16.

[29] GERSTEIN H. *Surgical endodontics.* In: Laskin DN, ed. *Oral and maxillofacial surgery.* Vol. II. St. Louis: The CV Mosby Co; 1985:143-171.

[30] GUTMANN JL. *Principles of endodontic surgery for the general practitioner.* Dent Clin North Am. 1984;28:895-908.

[31] RUBINSTEIN RA, KIM S. *Short-term observation of the results of endodontic surgery with the use of a surgical operation microscope and Super-EBA as root-end filling material*. J Endod. 1999;25:43-48.

[32] CARR GB. *Microscope in endodontics*. J Calif Dent Assoc 1992;20:55-61.

[33] LUBOW RM, WAYMAN BE, COOLEY RL. *Endodontic flap design: analysis and recommendations for current usage*. Oral Surg. 1984;58:207-212.

[34] KIM S. *Endodontic microsurgery*. In: Cohen S, Burns R, eds. *Pathways of the pulp*, 8th ed. St Louis: Mosby; 2002:683-721.

[35] FRANK AL, SIMON JHS, ABOU-RASS M, GLICK DH. *Clinical and surgical endodontics - concepts in practice*. Philadelphia: JB Lippincot; 1983:85-123.

[36] HARRISON JW, TODD MJ. *The effect of root resection on the sealing property of root canal obturations*. Oral Surg. 1980; 50:264-272.

[37] CUNNINGHAM J. *The seal of root fillings at apicectomy*. Br Dent J. 1975;139:430-435.

[38] TANZILLI JP, RAPHAEL D, MOODNIK RM. *A comparison of the marginal adaptation of retrograde techniques: a scanning electron microscopic study*. Oral Surg. 1980; 50:74-80.

[39] MINNICH SG, HARWELL GR, PORTELL FR. *Does cold burnishing gutta-percha create a better apical seal?* J Endod. 1989;15(5):204-209.

[40] SHAW CS, BEGOLE EA, JACOBSEN EL. *The apical sealing efficacy of two reverse filling techniques versus cold-burnished gutta-percha*. J Endod. 1898;15(8):350-354.

[41] STROPKO J. *Canal morphology of maxillary molars: clinical observations of canal configurations*. J Endod. 1999;25(6):446-450.

[42] CARR GB. *Ultrasonic root-end preparation*. Dent Clin North Am. 1997;41:541-544.

[43] GIMLIN DR, PARR CH, AGUIRRE-RAMIREZ G. *A comparison of stresses produced during lateral and vertical condensation using engineering models*. J Endod. 1986;12:235.

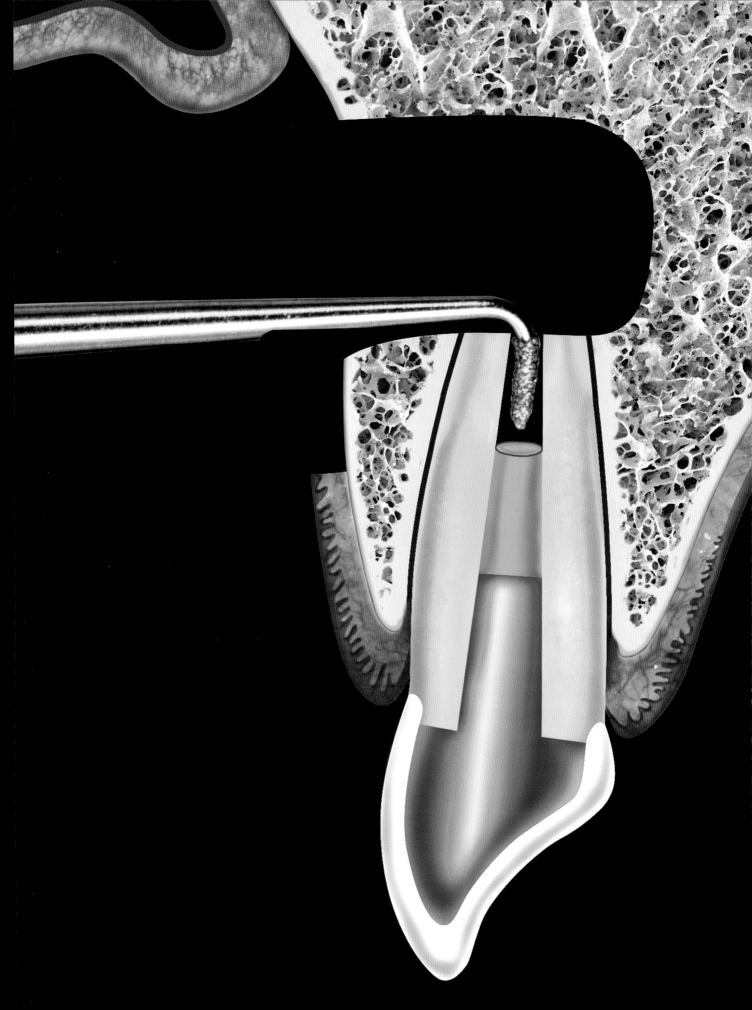

超声根尖预备
Ultrasonic Root-End Preparation

20世纪80年代，Gary Carr在根尖周手术领域做出了一个重大改革：他将专门为根尖预备设计的超声倒预备工作尖引入牙髓显微外科中，淘汰了过去使用低速手机和车针的预备方法[1-2]。

超声手柄内安置了石英或者陶瓷压电晶体，振动频率为28000～40000Hz，能量被转移至超声工作尖后，在平面上前后移动，轻轻振动即可去除牙本质[3]。

超声工作尖的优缺点

相比较于传统手机和车针，超声根尖预备有很多优点：

o 可沿根管主轴预备成3mm深的Ⅰ类洞形，与根管解剖形态一致（图11.1）

o 可以360°清理根管根尖部，包括颊侧的预备（图11.2）

o 倒预备的洞形较小，更易封闭

o 制备的骨腔更小，用短的、斜的工作尖去除的牙本质更少

o 更容易沿根管解剖形态预备峡部（图11.3）

o 即使在很难到达的根管中，如第一前磨牙腭根、上颌磨牙MB2、下颌磨牙的近舌根，超声工作尖都可以轻易进入

o 无须制作根管印记的沟槽，减少倒预备时根管腭侧部分侧穿的风险（图11.4）

o 更易对手术失败的病例进行再治疗，更易清除原有的银汞合金倒充填材料，大多数情况下可以整块移除（图11.5）。若用高速车针磨除，会产生大量的汞合金粉尘，造成软组织着色的风险较高（图11.6）

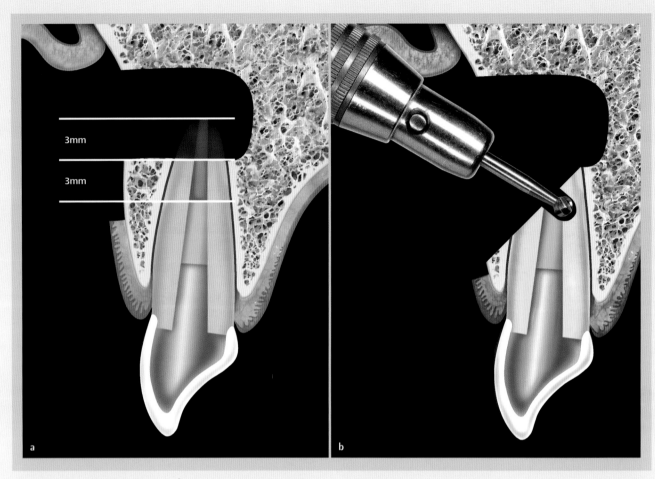

3mm

3mm

图11.1 a）用超声工作尖完成的根尖预备切除后的理想状态。b） 使用低速和车针预备会成形一个穹顶状的形态，损伤了倒充填材料的固位并增加腭侧穿孔的风险。

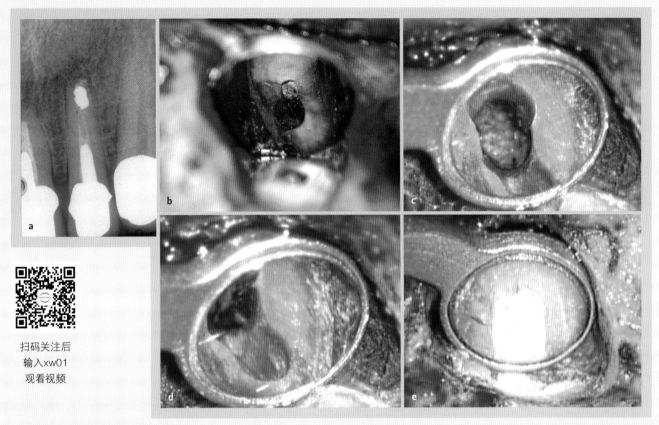

扫码关注后
输入xw01
观看视频

图11.2 a）左上颌侧切牙的术前X线片。b）去除倒充填的银汞合金后，可见根尖预备主要在腭侧壁上，而根管的原始形态未预备。c）在主根管内预备Ⅰ类洞形。d）为保留牙体组织，没有切除原先预备的圆顶状空腔。e）根端MTA充填。

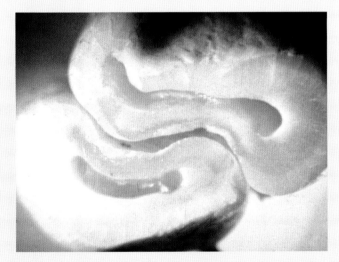

图11.3 使用超声尖在拔除的第三磨牙上进行根尖及峡部的预备，操作简便。

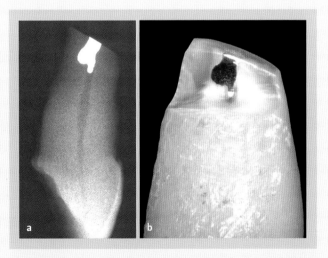

图11.4 a）在离体牙上用球钻进行根尖预备，可见在腭侧壁的穹顶状空腔，此处残留充填材料。b）同一牙齿根尖切除后。

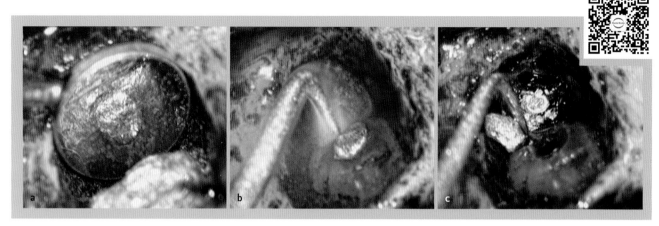

图11.5　a）手术失败病例的再治疗，需要移除银汞充填物。b）超声尖围绕银汞充填物工作。c）银汞被大块去除。

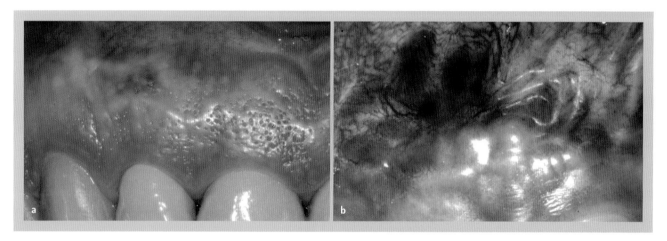

图11.6　a、b）颊侧黏膜上出现染色的两个病例。

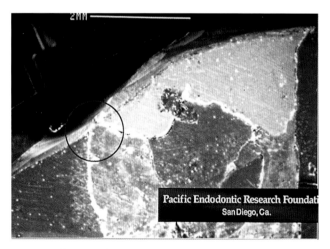

图11.7　未沿牙根长轴预备。（由Gary Carr医生提供）

超声工作尖的"缺点"是：

○ 超声工作尖易损坏，工作时间不如车针持久

○ 需要更多的仪器（如工作尖、超声装置）以及更多的显微器械（如口镜、充填器、输送器等）

○ 成本较高

○ 技术不成熟的医生建议先在离体牙上练习

使用旋转机头时常见的错误如下：

○ 根尖未完全切除（图10.3）

○ 根尖倒预备的方向与牙长轴不一致（图11.7和图11.8）

○ 根尖倒预备时未清理根管峡区（图10.25）

○ 未充分认识到根管解剖的多样性和复杂性（图1.1）

使用旋转车针进行倒预备的缺点：

○ 根尖入路受限

○ 术区骨腔过大

○ 增加根尖倒预备过程中出现舌/腭侧穿孔的风险

○ 倒预备过程中不能彻底清理根管内颊侧区域

○ 充填材料的固位型局限（图11.9）

○ 根尖截面为陡斜面，很多牙本质小管仍未封闭

○ 峡区的预备极易造成根管壁穿孔

总之，在传统的外科手术中，通常会在显微外科手机（图11.10）或直机（图11.11）上使用旋转车针，现已不再推荐使用。

手术显微镜和超声工作尖的结合使用，使曾经具有挑战性的病例变得常规化，也使根尖倒预备变得可视化[3]。如今，医生能够非常有把握地进行根尖倒预备，这在以往是难以企及的。

最近的许多文章指出，显微外科技术可将根尖手术的成功率提升至93.52%，而传统手术成功率约为59%[4-12]。

牙齿裂纹

尽管使用超声技术有许多优势，Saunders[13]的文章指出，在离体牙上使用光滑的不锈钢工作尖可造成根管壁微裂。2年后，Layton[14]的另一篇文章提示，这种微裂的产生可能是由于选用了脱矿脱水的离体牙，这种离体牙更易形成裂纹。

然而，Layton也指出，在离体牙上使用光滑的

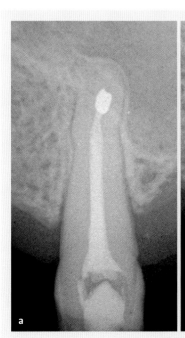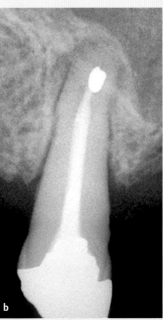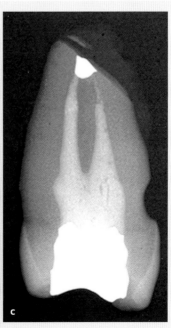

图11.8 a）左上颌第二前磨牙的术后X线片。该患牙在20世纪80年代行手术治疗，根尖截面为陡斜面，用旋转车针倒预备，并用银汞合金倒充填。b）15年后该患牙发生牙根纵裂需要拔除。c）拔除后的患牙。可见陡斜面，根尖倒预备不与牙根长轴一致，颊侧根管几乎未预备。

不锈钢工作尖进行超声预备确实能够导致预备后根管壁微裂数的增加，且功率越高，造成的微裂纹越多。随后，Walpington[15]的研究建议，使用低至中等强度的功率预备2min以最小化牙齿微裂的风险。因为Saunders和Layton的研究都是在离体牙上进行的（离体牙更脆、更干燥，无根尖周组织），Min[16]等建议，使用尸体进行研究以获得对临床更有意义的

结果。Gray[17]与Min的观点一致，并对尸体牙齿进行研究，证明使用超声尖预备后产生微裂纹的数量与使用旋转器械的平均值相比并未增多，二者之间无明显统计学差异。但以往的研究中使用的超声尖是光滑的不锈钢工作尖，近些年来，金刚砂涂层的超声尖问世，其切割效率更高，缩短了与牙本质壁的接触时间，从而减少了牙本质微裂的发生[18]。

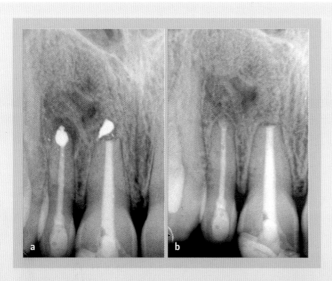

图11.9　a）牙髓显微外科手术失败后行手术再治疗。预备体缺乏固位，银汞合金脱落并被肉芽组织包裹。b）2年后随访X线片。

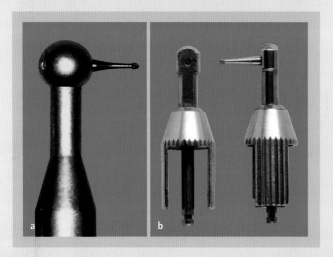

图11.10　专为根尖手术设计的两款迷你手机，可使预备方向与牙根长轴保持一致：a）Kavo公司的微型手机。b）Reproxidrill。这种车针需要至少12mm大的骨腔。

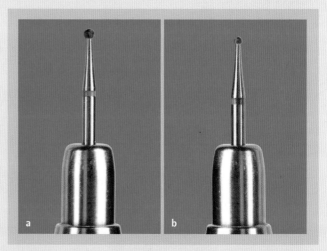

图11.11　a）直机可用于去骨。b）直机可进行根尖倒预备。（尤其是在后牙）

市面上有多种压电超声仪，如Obtura/Spartan（图11.12a）、Acteon（图11.12b）、Amadent和EMS（图11.12c），它们都非常高效。另外，有几种不同的超声工作尖可供选择，操作者可根据需要的切割效率进行选择。超声尖大多直径为0.25mm，长约3mm。没有涂层的不锈钢工作尖效率较低，有化学涂层（锆或氮化钛）（图11.13）的工作尖效率较高，金刚砂涂层的工作尖无疑是效率最高的[19]。

最近B&L公司推出了一种新型工作尖——Jet工作尖。这种工作尖切割表面的微凸起（图11.14）能够快速地完全清除根管内的牙胶或折断器械，其中一些超声工作尖具有可弯曲性，术者可将其弯成任意角度以更好地进入术区（图11.14d～h）。

这些超声工作尖均有出水口（图11.15），禁止在干燥的状态下工作。出水量也十分重要：出水过多影响操作视野，出水过少将导致牙本质过热和工

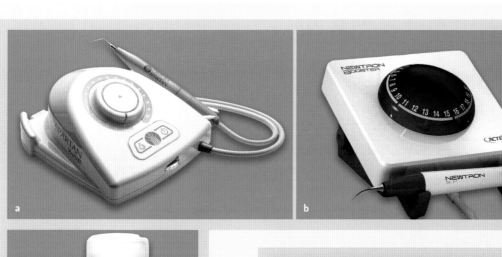

图11.12　a）Obtura/Spartan超声仪。b）Acteon超声仪。c）EMS超声仪。

扫码关注后
输入xw01
观看视频

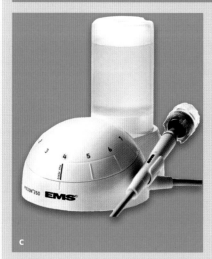

图11.13　a）KIS工作尖。b、c）为前牙设计的#1、#2工作尖，角度分别为70°和90°。d～g）后牙设计的#3、#4、#5、#6工作尖。

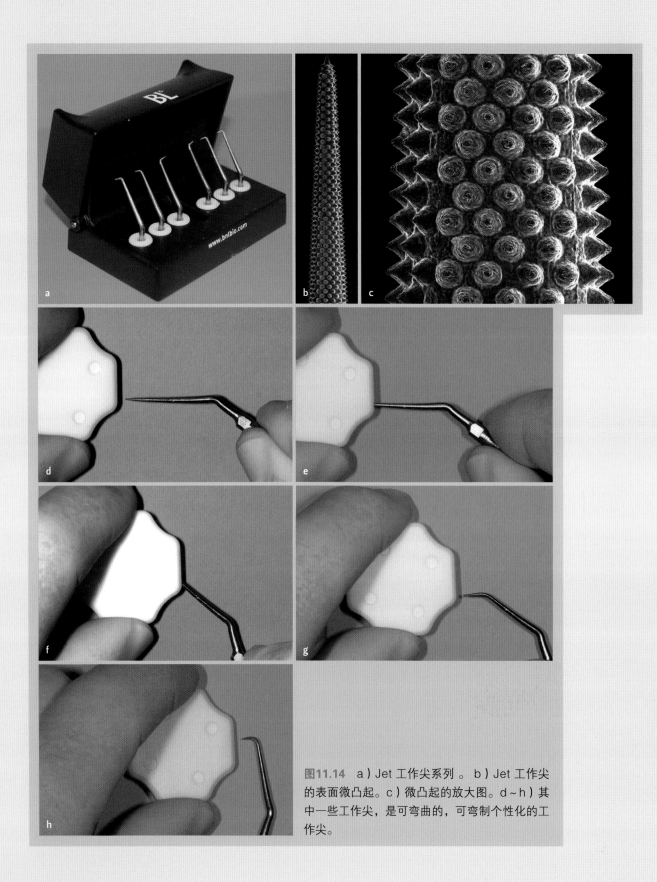

图11.14　a）Jet 工作尖系列 。b）Jet 工作尖的表面微凸起。c）微凸起的放大图。d~h）其中一些工作尖，是可弯曲的，可弯制个性化的工作尖。

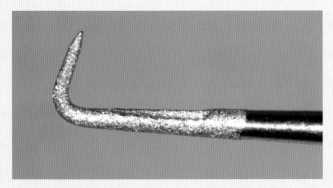

图11.15 用于冲洗的出水口非常靠近工作端。

图11.16 a）超声尖的角度错误，导致预备方向偏斜，与牙根长轴不一致。b）左上颌第一、第二前磨牙的术前X线片。c）术后X线片。在预备第二前磨牙时，超声工作尖的角度与预备第一前磨牙时保持一致，没有考虑到这两颗牙并不平行。d）2年后随访X线片。预备方向明显偏斜。

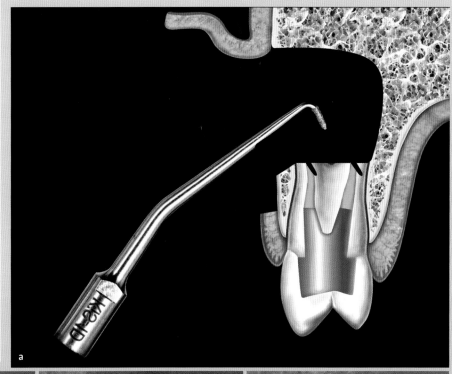

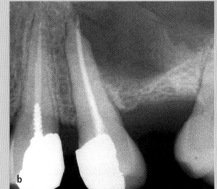

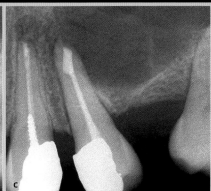

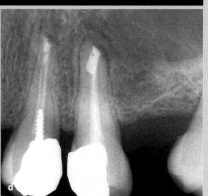

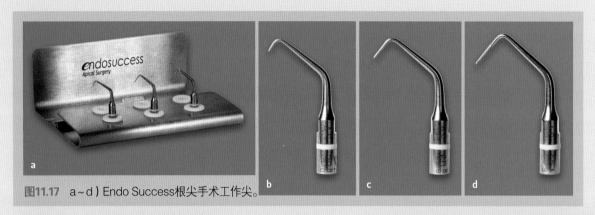

图11.17　a~d）Endo Success根尖手术工作尖。

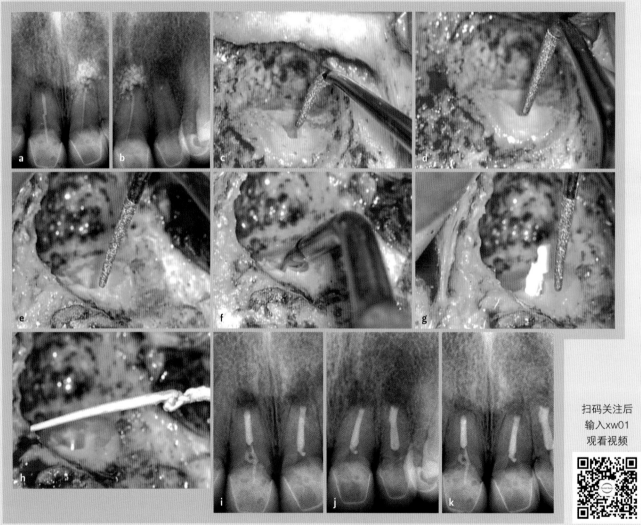

扫码关注后
输入xw01
观看视频

图11.18　a）手术失败的再治疗。上颌中切牙的术前X线片。口腔外科医生在治疗时向两颗上颌中切牙的根尖填充了牙胶尖，左上颌中切牙的根尖处进行了植骨。b）左上颌侧切牙的根管内无根充物。c）3mm长的Endo Success 根尖手术工作尖。d）6mm长的工作尖。e、f）9mm长的工作尖。g）用9mm长的超声工作尖取出左上颌中切牙内的牙胶尖。h）牙胶尖已被取出。i、j）术后X线片。k）2年后随访X线片。

作尖折断。应在最小的功率下，非常轻柔、无阻力
地进行倒预备。如果需要，可以增加超声的功率，
直到获得足够的切割效率。初始功率过高则可能导
致工作尖的折断。在倒预备的过程中，建议在较低
的放大倍数下使用显微镜，保持视野中可观察到牙
长轴，从而在倒预备时始终保持工作尖与牙长轴一
致，否则，可能在牙根的舌侧（图11.16a）或近远

中侧（图11.16b～d）发生牙根穿孔或交通。

　　近年来，Khayat设计了一种新型的超声工作
尖，这种工作尖具有更长的金刚砂涂层，有3mm、
6mm、9mm 3种长度（图11.17），尤其适用于未行根
管充填而又需要外科手术的病例，这些病例需要倒预
备的长度更长。最典型的病例就是已打桩却未行根管
治疗的患牙，其根管内充满了残髓、碎屑和细菌。

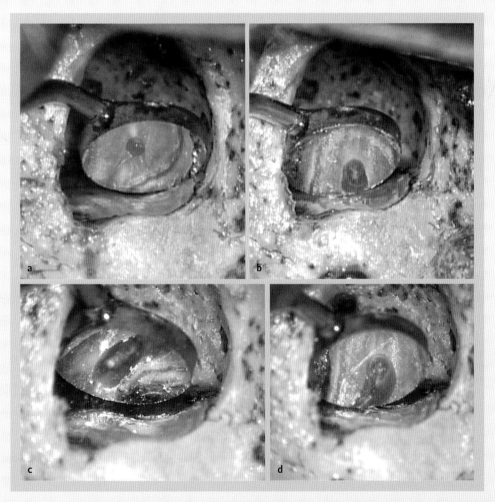

扫码关注后
输入xw01
观看视频

图11.19　上颌磨牙近颊根完全钙化，已行根尖倒预备。a）预备中心的白色圆点是钙化的
MB1根管。b）随着预备的深入，钙化根管仍在窝洞的中心。c）预备中心的白色小圆点是钙
化的MB2根管。d）MB1根管及根管峡区已预备。

Acteon公司的Endo Success根尖手术工作尖解决了这个问题。当然，这些病例必须具有明确的手术治疗指征，无法用非手术方法治疗。这3种长度的工作尖应依次使用，从最短的3mm工作尖开始，如果需要预备更深，再依次使用6mm、9mm的工作尖（图11.18）。

需要进行手术治疗的通常是非手术治疗失败的病例，患牙根管内至少残留糊剂，也可能既有糊剂又有牙胶。因此，在清理根管内原有的充填材料时，工作尖不应遇到阻力，当术者感受到阻力时，

就意味着工作尖在切割牙本质壁而不是在去除根管内的充填材料。只有在根管完全钙化且未被疏通、根管内无充填材料的情况下，术者才会感受到阻力。在这种情况下，穿孔的风险就会非常高。因此建议在较低的放大倍数下操作，缓慢向冠方推进，每隔几秒就应检查一次工作尖的方向是否正确，不断确认超声工作尖与牙根是同轴的。术者应时常停下并用Stropko冲洗器吹干术野，用显微口镜确认钙化的根管始终位于倒预备的中心（图11.19）。

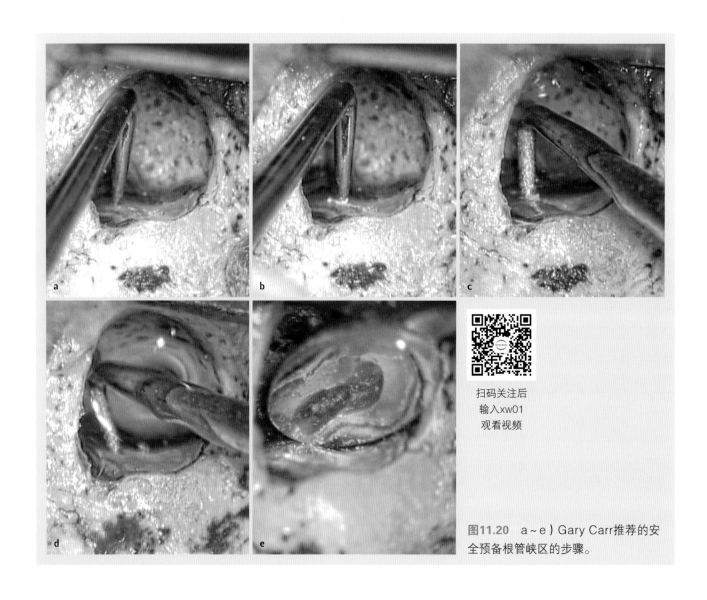

扫码关注后
输入xw01
观看视频

图11.20　a～e）Gary Carr推荐的安全预备根管峡区的步骤。

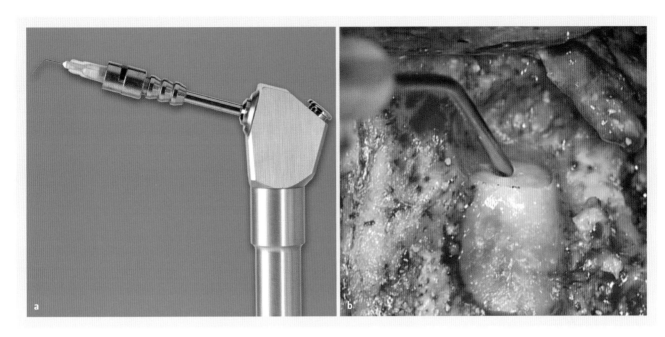

图11.21 a）装有Adec注射头的Stropko冲洗器。b）用Stropko冲洗器轻柔吹气以干燥窝洞。

　　如前所述，倒预备工作尖始终应在最小功率下工作，如果最小功率不足以清除根管内原有的充填材料，术者可逐步缓慢增加功率直至达到理想的工作效率。这是因为有时原有牙胶在手术过程中不易清除，尤其是加压充填的牙胶。

　　工作尖的选择还取决于解剖结构和手术部位。用于前牙的工作尖角度为90°和70°，其中70°角的是反向工作尖，尤其适用于上颌侧切牙。用于后牙的工作尖有2个或3个角度，以确保能够更好地到达位于牙弓远端的后牙。

　　在双根管的牙根中，术者应始终牢记根管峡区的存在，即使在显微镜下看不到峡区也应如此。峡区内原有活髓组织，现已充满细菌，因此在倒预备的过程中必须清理峡区并用充填材料填充。据文献报道，上颌第一磨牙近颊根双根管的发生率达93%[20]，这就意味着峡区的发生率与此相同。

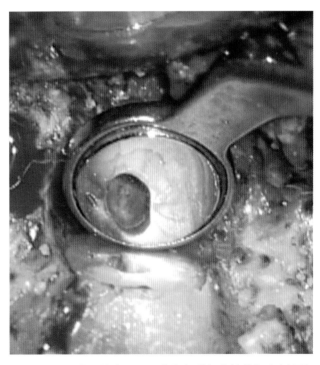

图11.22 显微口镜中可见已准备好进行充填的根尖倒预备窝洞。

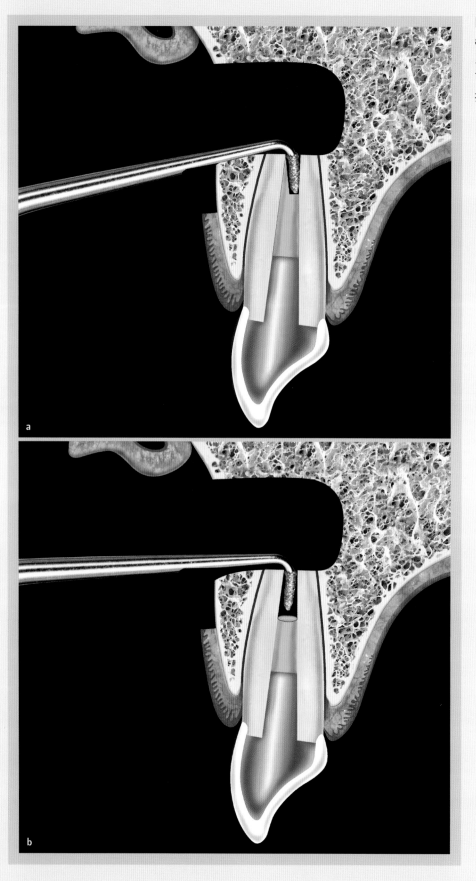

图11.23 检查根尖倒预备情况。a）倒预备窝洞的颊侧仍可见部分牙胶。b）为了去除残留的牙胶，可以弯曲工作尖使其在颊侧壁上振动以松解残余的充填材料。

的视野，刚开始时不需要冲洗，随后在冲洗下将定位沟向更深处预备2~3mm。此后可用一个更大号的工作尖将倒预备的窝洞修平整。

建议时常停止预备和冲洗，并用Stropko冲洗器（图11.21）吹干术区，在显微口镜下检查预备情况（图11.22）。如果颊侧根管壁上仍有牙胶残留，可停止倒预备，并用小号充填器冠向加压，将热牙胶压实，直到根管壁干净无碎屑，这样做更容易，效果也更好。另一种方案是，使用70°角的反向超声尖或将超声尖向颊侧倾斜，这样工作尖的末端可以振动颊侧根管壁，逐渐松动残余的充填材料（图11.23）。如果这部分牙胶没有在放置倒充填材料前去除干净，可能会造成潜在的微渗漏，最终导致手术失败。

倒预备完成后，用倒预备工作尖冲洗，Stropko冲洗器干燥，选择大小合适的显微口镜在不同的放大倍数下检查清洁程度。过去在根尖预备完成后，放置倒充填材料前使用纸尖干燥（图11.24）。这种方法是不正确的，因为会有纸屑残留在窝洞内，残留的碎屑被压实在窝洞中，倒预备的窝洞也不能彻底干燥。如今，可在Stropko冲洗器上安装1个小而钝的显微冲洗针头（Vista Dental），无水的情况下以最小的压力吹出空气，这种有控制地轻吹能够达到更好的效果。

完成根尖倒预备后需检查窝洞，窝洞应为Ⅰ类洞形，干燥、清洁、与牙根同轴，在任一根管壁上都没有充填材料的碎屑残留（图11.25）。

现在可以准备进行充填了。

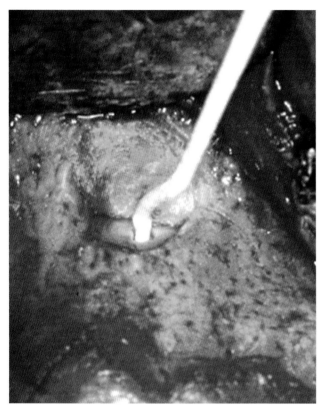

图11.24 过去曾用纸尖干燥倒预备后的窝洞，但现在已不推荐。

上颌第二磨牙近颊根（59%）、下颌磨牙近中根（80%）和远中根（20%）[21]也是如此。

以下是峡部预备的步骤[1-2]：

o 在峡部探查，划出定位沟（图11.20a、b）

o 关闭超声冲洗液，用一个锋利的超声工作尖沿着之前的沟预备得更深一些（图11.20c）

o 打开超声冲洗液，继续预备直到理想的深度（图11.20d、e）

定位沟可为超声工作尖提供定位，为获得理想

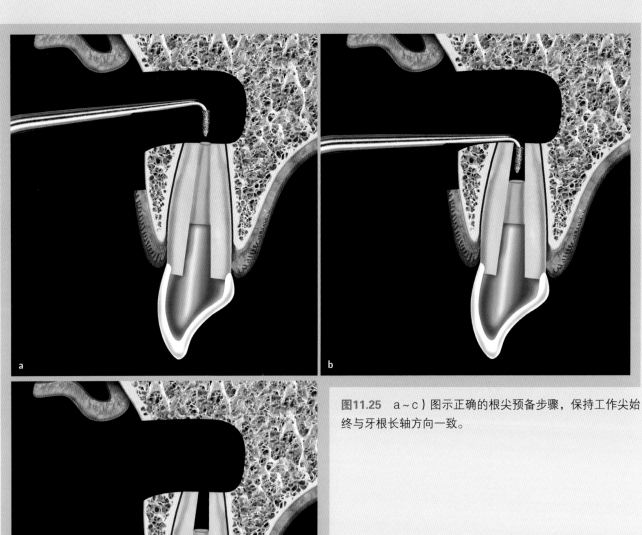

图11.25　a～c）图示正确的根尖预备步骤，保持工作尖始终与牙根长轴方向一致。

参考文献

[1] CARR GB. *Surgical Endodontics.* In: *Pathways of The Pulp*, 6th ed. St. Louis: Mosby. 1994;544–552.

[2] CARR GB. *Ultrasonic root end preparation.* Dent Clin North Am. 1997;41:541–544.

[3] RUBINSTEIN R, FAYAD MI. *Apical microsurgery: application of armamentaria, materials, and methods.* In: Torabinejad M, Rubinstein R. eds. *The art and science of contemporary surgical endodontics.* Quintessence Publishing Co, Inc. 2017;155–178.

[4] FRIEDMAN S, STABHOLZ, A. *Endodontic retreatment—case selection and technique. Part 1: criteria for case selection.* J Endod. 1986;12:28–33.

[5] LIN CP, CHOU HG, CUO JC, LAN WH. *The quality of ultrasonic root-end preparation: a quantitative study.* J Endod. 1998;24:666–670.

[6] SETZER FC, KOHLI MR, SH-AH SB, KARABUCAK B, KIM S. *Outcome of endodontic surgery: a meta-analysis of the literature-Part 2: Comparison of endodontic microsurgical techniques with and without the use of higher magnification.* J Endod. 2012;38(1):1–10.

[7] SETZER FC, SHAH SB, KOHLI MR, KARABUCAK B, KIM S. *Outcome of endodontic surgery: a meta-analysis of the literature-Part 1: Comparison of traditional root-end surgery and endodontic microsurgery.* J Endod. 2010;36:1757–1765.

[8] SONG M, SHIN S-J, KIM E. *Out-comes of endodontic micro-resurgery: a prospective clinical study.* J Endod. 2011;37:316–320.

[9] SONG M, JUNG I, LEE SJ, LEE CY, KIM E. *Prognostic factors for clinical outcomes in endodontic microsurgery: a retrospective study.* J Endod. 2011;37(7):927–933.

[10] TSESIS I, ROSEN E, SCHWARTZ-ARAD D, ET AL. *Retrospective evaluation of surgical endodontic treatment: traditional versus modern technique.* J Endod. 2006;32: 412–416.

[11] TSESIS I, FAIVISHEVSKY V, KFIR A, ROSEN E. *Outcome of surgical endodontic treatment performed by a modern technique: a meta-analysis of literature.* J Endod. 2009;35:1505–1511.

[12] TSESIS I, ROSEN E, TASCHIERI S, STRAUSS YT, CERESOLI V, DEL FABBRO M. *Outcomes of surgical endodontic treatment performed by a modern technique: an updated meta-analysis of the literature.* J Endod. 2013;39(3):332–339.

[13] SAUNDERS WP, SAUNDERS M, GUTMANN JL. *Ultrasonic root end preparation: part 2-microleakage of EBA root end fillings.* Int Endod J. 1994;27:325–329.

[14] LAYTON CA, MARSHALL G, MORGAN L, BAUMGARTNER C. *Evaluation of cracks associated with ultrasonic root end preparations.* J Endod. 1996;22:157–160.

[15] WAPLINGTON M, LUMLEY PJ, WALMSLEY AD, BLUNT L. *Cutting ability of an ultrasonic retrograde cavity preparation instrument.* Endod Dent Traumatol. 1995;11:177–180.

[16] MIN MM, BROWN CE JR, LEGAN JJ, KAFRAWY AH. *In vitro evaluation of effects of ultrasonic root end preparation on resected root surfaces.* J Endod. 1997;23:624–628.

[17] GRAY JG, HATTON J, HOLTZMANN DJ, JENKINS DB, NEILSEN CJ. *Quality of root end preparations using ultrasonic and rotary instrumentations in cadavers.* J Endod. 2000;26:281–283.

[18] NAVARRE SW, STEIMAN R. *Root-end fracture during retro-preparation: a comparison between zirconium nitride-coated and stainless steel microsurgical ultrasonic instruments.* J Endod. 2002;28:330–332.

[19] BRENT PD, MORGAN LA, MARSHALL JG, BAUMGARTNER JC. *Evaluation of diamond-coated ultrasonic instruments for root-end preparation.* J Endod. 1999;25:672–675.

[20] STROPKO JJ. *Canal morphology of maxillary molars: clinical observation of canal con-figurations.* J Endod. 1999; 25:446–450.

[21] HSU YY, KIM S. *The resected root surface. The issue of canal isthmuses.* Dent Clin North Am. 1997;41:529–540.

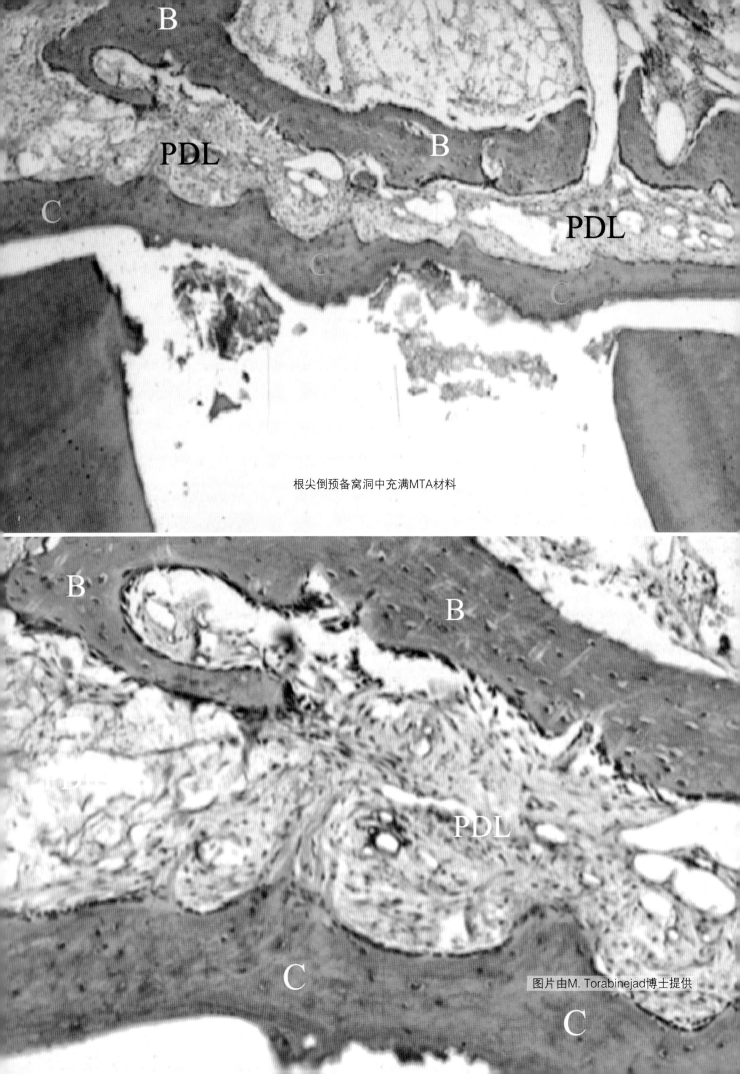

根尖倒预备窝洞中充满MTA材料

图片由M. Torabinejad博士提供

根尖充填材料
Root–End Filling Materials

理想的倒充填材料应具备以下特征：

○ 良好的封闭性能

○ 易于输送和操作

○ 相对较快的固化时间

○ 具有空间稳定性且不可吸收

○ 良好的生物相容性

○ 成骨性和成牙骨质性

○ 无毒

○ 不溶于组织液

○ 杀菌性或者抗菌性

○ 不引起牙根及周围组织着色

○ 无菌的或使用前易于灭菌

○ X线阻射性

○ 必要时易于从根管内取出

近年来，我们使用了多种倒充填材料，如银汞合金、金箔、氧化锌丁香油水门汀、玻璃离子水门汀、IRM（Caulk，Dentsply，Milford，DE，USA）、SuperEBA（Keystone Industries，Gibbstown，NJ）、Optibond、Gerestore以及最新的无机三氧化物聚合物（ProRoot® MTA，Dentsply International，Dentsply Tulsa Dental，Tulsa OK，USA）、ERRM（Brasseler，USA）。

银汞合金

自1884年Farrar在文献中首次提出银汞合金以后，银汞合金一直是最常用的根尖倒充填材料[1]。在1959年以前银汞合金仍是根尖倒充填材料的标准，直到Omnell证实银汞合金存在具有细胞毒性的碳酸锌沉淀，随后"无锌的银汞合金"逐渐成为根尖倒充填材料的主流[2]。

然而，出于许多原因，银汞合金现已不再使用，比如其细胞毒性、边缘渗漏[3]、耐腐蚀性[4]、血汞水平[5]、软组织着色[6]以及引起牙根微裂（图10.13b）等。因此如今已不再使用银汞合金。然而，许多口腔外科医生和颌面外科医生仍在使用银汞合金[7-8]（图1.2），银汞合金唯一的优势是其X线阻射性（图12.1）。

Intermediate Restorative Material (IRM)

Intermediate Restorative Material（IRM）是一种聚甲基丙烯酸酯增强的氧化锌丁香酚材料。由于其优越的生物相容性[9-10]、边缘密合性[11-12]以及在一项回顾性临床研究中报道的成功应用[6]，IRM已成为银汞合金的替代品，并被推荐作为根尖倒充填材料。这种材料还具有易获取、价格低廉和易于操作（良好的工作特性）的优点。

SuperEBA

SuperEBA（图12.2）是一种乙氧基苯甲酸增强的氧化锌丁香酚水门汀。在体外染料渗透和流体滤过研究中，该材料表现出优秀的封闭性能[13]且组织反应良好[14]，故而已被提出用作根尖倒充填材料。SuperEBA已应用于临床多年，尤其是在超声预备技术问世之后[15]。根据作者的经验，SuperEBA是一种优秀的材料，其长期成功率超过91.5%[16]。根据Song等的研究，将SuperEBA和ProRoot MTA用作根尖倒充填材料时，牙髓显微外科治疗的临床效果无显著性差异[17]。

另外，虽然SuperEBA几乎没有缺点，但正如稍后将要讨论的，MTA具有更好的生物相容性和亲水性，在作者看来，MTA具有很多比SuperEBA优越得多的特性。首先，SuperEBA具有技术敏感性，需要搅拌3.5min，直到其稠度变为浓稠的腻子状。然后，牙医助手有约3min的时间将SuperEBA准备成1~2mm大小的圆锥状，并将其黏附在调刀上交给医生（图12.3）。医生使用小的充填器和球形磨光器将材料稍微过量地压实到窝洞中（图12.4和图12.5），之后材料需要几分钟的时间固化，最后可

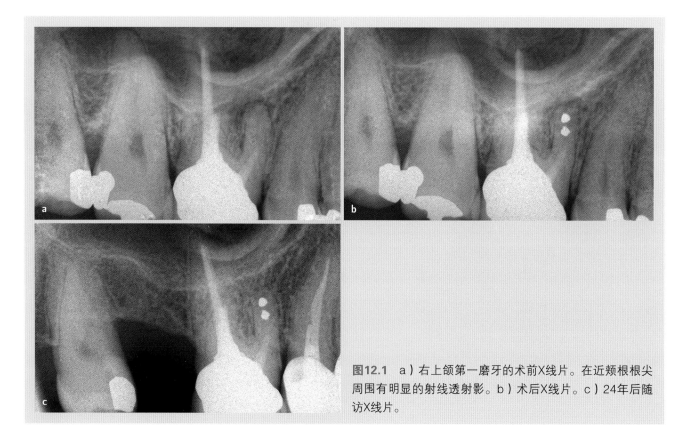

图12.1　a）右上颌第一磨牙的术前X线片。在近颊根根尖周围有明显的射线透射影。b）术后X线片。c）24年后随访X线片。

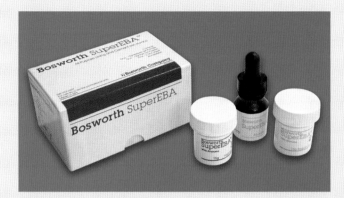

图12.2 SuperEBA，有普通型和快凝型两种粉剂。

扫码关注后
输入xw01
观看视频

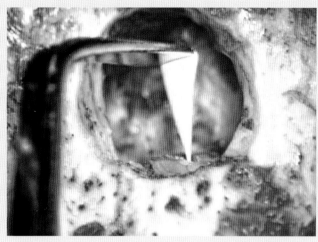

图12.3 准备好的圆锥状SuperEBA，将被放入根尖倒预备的窝洞中。

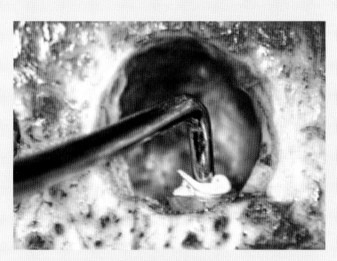

图12.4 用显微手术充填器压紧倒充填材料。

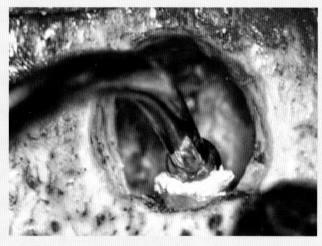

图12.5 用球形磨光器压实多余材料。

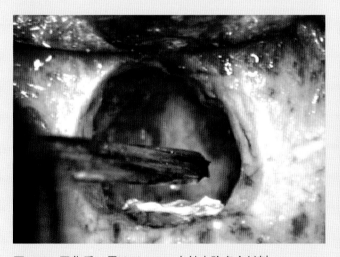

图12.6 固化后，用Lindemann车针去除多余材料。

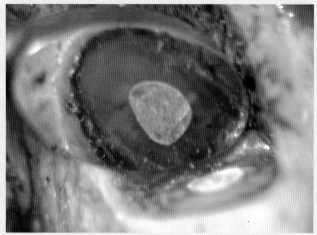

图12.7 SuperEBA的倒充填已完成。

以用高速抛光车针进行抛光（图12.6和图12.7）。如果我们计算一下总时间，就会意识到这种方法过于费时，而最困难的是与牙医助手保持同步。由于材料在被压实到窝洞内之前需要约5min的操作时间，这意味着牙医助手必须在医生准备好之前的5min左右开始混合。

SuperEBA根据凝固时间快慢有两种不同类型的粘剂。选用正确的类型并不总是那么容易，有时固化时间太短，在压实的过程中材料就开始固化了，而有时固化又需要太长时间……因为这种材料不能被血液污染，所以在压实的过程中必须严格控制出血。如果材料被污染，则需要将污染的材料清除，然后重新开始充填。SuperEBA在替换了旧的银汞合金材料后立即显现出的一个缺点是其X线阻射性较低，和牙胶的X线阻射性相同，所以在X线片上可能难以识别（图12.8）。它的另一个缺点是长期的空间稳定性较差且具有可吸收性[18]。作者在两例手术失败病例的再治疗过程中发现，几年前充填的SuperEBA已经完全流失掉了（图12.9）。

总而言之，SuperEBA具有良好的组织耐受性，能够快速固化，可抛光，且具有良好的根尖封闭性。但是，该材料难以操作，对温度和湿度敏感，仅有中度的X线阻射性，且其长期空间稳定性令人怀疑。

复合材料

如今，诸如OptiBond™（SybronEndo）和Geristore®（DenMat，USA）等复合材料能够使用得益于对骨腔出血的良好控制和术区的绝对干燥[19]。就像在口腔修复学中一样，该材料也不得被任何水分污染。当在显微镜下放置该材料时，要尽可能降低光照强度并使用滤光片，以防止固化时间显著减

少[19]。总之，这类树脂型材料的主要缺点是难以避免血液/水分的污染。如果被污染，这些根尖倒充填材料将无法提供足够的封闭作用。因此，这种材料不如亲水性材料（如MTA和生物陶瓷）受欢迎[20]。

无机三氧化物聚合物

随着近些年无机三氧化物聚合物（MTA；ProRoot®MTA，Dentsply Tulsa Dental）的应用，现在有许多文献表明可以将MTA视为首选材料[21-24]。MTA最初是Torabinejad博士（Loma Linda University，CA，USA）由波特兰水泥研发而成的灰色粉末，由Dentsply Tulsa Dental公司（Tulsa，OK）生产，以ProRoot®MTA形式出售。最近，出于美观的考量，厂家引入了一种牙色配方，即白色MTA，其与原来的灰色MTA不同，它不含铁。Holland等[25]进行了一项体内研究，在大鼠结缔组织内植入装有MTA的牙本质管，并证明灰色和白色MTA的作用机制和生物相容性是一致的。后来的一些研究证实，两种材料之间没有显著的统计学差异，表明它们的作用机制是相似的[26-29]。

但是，白色MTA的粒径更小，不易堵塞输送器，因此在手术中优于灰色MTA。MTA是一种根管水门汀，其极具生物相容性，能够刺激愈合和成骨，且具有亲水性。MTA是一种粉末，由细小的三氧化物（氧化三钙、氧化硅、氧化铋）和其他亲水性颗粒（硅酸三钙、铝酸三钙，决定该聚合物的理化性质）组成，能在潮湿环境下固化。粉末的水合作用会形成pH为12.5的凝胶，3～4h后硬固成固态[30]。这种材料以其生物相容性、抗菌性、边缘密合性和封闭性以及亲水性有别于目前使用的其他材料[30]。

根据作者的经验，MTA已取代了上述所有材

023

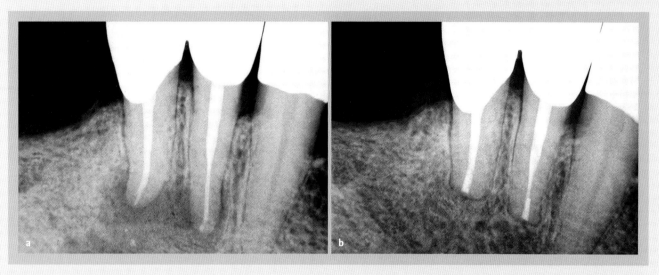

图12.8　a）右下颌第一和第二前磨牙的术前X线片。b）术后2年随访X线片。倒充填的SuperEBA的X线阻射性与牙胶几乎相同。

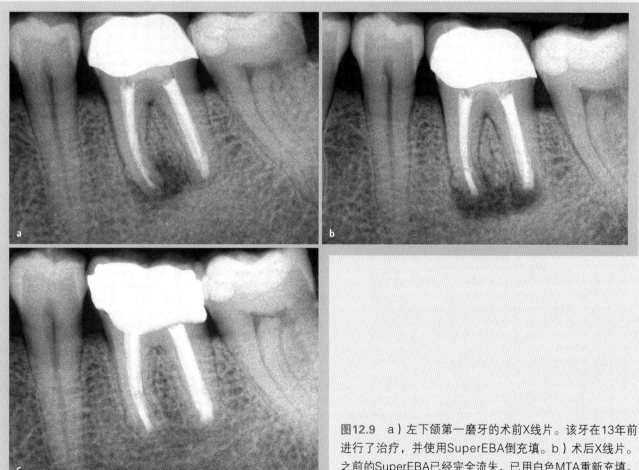

图12.9　a）左下颌第一磨牙的术前X线片。该牙在13年前进行了治疗，并使用SuperEBA倒充填。b）术后X线片。之前的SuperEBA已经完全流失，已用白色MTA重新充填。c）术后3年随访X线片。与图2.1所示为同一颗磨牙。

料。其原因很多。首先是它的生物相容性[31-33]和亲水性[30]，同时，它还具有出色的封闭性[34-39]，不受水分或血液污染的影响[38]，并且相对易于操作，目前也有很好的输送器可用。MTA具有以下优点：

① 易于混合，并易用小的输送器放入窝洞中

② 由于它在潮湿环境下固化，所以它对水分不敏感并且不受血液污染的影响

③ 封闭性优于银汞合金、SuperEBA和IRM

④ 对周围的牙本质有更好的适应性

⑤ 具有出色的生物相容性

⑥ 能够促进包括牙周膜和牙骨质在内的根尖周组织的再生（图12.10和图12.11）[40]

几年前该材料首次进入市场时，存在的唯一缺点是没有合适的输送器可用，因此在临床上难以操作。最早可用的输送器是Dovgan输送器（Quality Aspirators，Duncanville，TX，USA）（图12.12），但即使它的针头是可弯曲的，在手术过程中，尤其是在后牙，使用起来也不方便。它的直径太大，不适合根尖倒预备的狭小洞形，且容易堵塞。

在2000年，Edward Lee提出了另一种输送器[41-42]，即MTA成型块（图12.13）。这种输送器的设计是在1.2cm×1.2cm×5cm的塑料块上切出几

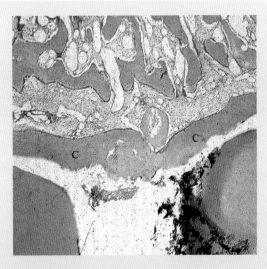

图12.10 猴的上颌中切牙根尖手术后组织学切片，使用MTA作为根尖倒充填材料。在根尖截面和MTA上方可见牙骨质（C）形成。注意新形成的牙骨质附近存在正常的牙周膜和牙槽骨。（由M.Torabinejad博士提供）

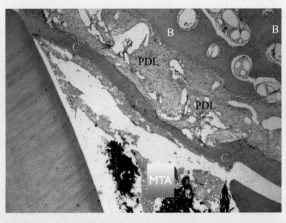

图12.11 MTA根尖倒充填材料的组织反应。新的牙骨质在切开的根尖部牙本质和根尖倒充填材料上生长；在相邻的结缔组织中无炎症反应。B：骨；PDL：牙周膜；C：牙骨质。（由M. Torabinejad博士提供）

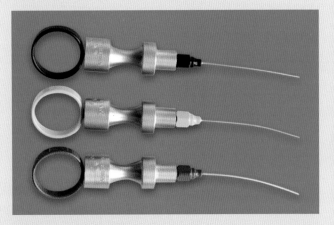

图12.12 3种不同型号的Dovgan输送器。（Quality Aspirators，Duncanville，TX，USA）

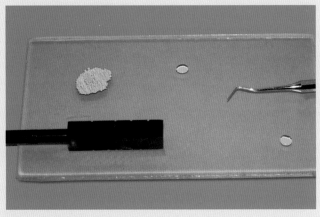

图12.13 MTA成型块。（G. Hartzell & Sons，Concord，CA，USA）

个凹槽。将MTA正确混合至腻子状（不太干也不太稀），然后将其填入所选的Lee成型块的凹槽中，使用调刀沿凹槽滑动挑取所需长度的材料，材料黏附在调刀的尖端，即可将其轻松放入倒预备的窝洞中（图12.14）。

最近，Produits Dentaires SA（Vevey，Switzerland）与Bernd Ilgenstein博士合作设计并制造了另一种输送器，称为MAP（Micro Apical Placement，微型根尖放置）系统（图12.15），可以将其视为一种"通用"输送器，因为这种输送器带有特殊针头，在临床治疗和牙髓显微外科手术中均可使用，并且在手术过程中还可轻松地将MTA放置到后牙根管和侧支根管中[43]。这些针头有镍钛或不锈钢的三弯针头和单弯针头。

手术三弯针头有两种，呈左右两种角度，均有两种外径：0.9mm（黄色）和1.1mm（红色）。针头的内径为0.6mm（黄色）和0.8mm（红色），便于连续充填足够量的倒充填材料。镍钛针头也有1.3mm直径的型号，用于较大窝洞、发生吸收的牙根或未发育成熟的牙根。

众所周知，由于超声尖的问世，不再与牙长轴成45°角来切除根尖，而是以几乎90°的角度来切

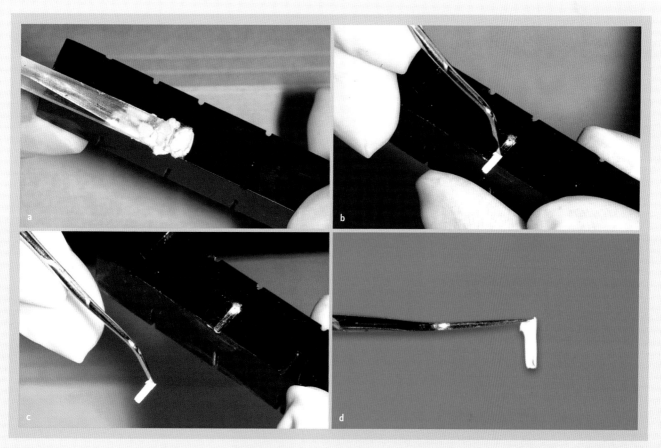

图12.14 a）将混合好的MTA填充到MTA成型块的凹槽中。b）用调刀从凹槽中铲出一小团MTA。c、d）准备好的小圆柱状MTA，可以轻松地放入倒预备的窝洞中。

扫码关注后
输入xw01
观看视频

图12.15 a）微型根尖放置（MAP）系统（Produits Dentaires SA）。b～e）用针头输送白色MTA。

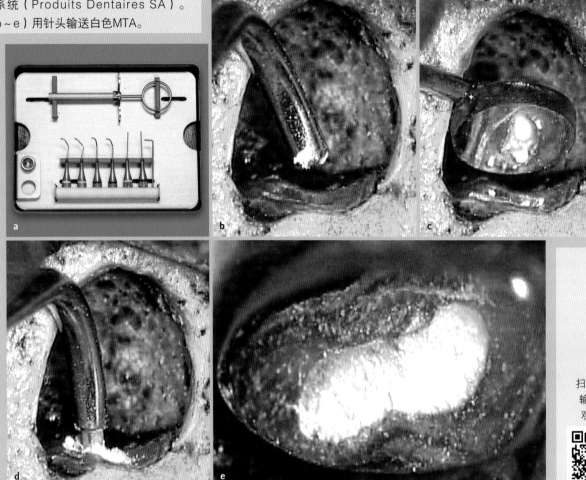

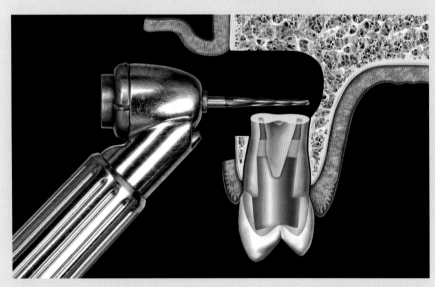

图12.16 垂直于牙体长轴切除根尖。

除（图12.16）。这就需要一种特殊的输送器，以便以90°的角度输送倒充填材料（图12.17）。MAP系统是实现这一目的的理想输送器，其具有多种不同大小和不同角度的针头（图12.18）。

三弯针头最适用于后牙，有左右两种角度，以便治疗难以到达的部位（上颌前磨牙和磨牙的腭侧根管，下颌磨牙的舌侧根管）。镍钛针头是通用设计，可用于绝大多数前牙和后牙的正向充填及倒充填的病例。

针头内的活塞特意设计得比针头本身更长（图12.19），因此它不仅能够在倒充填的过程中输送MTA，而且还能充当充填器，在预备好的窝洞最深处压紧充填材料，从而避免产生气泡。因此，根管的倒充填材料均能被压实。活塞是由聚甲醛（POM）材料制作而成的，即使是三弯针头也可以轻松通过。

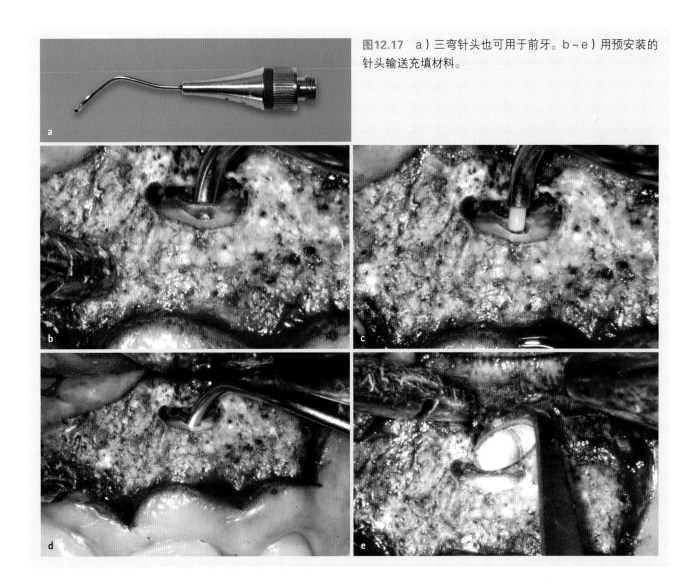

图12.17　a）三弯针头也可用于前牙。b～e）用预安装的针头输送充填材料。

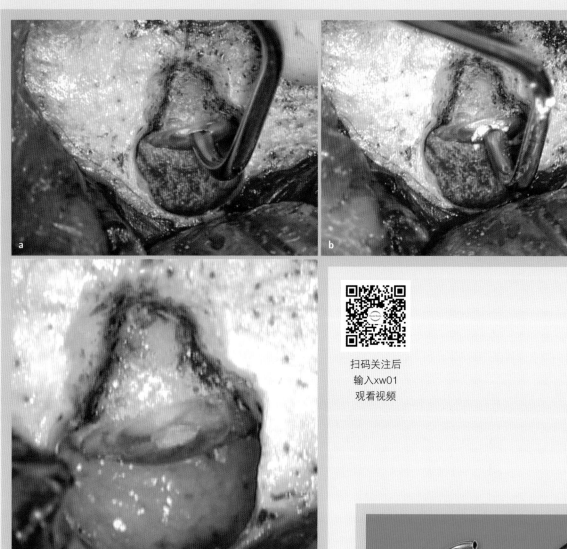

图12.18 a~c）用三弯针头将根尖倒充填材料输送到下颌第二磨牙。

扫码关注后
输入xw01
观看视频

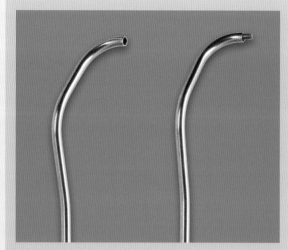

图12.19 针头内的活塞专门制作得比针头本身更长，以便充当充填器，在预备好的窝洞最深处压紧充填材料。

手术期间使用MAP系统的另一个优势是能完美地控制倒充填材料，用该系统可将该材料放置在倒预备的窝洞中，而不会散落在周围的骨和软组织中。

在手术中，使用超声倒预备尖预备窝洞，控制骨腔的出血，用Stropko冲洗器干燥已预备的根尖，并在高倍显微镜下用显微口镜检查，在这些工作完成后，术者即可请牙医助手将MTA混合至合适的稠度，然后装入预先安装好的MTA输送器里（图12.17b~e）。MTA的稠度既不能太稀，也不能太干。如果混合物太稀，则很难将材料压实到窝洞中。在这种情况下，用Stropko冲洗器轻吹以达到合适的稠度（图12.20）。如果太干，则很难从针头里挤出材料，输送器可能会被堵塞。如果发生堵塞，则必须避免用力过猛。这时，POM活塞的刚性不足，会在输送器卡口处附近弯曲，所以需要更换。因此，建议准备两个输送器备用，且针头不应塞得太紧。同样重要的是，牙医助手在手术后应立即拆卸并清洁输送器，因为针头内的材料可能会固化并堵塞针头。如果发生这种情况，可以使用MAP系统清洁刮匙去除已固化的材料或者用细的超声工作尖将其振碎，并在不损坏金属针头的前提下使针头再次恢复清洁。

在将MTA放置到倒预备窝洞里的过程中，要求牙医助手用超声工作尖触碰金属充填器（图12.21），以释放带入的空气，从而提高对窝洞壁的适应性和充填材料的密度。输送的材料应过量，并用大的磨光器将其压实（图12.22），然后用显微调刀（图12.23）和显微外科手术刷（图12.24）修整至根尖截面水平（图12.25）。

MTA是亲水性的，需要水分才能固化。手术后血液会立即充满骨腔，为MTA的固化提供必要的水分。如果使用了硫酸铁，那么搔刮和冲洗就很重要了，这样可以刺激出血，为MTA的固化提供水分（图12.26a~c）。在进行冲洗时，术者必须小心，以免将新鲜混合的MTA暴露于过多的液体中，因为MTA可能会被冲洗掉，从而对其封闭能力产生不利影响。

ProRoot®MTA的唯一缺点是固化时间长且成本高。最近，已有几种改良的MTA类材料被研发并销售了，例如PD White MTA，根据制造商的介绍，这种MTA固化时间更短，约为15min。但是，这种产品与其他相对较新的产品一样，都需要基于研究得出的结论。

生物陶瓷

由于优越的物理和生物学特性，近年来生物陶瓷类材料已在牙髓治疗中得到应用。生物陶瓷是硅酸钙和磷酸钙结合的产物，应用于生物医学和牙科学[44]。

生物陶瓷是指专门设计用于修复、重建和替换人体病变或受损部位的一大类陶瓷材料[20]。牙科领域使用的第一代生物陶瓷是MTA，属于硅酸三钙基水泥类。硅酸三钙是决定MTA封闭性和生物相容性的重要组分[20]。最近，其他具有生物活性的硅酸三钙和磷酸盐水泥已经问世。自2010年以来，EndoSequence牙根修复材料（RRM）（Brasseler USA，Savannah，GA，USA）已向牙髓科医生提供，并且成为最受欢迎的一种材料。其适应证类似于MTA。根据制造商的介绍，它是由硅酸钙、单相磷酸钙、氧化锆、氧化钽、填料和增稠剂组成的[45]。许多体外和体内研究表明，RRM在生物环境中具有生物相容性、无毒、无收缩，且具有化学稳定性[46-48]。此外，RRM具有许多理想的临床特性：它是预混合的，其操作特性类似于IRM，具有最佳的阻射性[44]，并且不会引起牙齿变色[49]。有人提出生物陶瓷类材料与水分接触时能够形成羟基磷灰石，最终在牙本质和充填材料之间形成结合[44]。文献报道RRM的固化时间不一致，范围从4h到超过48h不等[50]。所有这些特性都是其用作倒充填材料时获得高成功率的原因。RRM为预混型商品，其稠度与IRM类似，因此更易于操作[50]。Shinbori等[45]的回顾性研究表明了RRM应用于牙髓显微外科手术的广阔前景。在他们的研究中观察到的高成功率与使用MTA作为倒充填材料时报道的结果相当[51-52]，表明RRM可作为根尖倒充填材料成为MTA的替代品。

膜和骨移植

一个常被问到的问题是，是否应常规在骨腔内植骨并在手术部位覆盖膜[53]。Lin等在他们的文章中

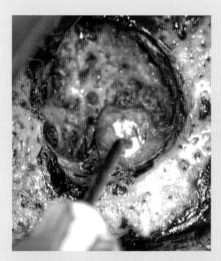

图12.20   如果混合物太稀，则用Stropko冲洗器轻吹使混合物稍干燥，以获得合适的稠度。

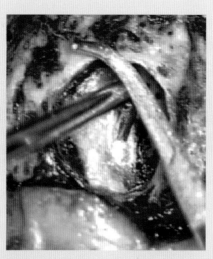

图12.21   用超声尖接触金属充填器，以提高MTA对窝洞牙本质壁的适应性。

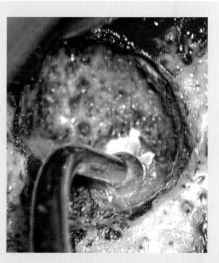

图12.22   多余的材料用球形磨光器压紧。

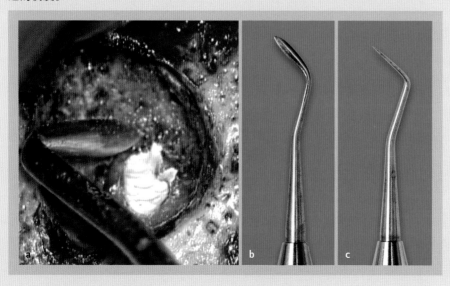

图12.23   a～c）用调刀锋利的边缘去除多余材料并完成根尖倒充填。

对该问题给出了一个详细的解答[54]。

引导性组织再生术是一种促进并引导细胞生长以重新修复因牙周疾病、牙齿疾病或外伤所破坏的牙周特定组织的技术[55]。通过使用膜屏障和/或骨移植材料进行的引导性组织再生术也已被用在根尖手术中以促进新骨的形成[56~61]。研究主要集中在新骨的形成上，而不涉及牙周膜（PDL）和牙骨质的形成，它们也是根尖周组织的组成部分。引导性组织再生术的概念在根尖手术中的应用主要基于牙周组织再生治疗的广泛研究。然而，引导性组织再生在牙周再生治疗和根尖手术中的应用存在着显著性差异。创口愈合能够引起再生或修复，这取决于多种因素，例如创口的性质、祖细胞/干细胞的可用性、生长/分化因子等[54]。

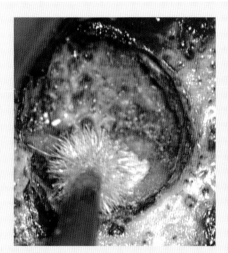

图12.24 用显微外科手术刷修整根尖截面。

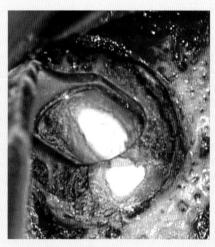

图12.25 显微外科口镜中可见已完成的根尖倒充填。

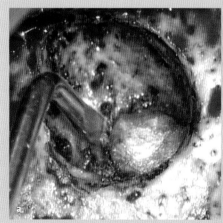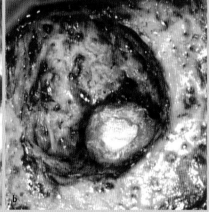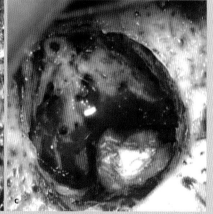

图12.26 a~c）在冲洗后，搔刮骨腔以刺激出血。

再生意味着相同的组织细胞替代损伤组织。修复意味着与原始组织不同的组织细胞替代损伤组织。牙髓显微外科手术并没有重建原始组织的结构和功能，即意味着在牙髓显微外科手术中，被切除的根尖组织不能再生。牙髓显微外科手术后，根尖周组织的再生需要募集祖细胞/干细胞，以分化为成骨细胞、牙周膜细胞以及成牙骨质细胞[62]。任何一个要素缺失的结果都是修复而不是组织再生[63]。如果由于根尖周炎或者牙髓显微外科手术导致颊侧和腭侧/舌侧骨皮质缺失，根尖周的损伤极有可能发生瘢痕组织愈合[64-66]。研究证明，在牙髓显微外科手术中，如果只有颊侧骨皮质缺损，无论是否采用膜屏障，骨组织的损伤修复未见明显差异[67-68]。根据有限的临床对照试验，没有充分的证据证明在牙髓显微外科手术中对大范围骨缺损或贯通的骨缺损使用膜屏障技术的长期结果优于对照组[54]。根据定义[55]，膜屏障在根尖周手术中的应用似乎并不符合引导性组织再生的概念。相反，在牙周再生治疗中，膜屏障可以引导祖细胞/干细胞重新聚集在牙周膜的特定位置。从临床的角度讲，在牙髓显微外科手术中，膜屏障最适用于牙髓–牙周联合病变、牙周–牙髓联合病变[69]或者是与牙槽嵴相交通的大范围根尖周病损[70-71]。在根尖周边缘性骨缺损/根尖–根周骨缺损/根尖周区骨缺损这一类型，牙周膜和牙骨质都被损伤。此时，在根尖周手术中使用膜屏障可防止结合上皮沿着裸露的牙根表面向根尖方向迁移进入根尖周病损，并可诱导结缔组织附着细胞的选择性再定植[60-71]。在牙髓–牙周或牙周–牙髓联合病变中，使用膜来控制病变是针对牙周组织而不是根尖周组织的再生[54]。

就植骨而言，除非自体骨移植，否则骨移植材料本身对于宿主组织都是外源性物质，会影响正常

的损伤愈合过程，导致愈合的延迟或者机体的排斥反应[72-73]。

从生物学角度来讲，相比其他骨移植材料，血凝块是最好的缺损填充材料[54]。血凝块是宿主自身的生物学产物，是损伤修复的基础，为损伤修复提供了最好的天然支架。如果没有血凝块，组织损伤的修复将受到影响[72-73]，就像拔牙后的干槽症。没有血凝块或者血管生成因子而独立进行的骨移植是不能够促进根尖周的损伤修复的[74]。

总之，除了牙周–牙髓联合病变或牙髓–牙周联合病变导致的根尖周围骨缺损[69,71]，或与牙槽嵴相通的大范围根尖周病变[70-71]，膜屏障在牙髓显微外科手术中的使用对于根尖周组织再生没有明显的作用。骨移植物诱导新骨形成的能力在很多文献中已经得到了很好的证实[56-61,75-80]。然而，在牙髓显微外科手术中，骨移植对于牙周膜和牙骨质再生并未表现出很好的效果。

在牙髓显微外科手术中，仅应用膜屏障技术和/或骨移植技术可能并不能形成根尖周组织的完全再生，因为这些生物材料在牙髓显微外科手术后，没有募集祖细胞/干细胞的能力，也没有诱导未分化的间充质细胞分化为牙周膜细胞和成牙骨质细胞的能力[54]。

无论根尖周病变的范围大小，根管感染的持续性是根管治疗后根尖周组织炎症不能愈合的主要原因[81]。因此膜屏障技术和/或骨移植技术本身并不能阻止牙髓显微外科手术的失败（图10.22）。

在许多动物实验和人体试验中，对于大范围的根尖周病损，在牙髓显微外科手术中不使用膜屏障和/或骨移植技术，也已经观察到了组织学上完整的根尖周组织再生[66,82-87]。

参考文献

[1] FARRAR JN. *Radical and heroic treatment of alveolar abscess by amputation of roots of teeth, with description and application of the cantilever crown.* Dent Cosmos. 1884;26:135-139.

[2] OMNELL KA. *Electrolytic precipitation of zinc carbonate in the jaw; An unusual complication after root resection.* Oral Surg Oral Med Oral Pathol. 1959;12:846-952.

[3] AGRABAWI J. *Sealing ability of amalgam, SuperEBA cement, and MTA when used as retrograde filling materials.* Br Dent J. 2000;11:188(5):266-268.

[4] FRANK AL ET AL. *Long-term evaluation of surgically placed ama-lgam fillings.* J Endod. 1992;18:391-398.

[5] SAATCHI M, SHADMEHR E, TALEBI SM, NAZERI M. *A prospective clinical study on blood mercury levels following endodontic root-end surgery with amalgam.* Iran Endod J. 2013;8(3):85-88.

[6] DORN SO, GARTNER AH. *Retrograde filling materials: a retrospective success-failure study of amalgam, EBA, and IRM.* J Endod. 1990;16:391-393.

[7] RAHBARAN S, GILTHORPE MS, HARRISON SD, GULABIVALA K. *Comparison of clinical outcome of periapical surgery in endodontic and oral surgery units of a teaching dental hospital: a retrospective study.* Oral Surg Oral Med Oral Pathol Oral Radiol Endod. 2001;91:700-709.

[8] WESSON CM, GALE TM. *Molar apicectomy with amalgam root-end filling: results of a prospective study in two district general hospitals.* Br Dent J. 195:707-714, 2003.

[9] COOK D, TAYLOR P. *Tissue reactions to improved zinc oxide-eugenol cements.* J Dent Child. 1973; 40:199-207.

[10] BLACKMAN R, GROSS M, SELTZER S. *An evaluation of the biocompatibility of a glass ionomer-silver cement in rat connective tissue.* J Endod. 1989;15:76-79.

[11] ABDAL AK, RETIEF DH. *The apical seal via the retrosurgical approach. I. A preliminary study.* Oral Surg. 1982;53:614-621.

[12] BONDRA DL, HARTWELL GR, MACPHERSON MG, PORTELL FR. *Leakage in vitro with IRM, high copper amalgam, and EBA cement as retrofilling materials.* J Endod. 1989;15:157-160.

[13] SULLIVAN JE JR, DA FIORE PM, HEUER MA, LAUTENSCHLAGER EP, KOERBER A. *Super-EBA as an endodontic apical plug.* J Endod. 1999;25:559-561.

[14] PITT FORD TR, ANDREASEN JO, DORN SO, KARIYAWASAM SP. *Effect of Super-EBA as a root end filling on healing after replantation.* J Endod. 1995;21:13-15.

[15] OYNICK J, OYNICK T. *A study of a new material for retrograde fillings.* J Endod. 1978;4:203-206.

[16] RUBINSTEIN R, KIM S. *Long-term follow-up of cases considered healed one year after apical microsurgery.* J Endod. 2002;25:378-383.

[17] SONG M, SHIN SJ, KIM E. *Outcomes of endodontic micro-surgery: A prospective clinical study.* J Endod. 2011;37:316-320.

[18] BIGGS JT, BENENATI FW, POWELL SE. *Ten-year in vitro assessment of the surface status of three retrofilling materials.* J Endod. 1995;21:521-525.

[19] STROPKO J. *Micro-Surgical Endodontics.* In: Castellucci A, ed. *EndodonticS*, vol. III. Florence, Italy: Il Tridente; 2005:342-411.

[20] SHIN S, CHEN I, KARABUCAK B, BAEK S, KIM S. *MTA and bioceramic root-end filling materials.* In: Kim S, Kratchman S, eds. *Microsurgery in Endodontics.* New Jersey: Wiley Blackwell; 2018:91-99.

[21] TORABINEJAD M, WATSON TF, PITT FORD TR. *Sealing ability of a mineral trioxide aggregate wh-en used as a root end filling material.* J Endod. 1993; 19:591-595.

[22] TORABINEJAD M, HONG C-U, LEE S-J, MONSEF M, PITT-FORD TR. *Investigation of mineral trioxide aggregate for root-end filling in dogs.* J Endod. 1995;21:603-607.

[23] TORABINEJAD M, CHIVIAN N. *Clinical applications of mineral trioxide aggregate.* J Endod. 1999;25:197-203.

[24] AGRABAWI J. *Sealing ability of amalgam, SuperEBA cement, and MTA when used as retrograde filling materials.* Br Dent J. 2000;11:188(5):266-268.

[25] HOLLAND R, SOUZA V, NERJ MJ, ET AL. *Reaction of rat connective tissue to implanted dentin tubes filled with a white mineral trioxide aggregate.* Braz Dent J. 2002;13(1): 23-26.

[26] FERRIS D, BAUMGARTNER JC. *Perforation repair comparing two types of mineral trioxide aggregate.* J Endod. 2004;30:422-424.

[27] AL-HEZAIMI K, NAGHSHBANDI J, OGLESBY S, SIMON J, ROTSTEIN I. *Human saliva penetration of root canals obturated with two types of mineral trioxide aggregate cements.* J Endod. 2005;31:453-456.

[28] FARACO JUNIOR IM, HOLLAND R. *Response of the pulp of dogs to capping with mineral trioxide aggregate or calcium hydroxide cement.* Dent Traumatol. 2001;17:163-166.

[29] FARACO JUNIOR IM, HOLLAND R. *Histomorphological response of dogs' dental pulp capped with white mineral trioxide aggregate.* Braz Dent J. 2004;15:104-108.

[30] TORABINEJAD M, HONG CU, MCDONALD F, PITT FORD TR. *Physical and chemical properties of a new root-end filling material.* J Endod. 1995;21:349.

[31] KOH ET, MCDONALD F, PITT FORD TR, TORABINEJAD M. *Cellular response to mineral trioxide aggregate.* J Endod. 1998;24:53.

[32] KOH ET, TORABINEJAD M, PITT FORD TR, BRADY K. *Mineral trioxide aggregate stimulates a biological response in human osteoblasts.* J Biomed Mater Res. 1997;37:432.

[33] PITT FORD TR, TORABINEJAD M, ABEDI HR, BAKLAND LK, KARIYAWASAM SP. *Mineral trioxide aggregate as a pulp capping material.* J Am Dent Assoc. 1996;127:1491.

[34] BATES CF, CARNES DL, DEL RIO CE. *Longitudinal sealing ability of mineral trioxide aggregate as a root end filling material.* J Endod. 1996;22:575-578.

[35] NAKATA TT, BAE KS, BAUMGARTNER JC. *Perforation repair comparing mineral trioxide aggregate and amalgam.* Abs. no. 40. J Endod. 1997;23:259.

[36] TORABINEJAD M, HIGA RK, MCKENDRY DJ, PITT FORD TR. *Dye leakage of four root-end filling materials: effects of blood contamination.* J Endod. 1994;20:159-163.

[37] TORABINEJAD M, HONG CU, PITT FORD TR, KETTERING JD. *Cytotoxicity of four root end filling materials.* J Endod. 1995;21:489-492.

[38] TORABINEJAD M, RASTEGAR AF, KETTERING JD, PITT FORD TR. *Bacterial leakage of mineral trioxide aggregate as a root end filling material.* J Endod. 1995;21:109-112.

[39] TORABINEJAD M, WATSON TF, PITT FORD TR. *The sealing ability of a mineral trioxide aggregate as a retrograde root filling material.* J Endod. 1993;19:591-595.

[40] CHEN I, KARABUCAK B, WANG C, WANG H-G, KOYAMA E, KOHLI MR, NAH H-D, KIM S. *Healing after root-end microsurgery by using mineral trioxide aggregate and a new calcium silicate-based bioceramic material as root-end filling materials in dogs.* J Endod. 2015;41(3):389-399.

[41] LEE E. *A new mineral trioxide aggregate root-end filling technique.* J Endod. 2000;26:764-766.

[42] LEE ES. *Think outside the syringe.* Endodontic Practice. 2000;3:26-28.

[43] CASTELLUCCI A, PAPALEONI M. *The MAP System: a perfect carrier for MTA in clinical and surgical endodontics.* Roots. 2009;3:18-22.

[44] CANDEIRO GT, CORREIA FC, DUARTE MA, ET AL. *Evaluation of radiopacity, pH, release of calcium ions, and flow of a bioceramic root canal sealer.* J Endod. 2012;38:842-845.

[45] SHINBORI N, GRAMA AM, PATEL Y, WOODMANSEY K, HE J. *Clinical outcome of endodontic microsurgery that uses EndoSequence BC Root Reapair Material as the root-end filling material.* J Endod. 2015;41(5): 607-612.

[46] MA J, SHEN Y, STOJICIC S, HAAPASALO M. *Biocompatibility of two novel root repair materials.* J Endod. 2011;37:793-798.

[47] DAMAS BA, WHEATER MA, BRINGAS JS, HOEN MM. *Cytotoxicity comparison of mineral trioxide aggregates and EndoSequence Bioceramic root repair materials.* J Endod. 2011;37:372-375.

[48] BOSIO CC, FELIPPE GS, BORTOLUZZI EA, ET AL. *Subcutaneous connective tissue reactions to iRoot SP, mineral trioxide aggregate (MTA) Fillapex, Dia-Root BioAggregate and MTA.* Int Endod J. 2014; 47:667-674.

[49] WALSH RM, WOODMANSEY KF, GLICKMAN GN, HE J. *Evaluation of compressive strength of hydraulic silicate-based root-end filling materials.* J Endod. 2014;40:969-972.

[50] CHARLAND T, HARTWELL GR, HIRSCHBERG C, PATEL R. *An evaluation of setting time of mineral trioxide aggregate and EndoSequence root repair material in the presence of human blood and minimal essential media.* J Endod. 2013;39:1071-1072.

[51] SONG M, KIM E. *A prospective randomized controlled study of mineral trioxide aggregate and super ethoxy-benzoic acid as root-end filling materials in endodontic microsurgery.* J Endod. 2012;38:875-879.

[52] SONG M, NAM T, SHIN S, KIM E. *Comparison of clinical outcomes of endodontic microsurgery: 1 year versus long-term follow-up.* J Endod. 2014;40:490-494.

[53] RUBINSTEIN R, FAYAD MI. *Apical microsurgery: application of armamentaria, materials, and methods.* In: Torabinejad M, Rubinstein R, eds. *The art and science of contemporary surgical endodontics.* Surrey: Quintessence Publishing Co Inc; 2017:155-178.

[54] LIN L, CHEN MY-H, RICUCCI D, ROSENBERG PA. *Guided tissue regeneration in periapical surgery.* J Endod. 2010;36(4):618-625.

[55] GUIDED TISSUE REGENERATION, PERIODONTAL. *Available at: http://www.symptomstoday. com/medical/guided_tissue_regeneration_periodontal.htm. Accessed March 2010.*

[56] SAAD AY, ABDELLATIEF EM. *Healing assessment of osseous defects of periapical lesions associated with failed endodontically treated teeth with use of freezedried bone allograft.* Oral Surg Oral Med Oral Pathol. 1991;71:612-617.

[57] PINTO VS, ZUOLO ML, MELLONIG JT. *Guided bone regeneration in the treatment of a large periapical lesion: a case report.* Pract Periodontic Aesthe Dent. 1995;7: 76-82.

[58] TASCHIERI S, DEL FABBRO M, TESTORI T, SAITA M, WEINSTEIN R. *Efficacy of guided tissue regeneration in the management of through-and through lesions following surgical endodontics: a preliminary study.* Int J Periodontics Restorative Dentistry. 2008;28: 265-271.

[59] APAYDIN ES, TORABINEJAD M. *The effect of calcium sulfate on hard-*

tissue healing after periapical surgery. J Endod. 2004;30:17-20.

[60] BECK-COON RJ, NEWTON CW, KAFRAWY AH. *An in vivo study of the use of a nonresorbable ceramic hydroxyapatite as an alloplastic graft material in periapical surgery.* Oral Surg Oral Med Oral Pathol. 1991;71:483-488.

[61] YOSHIKAWA G, MURASHIMA Y, WADACHI R, SAWADA N, SUDA H. *Guided bone regeneration (GBR) using membrane and calcium sulfate after apicectomy: a comparative histo-morphometrical study.* Int Endod J. 2002;35:255-263.

[62] LANGER R, VACANTI JP. *Tissue engineering.* Science 1993; 260: 920-926.

[63] IVANOVSKI S, GRONTHOS S, SHI S, BARTOLD PM. *Stem cells in the periodontal ligament.* Oral Disease. 2006;12:358-363.

[64] DAHLIN C, LINDE A, GOTTLOW J, NYMAN S. *Healing of bone defects by guided tissue regeneration.* Plast Reconstr Surg. 1988;81:672-676.

[65] DAHLIN C, GOTTLOW J, LINDE A, NYMAN S. *Healing of maxillary and mandibular bone defects using a membrane technique: an experimental study in monkeys.* Scand J Plast Reconstr Hand Surg. 1990;24:13-19.

[66] ANDREASEN JO, RUD J. *Modes of healing histologically after endodontic surgery in 70 cases.* Int Oral Surg. 1972;1:148-160.

[67] BOHNING BP, DAVENPORT WD, JEANSONNE BJ. *The effect of guided tissue regeneration on the healing of osseous defects in rat calvaria.* J Endod. 1999;25:81-84.

[68] GARRETT K, KERR M, HARTWELL G, O'SULLIVAN S, MAYER P. *The effect of a bioresorbable matrix barrier in endodontic surgery on the rate of periapical healing: an in vivo study.* J Endod. 2002;28:503-506.

[69] BRITAIN SK, VON ARX T, SCHENK RK, ET AL. *The use of guided tissue regeneration principles in endodontic surgery for induced*

chronic periodontic-endodontic lesions: a clinical, radiographic and histological evaluation.* J Periodontol. 2005;76: 450-460.

[70] RANKOW HJ, KRASNER PR. *Endodontic applications of guided tissue regeneration in endodontic surgery.* J Endod. 1996;22:34-43.

[71] POMPA DG. *Guided tissue repair of complete buccal dehiscences associated with periapical defects: a clinical retrospective study.* J Am Dent Assoc. 1997;128: 989-997.

[72] COTRAN RS, KUMAR V, COLLINS T. *Robbin's pathologic basis of disease.* 6th ed. Philadelphia: WB Saunders; 1999.

[73] MAJNO G, JORIS I. *Cell, tissue, and disease.* 2nd ed. Oxford: Oxford University Press; 2004.

[74] LAURELL L, GOTTLOW J. *Guided tissue regeneration update.* Int Dent J. 1998;48: 386-398.

[75] PECORA G, ANDREANA S, MARGARONE JE, COVANI U, SOTTOSANTI JS. *Bone regene-ration with a calcium sulfate barrier.* Oral Surg Oral Med Oral Pathol Oral Radiol Endod. 1997;84:424-429.

[76] PECORA G, LEONARDIS DE, IBRAHIM N, BOVI M, CORMELINI R. *The use of calcium sulfate in the surgical treatment of a "through and through" periradicular lesion.* Int Endod J. 2001;34:189-197.

[77] TASCHIERI S, DEL FABBRO M, TESTORI T, WEINSTEIN R. *Efficacy of xenogenic bone grafting with guided tissue regeneration in the management of bone defects after surgical endodontics.* J Oral Maxillofac Surg. 2007;65:1121-1127.

[78] TOBON SI, ARISMENDI JA, MARIN ML, MESA AL, VALENCIA JA. *Comparison between a conventional technique and two bone regeneration techniques in periradicular surgery.* Int Endod J. 2002;35:635-641.

[79] DEMIRALP B, KECALI HG, MUHTAROGULLARI M, SERPERR A, DEMIRALP B, ERATALAY K. *Treatment of periapical in-flammatory*

lesion with the co-mbination of platelet-rich plasma and tricalcium phosphate: a case report.* J Endod. 2004;30: 796-800.

[80] STASSEN LFA, HISLOP WS, STILL DM, MOOS KF. *Use of anorganic bone in periapical def-cts following apical surgery: a pro-spective trial.* Br J Oral Maxillofacial Surg. 1994;32:83-85.

[81] NAIR PNR. *Pathogenesis of apical periodontitis and the causes of endodontic failures.* Crit Rev Oral Biol Med. 2004;15:348-381.

[82] ANDREASEN JO, RUD J, MUNKSGAARD EC. *Retrograde filling with resin and a dentin bon-ding agent: preliminary histologic study of tissue reactions in monkeys.* Danish Dent J. 1989;93:195-197.

[83] ANDREASEN JO, MUNKSGAARD EC, FREDEBO L, RUD J. *Peri-odontal tissue regeneration including cemtogenesis adjacent to dentin-bonded retrograde composit fillings in humans.* J Endod. 1993;19:151-153.

[84] APAYDIN ES, SHABAHANG S, TORABINEJAD M. *Hard-tissue healing after application of fresh or set MTA as root-end-filling material.* J Endod. 2004;30:21-24.

[85] BAEK S-H, PLENK H, KIM S. *Periapical tissue responses and cementum regeneration with amalgam, Super EBA, and MTA as root-end filling materials.* J Endod. 2005;31: 444-449.

[86] TANOMARU-FILHO M, LUIS MR, LEONARDO MR, TANOMARU JMG, SILVA LAB. *Evaluation of periapical repair following retrograde filling with different root-end filling materials in dog teeth with periapical lesions.* Oral Surg Oral Med Oral Pathol Oral Radiol Endod. 2006;102:127-132.

[87] TSESIS I, FAIVISHEVSKY V, KFIR A, ROSEN E. *Outcome of surgical endodontic treatment performed by a modern technique: a mets-analysis of literature.* J Endod. 2009;35: 1505-1511.

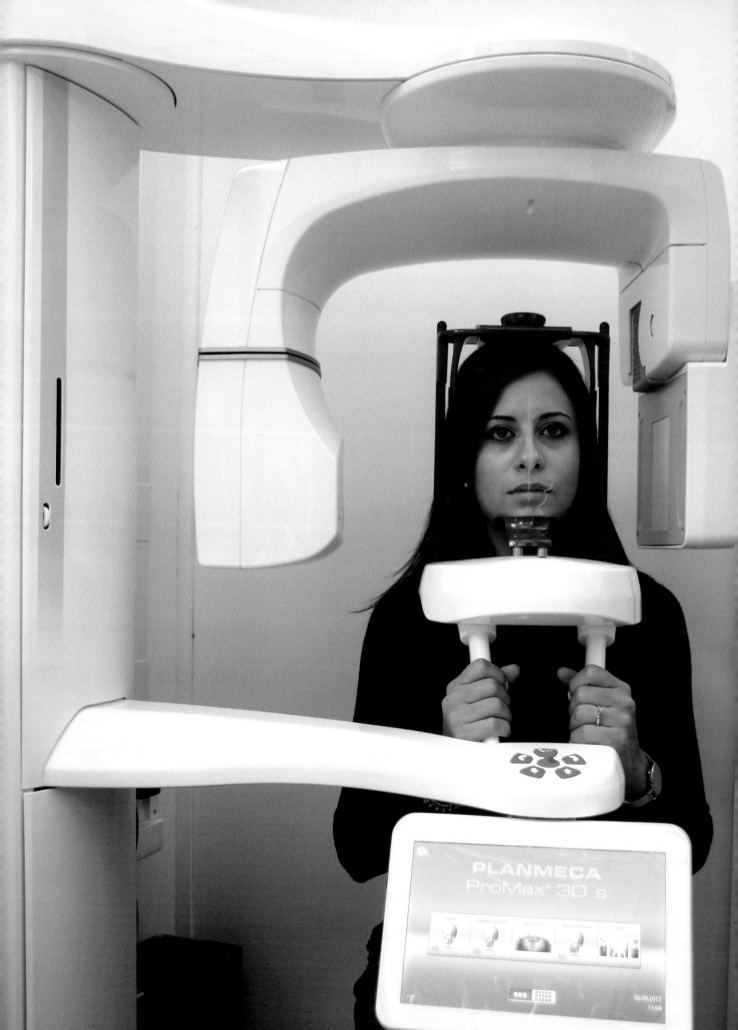

PLANMECA
ProMax® 3D s

30.09.2017
11:04

锥形束CT（CBCT）在牙髓显微外科手术中的应用

The Use of Cone Beam Computed Tomography (CBCT) in Microsurgical Endodontics

在牙科的所有分支学科中，影像学在牙髓病学中有着十分突出的重要性。

威廉·康拉德·伦琴（Wilhelm Conrad Roentgen）于1895年发现X线，对整个医学界产生了深远的影响，这被认为是医学史上最具革命性的成就之一。

在牙科领域，牙髓治疗无疑是最受益于这一发现的学科，这不仅是因为技术和工艺的不断改进[1]，而且，使用X线使牙医"摆脱了黑暗"，让牙医能够看到以往的诊断方法无法看到的结构。

在这个技术发展之前，牙医只能凭借经验尝试诊断并治疗牙髓疾病，当然有成功也有失败。

第一台口腔放射设备的出现让我们第一次看到死髓牙根尖周围骨质的改变以及牙髓治疗的结果。

由此，牙髓病学不再仅仅是一种经验性学科。从那一刻起，它就成为一门科学[2]。

如今，X线机已成为牙科设备中不可缺少的一部分，尤其在牙髓疾病的诊断治疗过程中。在没有这种重要的诊断设备的帮助下为患者进行根管治疗是不可想象的。

然而，X线片是通过二维的方式来展现三维的结构和物体。要提取三维信息，必须沿着水平面拍摄若干倾斜角度的X线片，使用"颊侧物体投影规律"进行判断（图13.1）[3]，但这并不能弥补传统二维X线片的一些局限性。

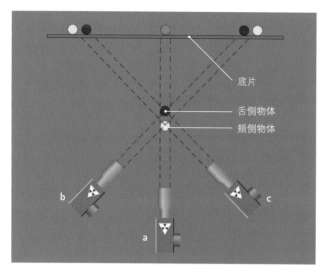

图13.1 颊侧物体投影规律。这是通过二维X线片看到三维结构的唯一方法。在平行投照下（a），两个物体看起来是重叠的。在偏角投照下（b，c），这两个物体就不再重叠，并且当已知X线机的偏斜角度时，易于辨别两物体的相对位置：颊侧物体（最靠近放射源的那个物体）在与X线相同的方向上移动。

首先，戈德曼（Goldman）等[4-5]在1972年和1974年证实，X线片具有主观解释的不确定性。研究发现，当使用根尖周X线片评估根尖周病变的愈合时，6位评估者之间的一致性很低（47%），甚至同一位评估者在两个不同的时间评估同一张照片的一致性也很低（分别为19%和80%）。

另一个局限性是呈现出的病变范围。病变的检出率取决于矿化组织损失与周围骨总量的百分比，而周围骨总量又取决于其密度和厚度[6-7]。病变的可见性还取决于缺损的位置[8-10]。Bender和Seltzer[6,11]以及最近Patel和Durak[12]的研究证明，骨皮质没有明显变薄（图13.2）且局限于骨松质的根尖周病变，不易被X线片发现。他们得出的结论是，当骨皮质板受损时，病变在X线片上更易发现。

Patel等提出的另一个问题是解剖噪点[13]。重叠的解剖结构或骨皮质密度的叠加也可能会使目标区域模糊，从而降低其对比度，出现放射线透射伪影或隐藏实际存在的放射线透射影（图13.3），使放射线图像变得更加难以解释[13]。这些解剖学干扰的阻射率不同，被称为解剖学噪点[14]。

最后，几何形态失真和图像可再现性也是传统影像学的缺点。在临床实践中，应该使胶片或传感器尽可能与牙齿平行，且与放射线垂直，在这样的位置上进行所谓的"平行投照技术"，以产生精确的几何图像[14-16]。牙槽突的倾斜度、患者的依从性、不便于投照的口腔形状等因素可能会导致拍摄过程受到干扰，并因此导致图像伸长或缩短[17-18]。此外，术前、术后和随访的X线片应该进行标准化，便于对目标区域进行快速对比[19]。尽管个性化支架已被广泛应用以降低对愈合程度评估不准的风险，同一组X线片可能仍显示出不一致性。在对X线拍摄质量的研究中，有8.5%的图像依然呈现为扭曲、拉长或缩短[13,20]。相比传统的X射线而言，锥形束计算机断层扫描（CBCT）能够克服上述所有局限性。

CBCT的基本原理

CBCT获取患者数据的方法与传统的医学计算机断层扫描（CT）有着显著不同。在医学CT扫描（以前称为CAT：计算机轴向断层扫描）中，选择患者的可疑病变区域，例如头部或身体其他部位。当X射线源每分钟围绕检查区域旋转60次时，多个传感器会检测到X射线束。这种类型的图像采集非常精确，但是所采集的数据量很大，并且患者接受了大剂量的放射线[21]。对于上颌种植位点进

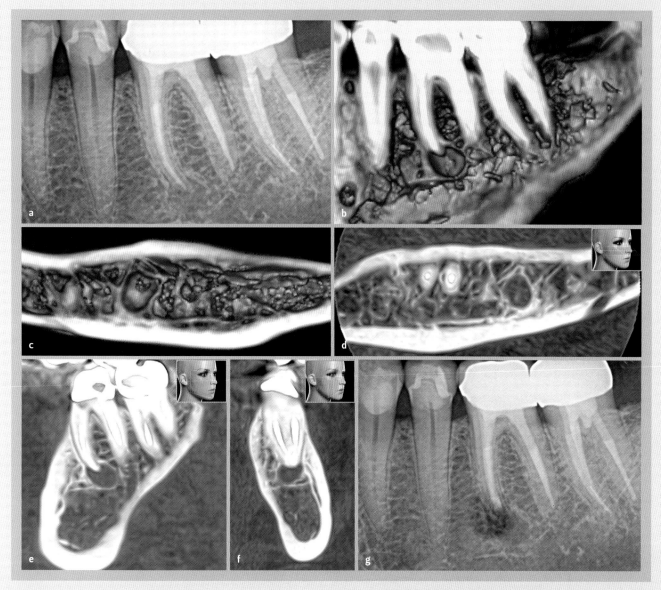

图13.2 a）左下颌第一磨牙的术前X线片。近中根的根尖处似乎存在小的放射透射影。b）CBCT的三维重建显示，近中根的根尖处有一圆形病变。c、d）CBCT的三维重建和CBCT的水平面图像显示，病变不涉及骨皮质，这是病变在根尖片上不易识别的原因。e）CBCT的矢状面图像。f）CBCT的冠状面图像。g）术后X线片。

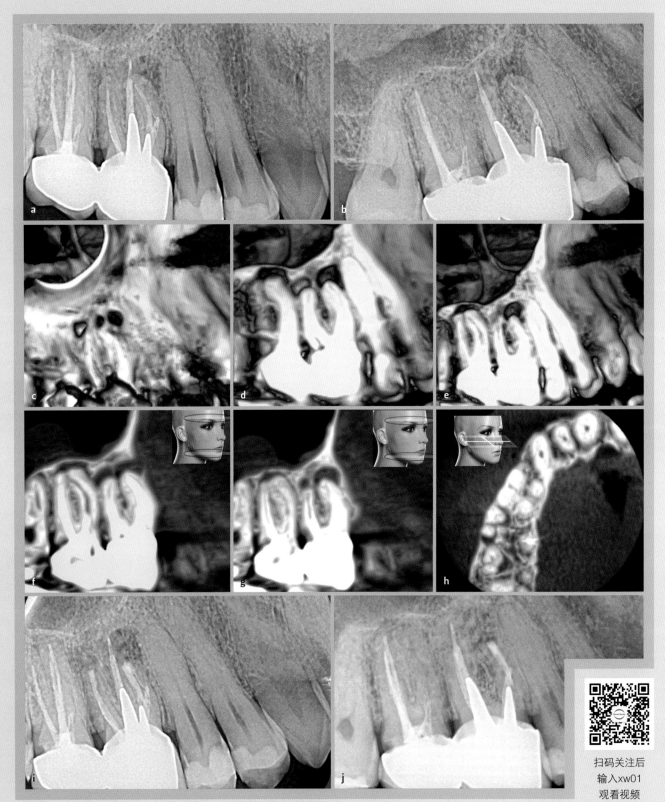

图13.3　a）右上颌第一磨牙的术前X线片。计划对该患者进行右上颌第一磨牙近颊根的外科治疗。b）偏角投照的X线片，看似可证实根尖周病变只涉及近颊根。c）CBCT显示，与远颊根相邻的骨皮质已发生吸收。d、e）另一根尖周病变累及第二磨牙。f、g）矢状面能较好地显示上颌第一磨牙两个颊根的病变以及第二磨牙两个牙根根尖的病变，其MB1完全未充填。h）水平面显示第一和第二磨牙的病变，包括两颗磨牙的腭根。现在很明显为什么这些病变在根尖片上不可见。i）术后X线片。j）2年后随访X线片。

行评估的典型CT扫描可能具有高达2100mSv的放射线剂量，相当于约375张全景片的剂量[22]。与医学CT相比，CBCT的剂量降低了76.2%~98.5%，为40~500mSv[22]。

　　与常规CT不同，CBCT使用狭窄的锥形光束，可围绕患者旋转360°（图13.4）。

　　CBCT是通过一个固定有X射线放射源和感应板组成的可旋转平台来完成的。锥形电离辐射源直接穿过检查区域的中部，透射后衰减的辐射被投射到对侧的X射线感应板。X射线源和感应板在检测区域内绕固定的支点旋转。在曝光序列中，以至少180°的弧度获取了数百个视场（FOV）的平面投影图像。然后将投影图像通过软件集成以构建立体图

像。通过单次旋转，CBCT即可即刻提供精确且准确的三维放射线图像[23]。对所得信息进行数字重建和分析，同时创建一个界面，临床医生可以在该界面上从多个平面（水平面、矢状面和冠状面）三维解析患者组织的"切片"（图13.5）。

　　临床医生可通过水平面从牙冠到根尖方向进行评估。该平面可以观察到侧穿、骨皮质板的膨胀、牙根内根管的数量等。

　　冠状面是从近到远或从前到后排列的一组平面。该平面显示了牙根与上颌窦之间的关系，以及舌/腭侧和颊侧骨皮质的厚度。

　　矢状面是从外侧到中央，或者从颊侧到舌/腭侧排列的一组平面。该平面可用于检查前牙。

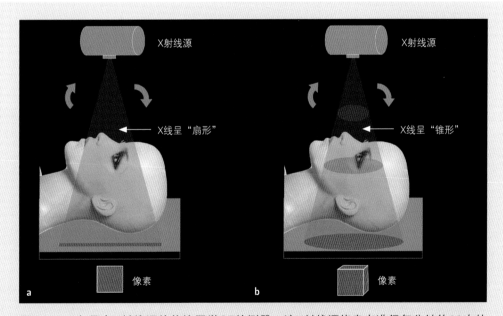

图13.4　a）具有X射线源的传统医学CT检测器，该X射线源绕患者进行每分钟约60次的360°旋转。每个图像切片的厚度取决于患者通过机架移动的距离（通常为1~100mm）。这会使患者暴露于大量的X射线中。数字图像以"像素"形式显示在计算机上，以表示二维图像。b）使用锥形射线的锥形束设备围绕患者旋转。曝光设置与传统牙科X线片相似，因此大大降低了患者接受的X射线剂量。数字图像以"体素"形式显示在计算机上，以表示三维图像。

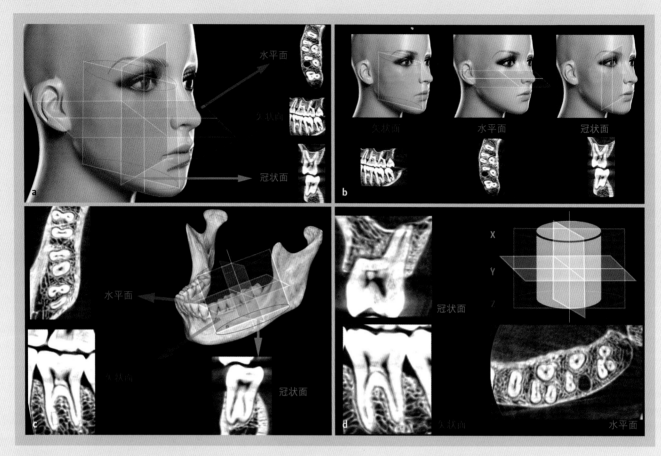

图13.5　a~d）CBCT可以在不同的水平和垂直平面上捕获、存储和显示图像：有水平面、矢状面和冠状面。

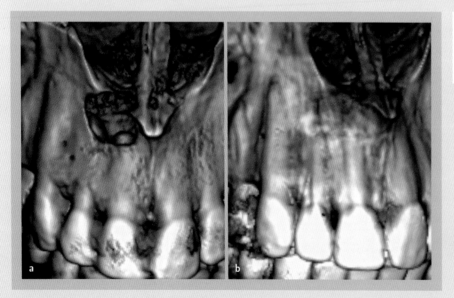

扫码关注后
输入xw01
观看视频

图13.6　a）CBCT的三维重建，显示
了一个大范围病变，累及右上颌中切
牙和侧切牙。b）1年随访X线片。

三维立体重建也可进行，它们对于更有效地可视化解剖结构非常重要（图13.6）[24]。CBCT是一种简单、有价值、可重现、精准可靠，相对经济且针对特定区域的成像方式。如果使用正确的设备和采集系统，可以在患者接受相对较低的辐射剂量同时，向临床医生提供最大量的信息。牙医和牙科领域的研究人员对CBCT扫描所获得的极其精确和丰富的数据感到惊讶。他们意识到，他们所接收到的数据将会影响他们的治疗方案，这是过去100年中这个行业所使用的其他成像方式所无法比拟的。CBCT使临床方案的确定更容易、更精确，患者的治疗计划更准确，X线数据的可视化更有意义。牙科学正在从"放射影像分析"向"疾病可视化"转变[21]。

适应证

CBCT的使用在非手术和手术再治疗中都有最佳适应证。

2003年，Rigolone等[25]提出了使用小剂量锥形束断层扫描技术，以在牙髓显微外科治疗之前验证腭根的手术入路。从那时起，术前CBCT已得到了广泛使用。即使与更具创新性的数字根尖放射成像[26-27]相比，它也提供了大量的信息，并且是制订治疗方案、手术准备和执行的基本指南[28-30]。

Rodriguez等[31]报道，即使在专家中，CBCT成像对牙髓治疗的决策也有重大影响，特别是在高难度病例中，CBCT的应用使得对这些病例的治疗可以采取更进一步的措施。当全科医生参与研究时，这些问题尤为突出[32]。

CBCT可以检测出传统X线片上不可见的小病变，并可预知是否有骨开窗（图2.46和图2.47）和骨皮质的厚度[33-35]。如果患者的局部症状与未经治疗或曾经进行过根充的牙齿相关，并且临床和根尖X线片均未显示明显的指征，可通过CBCT来检查是否存在先前未诊断出的根尖周疾病（图13.7）[36]。

此外，CBCT似乎是一种可重现的检查，不受评估者的经验和知识的影响[37-38]。所有这些功能都将通过最近新开发的软件得到进一步改善，包括查看程序[39]。

总之，公认的是，对于在手术前要评估的重要解剖标志，CBCT分析提供了大量信息（表13.1）。

如表13.1中所示，很容易区分有关上颌和下颌牙齿位置有关的解剖特征及牙齿特征，例如异常的根部解剖结构、少见的根管形态、医源性穿孔、根折以及牙根内吸收和外吸收。

所有这些病变可能会通过外科干预解决，但超出了本书的范围。但是，我们可以说，与传统的X线分析相比，CBCT分析可能以更高的准确度清楚地显示牙根内吸收和外吸收[40-42]。

Costa等[43-44]对CBCT分析在确定根管桩导致的牙根纵折中的可靠性提出了一些质疑。这可能是由于CBCT的种类不同以及使用的是大视野（FOV）CBCT。另一些研究[45-48]评估了三维X线检查的准确

表13.1　牙髓显微外科手术前需要评估的解剖学特征

·下颌神经管	（图13.8）
·颏神经	（图13.9和图13.10）
·上颌窦	（图13.11）
·相邻活髓牙	（图6.12）
·牙齿解剖	（图13.12）
·牙齿（根管）穿孔	（图13.13）
·牙折	（图13.14）
·牙齿的内吸收或外吸收	（图13.15和图13.16）

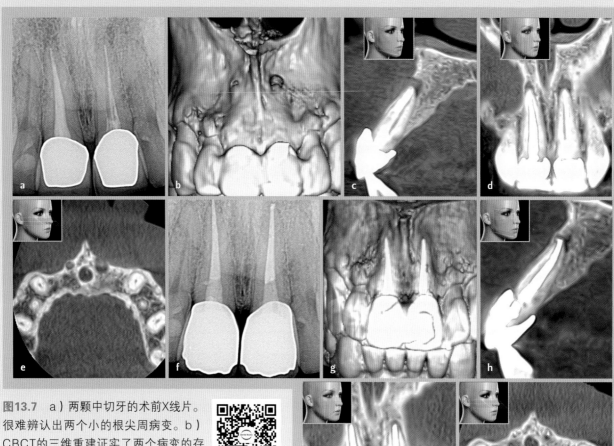

图13.7　a）两颗中切牙的术前X线片。很难辨认出两个小的根尖周病变。b）CBCT的三维重建证实了两个病变的存在。c）CBCT矢状面视图证实了累及骨皮质的左上颌中切牙的病变。d）CBCT冠状面视图。e）CBCT水平面视图。f）非手术再治疗后的8个月随访X线片。g）CBCT的三维重建证明了骨皮质的愈合。h）CBCT矢状面视图。i）CBCT冠状面视图。j）CBCT水平面视图。

扫码关注后输入xw01观看视频

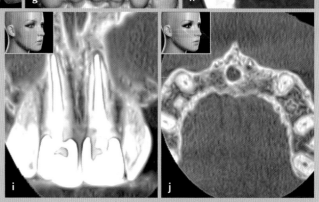

图13.8　a）CBCT的三维重建显示下颌神经管。第一磨牙的牙冠发生外吸收。b）CBCT矢状面视图。c）CBCT冠状面视图。d）CBCT水平面视图。

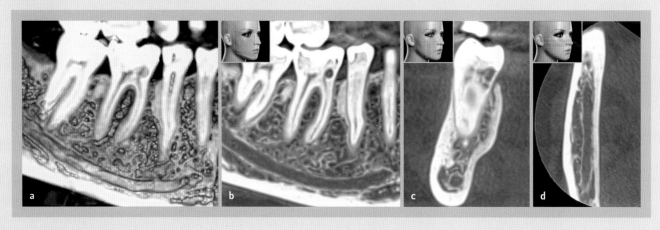

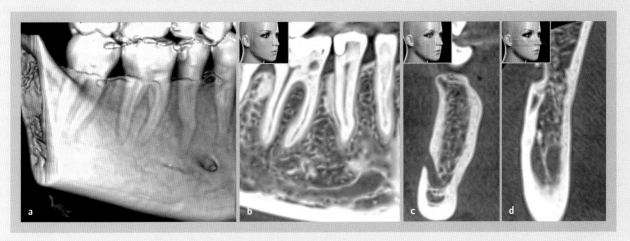

图13.9　a）CBCT的三维重建展示了颏孔。b）CBCT矢状面视图。c）CBCT冠状面视图。d）CBCT水平面视图。

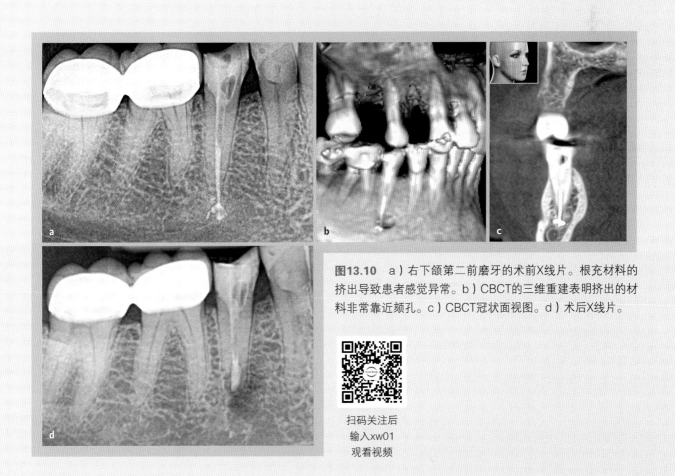

图13.10　a）右下颌第二前磨牙的术前X线片。根充材料的挤出导致患者感觉异常。b）CBCT的三维重建表明挤出的材料非常靠近颏孔。c）CBCT冠状面视图。d）术后X线片。

扫码关注后
输入xw01
观看视频

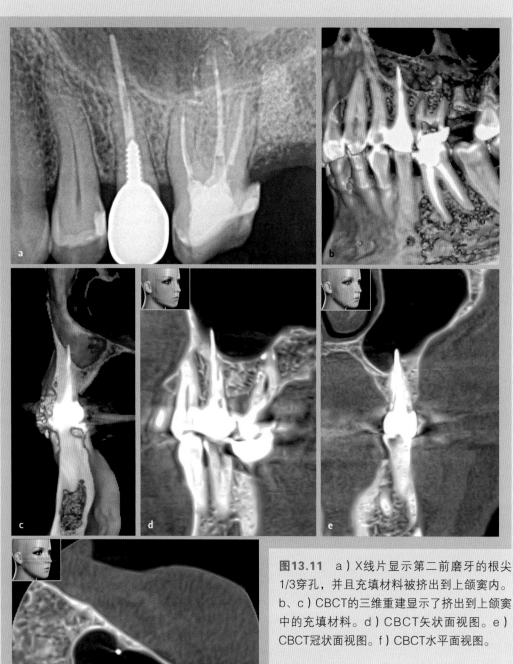

图13.11　a）X线片显示第二前磨牙的根尖
1/3穿孔，并且充填材料被挤出到上颌窦内。
b、c）CBCT的三维重建显示了挤出到上颌窦
中的充填材料。d）CBCT矢状面视图。e）
CBCT冠状面视图。f）CBCT水平面视图。

扫码关注后
输入xw01
观看视频

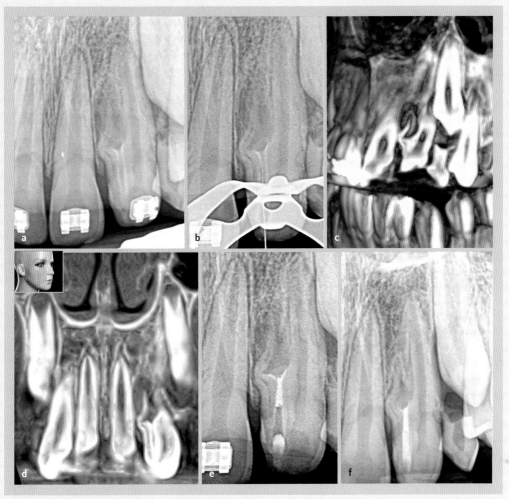

图13.12　a）左上颌侧切牙为牙内陷。b）术中X线片。c）CBCT的三维重建展示了异常的解剖结构和病变。d）CBCT冠状面视图。e）术后X线片。f）1年随访X线片。

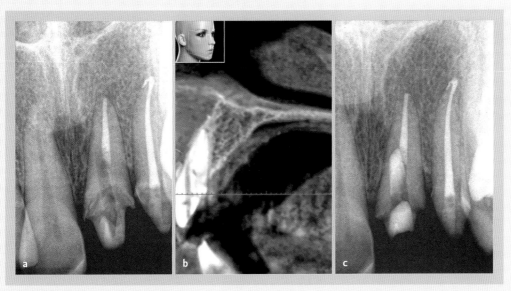

图13.13　a）左上颌中切牙的术前X线片。碳纤维桩被粘在错误的位置。b）CBCT矢状面视图显示颊侧穿孔。c）用白色MTA封闭穿孔。

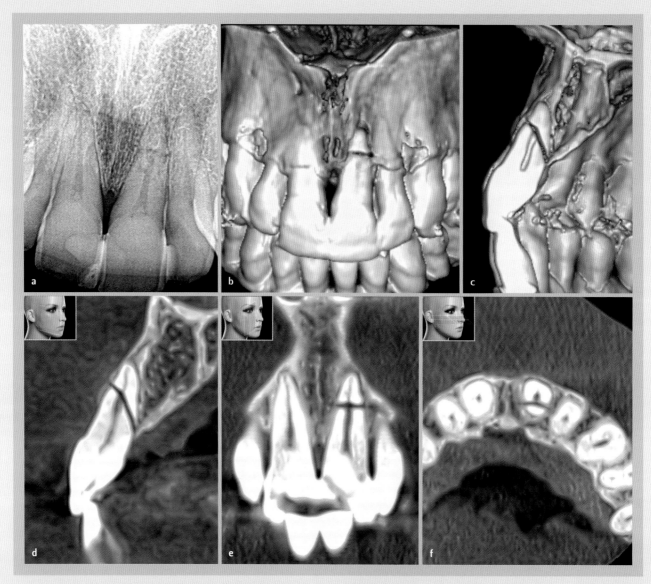

图13.14　a）左上颌中切牙的术前X线片。由于车祸，患者发生水平根折。b、c）CBCT的三维重建显示了水平根折。d）CBCT矢状面视图。e）CBCT冠状面视图。f）CBCT水平面视图。

扫码关注后
输入xw01
观看视频

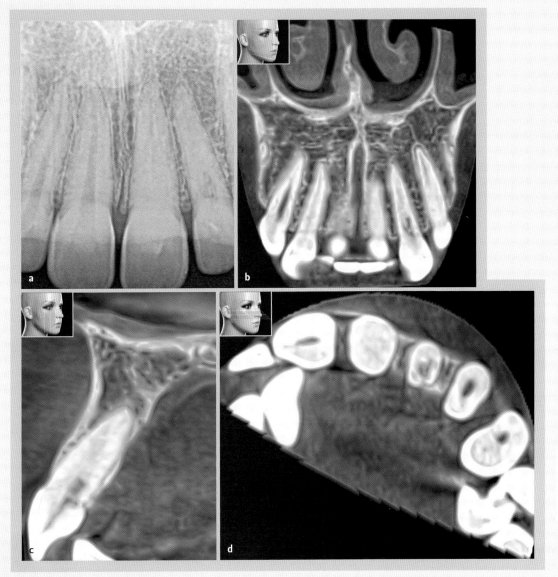

图13.15　a）左上颌侧切牙有外吸收。b）CBCT冠状面视图。c）CBCT矢状面视图显示缺损从腭侧牙颈部开始。d）CBCT水平面视图。

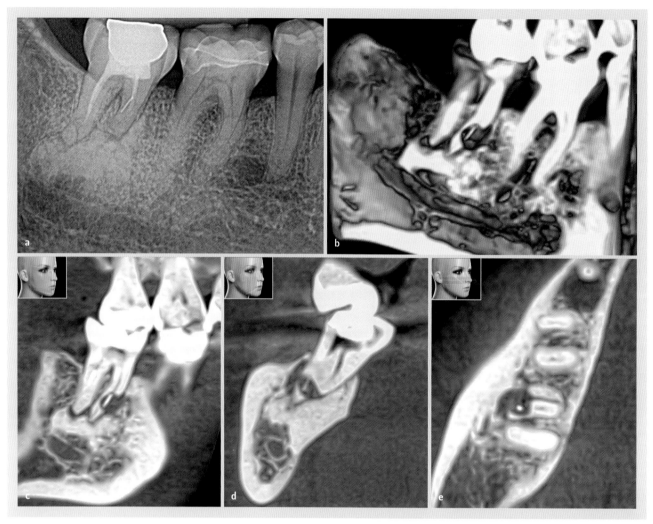

图13.16　a）右下颌第二磨牙的术前X线片显示近中根的分离器械。b）CBCT的三维重建显示分离器械位于牙根吸收区的内侧。c）CBCT矢状面视图。d）CBCT冠状面视图。e）CBCT水平面视图。

扫码关注后
输入xw01
观看视频

性，其在垂直和水平根折的检测中的有效性在这些研究中取得了一致的结论。相似的结果也见于在进行根管治疗或牙髓显微外科手术前诊断穿孔的报道[49]。

根管解剖与变异

　　CBCT能发现一些牙齿特有的根管解剖，最典型的例子是，CBCT通常能发现上颌磨牙近中根的第二根管（MB2）[50-51]。

　　特殊的根管解剖也常见于上颌前磨牙的三根管，且第一前磨牙三根管的发生率高于第二前磨牙[52]。在图13.17所示的病例中，通过二维和三维的影像评估了一个大范围的根尖周病损，显示了典型的上颌第一前磨牙的三根管形态。在手术中，由于存在骨缺损，在缺损区植入小牛骨并覆盖生物膜以获得更好更快的愈合。1年后的随访显示了良好的治

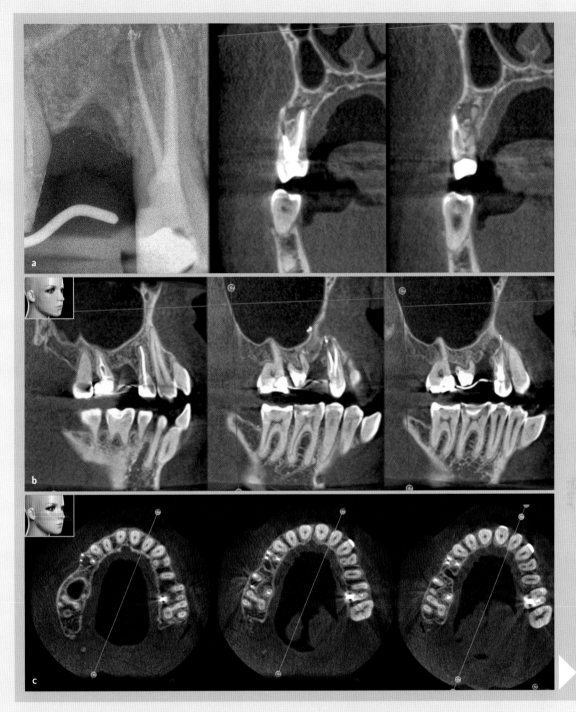

图13.17 a）二维X线片和三维CBCT图像对比：在两个图像中都能清楚地看到前磨牙的根尖周病变。但CBCT更清楚地显示了和牙齿解剖异常相关的颊侧病损。b）CBCT矢状面视图显示大范围的病损。c）CBCT水平面视图更明确地显示了根尖周骨吸收的范围。

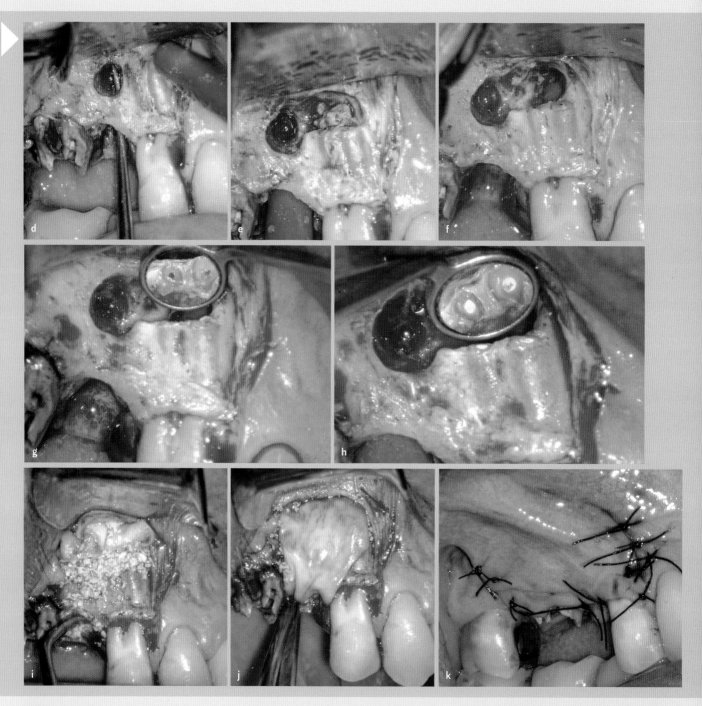

图13.17（续）　d）术中可见此解剖变异的前磨牙远颊根的远中有一个大的骨缺损。e、f）高倍镜视野下可见根尖区完全暴露的两根管。g、h）对两根管行根尖倒充填。i）填充异种骨粉以获得更好的新骨形成。j）覆盖生物膜。k）严密缝合术区，手术完成。

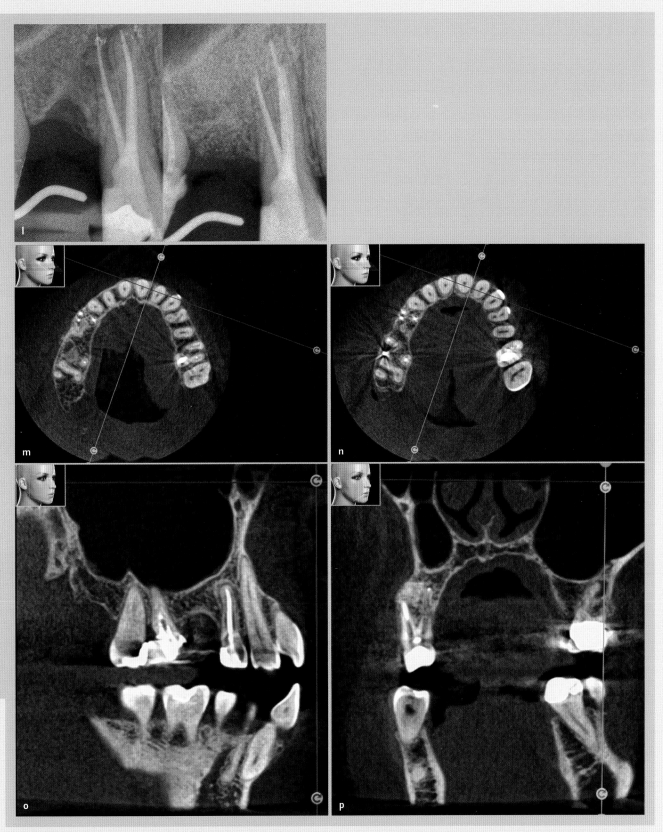

图13.17（续）　l）术前和术后随访的二维X线片。m、n）CBCT水平面影像显示愈合良好。o、p）CBCT矢状面和冠状面视图。（由Fabio Gorni博士提供）

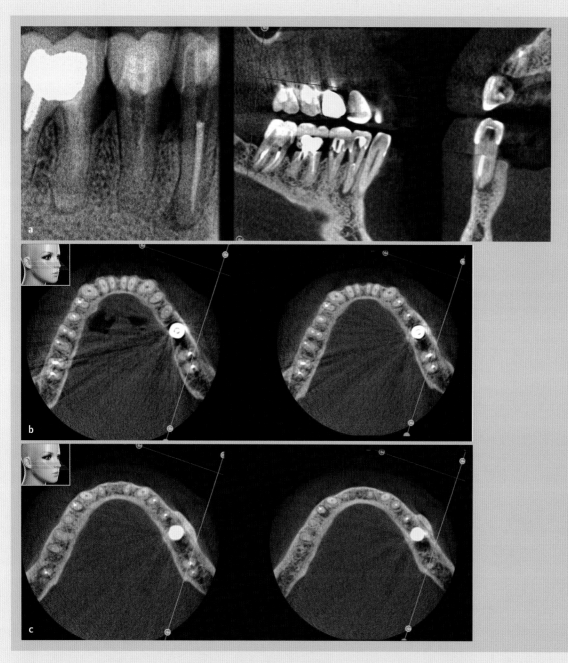

图13.18   a）二维X线片显示右下颌第一前磨牙牙髓来源的病变，三维CBCT矢状面和冠状面视图显示根
尖1/3存在根尖分叉。b）CBCT水平面视图清晰地显示了舌侧病变的大小和未预备的另一根管。c）CBCT
水平面视图显示了根尖放射透射影的范围。

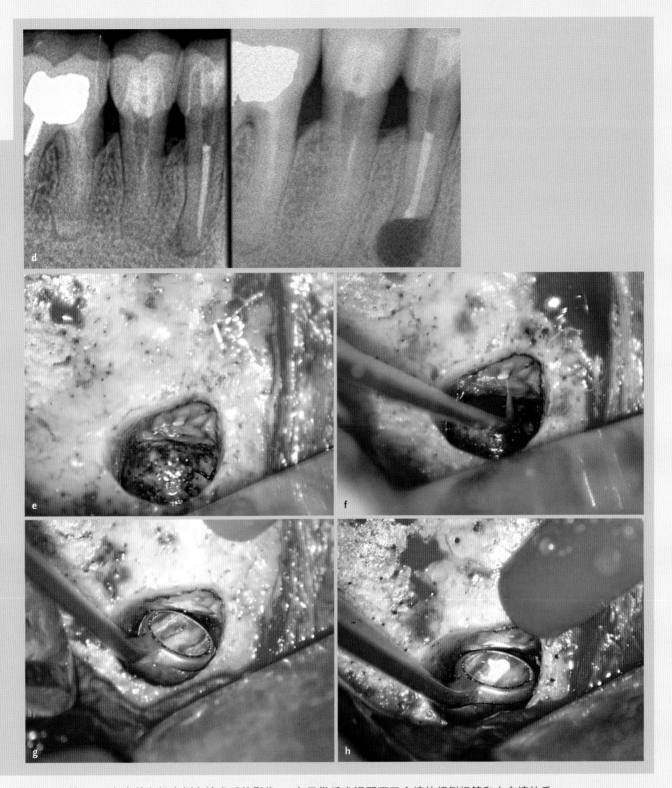

图13.18（续） d）术前和根尖倒充填术后的影像。e）显微手术视野下已充填的颊侧根管和未充填的舌侧根管的开口。f）超声倒预备工作尖置于骨腔以完成根尖部的预备。g、h）两个根管的根尖区和峡部的预备以及充填。（由Fabio Gorni博士提供）

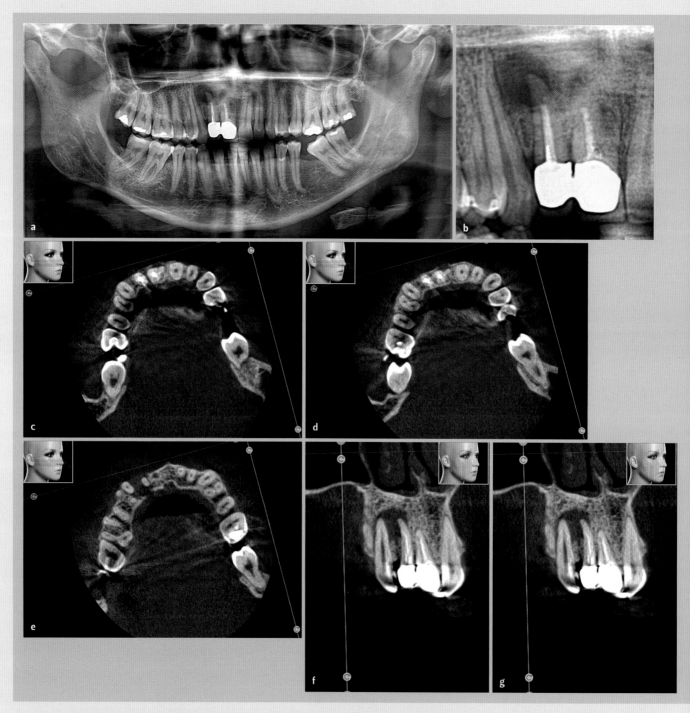

图13.19　a）曲面体层片显示右上颌侧切牙的大范围病损。b）二维影像提示可疑病变区域。c）CBCT水平面视图显示右上颌中切牙的异常解剖。d）第二张CBCT水平面视图证实病变同时累及右上颌侧切牙和中切牙。e）第三张CBCT水平面视图显示了大面积的颊侧骨缺损。f、g）CBCT冠状面视图证实累及两颗切牙。

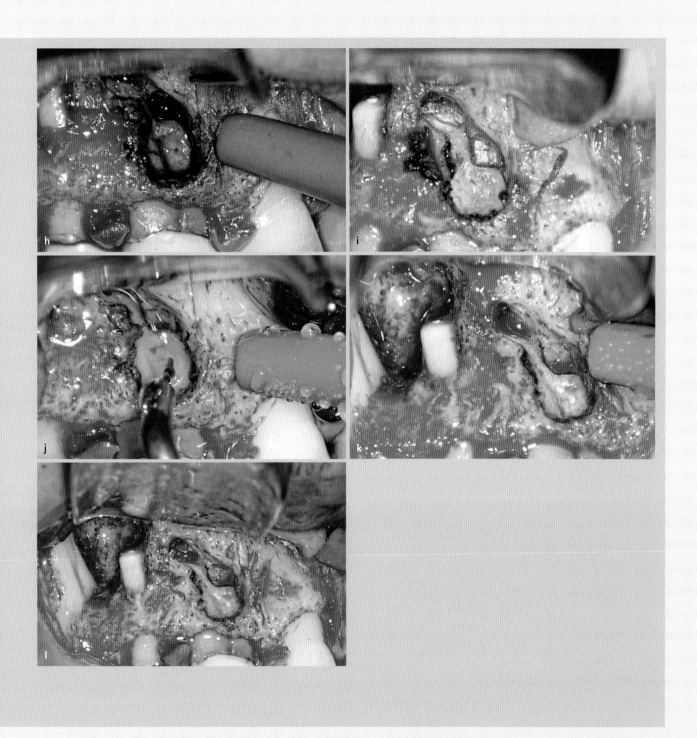

图13.19（续） h）翻开大范围黏骨膜瓣发现中切牙的异常解剖。i）准备进行倒充填的两牙根尖。j）外科手术步骤的另一阶段。k、l）显微外科手术清理骨腔后可见两个独立的根尖。（由Fabio Gorni博士提供）

疗效果。

在下颌前磨牙，根尖1/3部位的根尖分歧非常常见，而且经常导致已完成根管充填的牙齿出现根尖周病变。在图13.18报道的病例中，通过X线片可能已经怀疑存在根尖分叉，但只有通过CBCT的准确分析才能为牙髓显微外科手术提供指导。

有时，CBCT检查能发现在根尖片中不能发现的异常。在图13.19报道的病例中，二维影像已经清楚地显示了大范围的根尖周病损，但为了明确尖牙是否受累，需要拍摄CBCT。在进一步的CBCT观察中，发现了上颌中切牙的异常根管形态，定位了牙髓来源的根尖周病变，这些都是在初次的根尖片中未被发现的。

CBCT的另一个适应证是分离器械的定位[53-54]。在一些研究中，作者指出当根管内有根充物时CBCT的准确性较低；但当器械分离发生在多根牙时，CBCT可用来定位发生器械分离的根管。

上颌和下颌的解剖：影像学分析

CBCT在显微手术治疗计划中有独特的作用：它的关键性作用不仅体现在诊断环节，而且体现在手术过程中，尤其是上颌或下颌的一些危险区域。

在上颌，后牙发生与上颌窦的交通十分常见，而窦底黏膜常会病理性增厚[55]；有时，部分牙根位于上颌窦内，在手术设计中应充分考虑这种情况（图13.20）[56]。

在下颌，颏孔[57-58]和下颌神经管[59-60]是两个重要的解剖结构，在手术设计中也应充分考虑。

有时根尖和下牙槽神经距离太近，从根尖孔推出的根管充填材料会导致神经麻木（图6.10）[61]。在图13.21报道的病例中，二维影像未能显示任何下颌前磨牙的根尖周病变，但是CBCT清晰地显示根管充填材料压迫下颌神经。这提示术者应当扩大手术入路以暴露颏孔[62]，从而对术野有更好的可视度（图6.8b）。

结语

CBCT的应用对术前诊断和手术过程都有至关重要的作用；小视野CBCT不仅能防止患者接受过量的辐射剂量，而且能提供高分辨率的影像资料，便于进行更精确的分析。

从这个角度看，随访检查能更安全地实施，且能提供关于治疗结果更精确的信息。

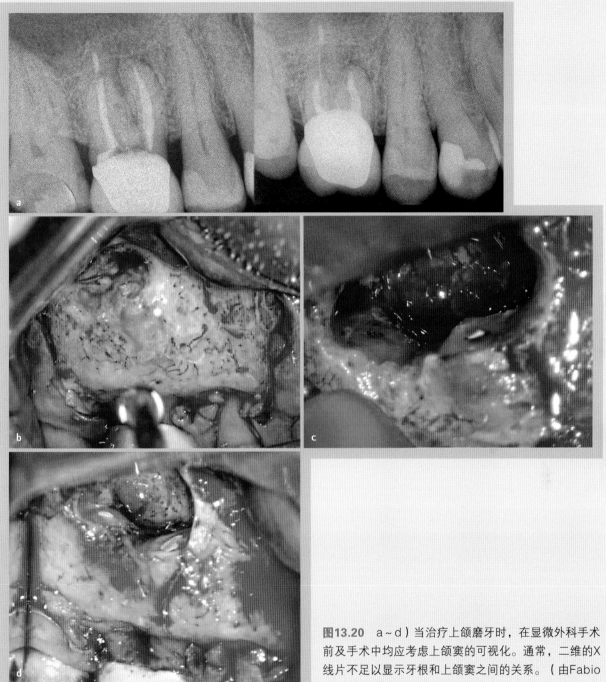

图13.20 a~d）当治疗上颌磨牙时，在显微外科手术前及手术中均应考虑上颌窦的可视化。通常，二维的X线片不足以显示牙根和上颌窦之间的关系。（由Fabio Gorni博士提供）

图13.21　a）二维的X线片未显示任何根尖周炎的迹象，但是患者的症状很明显和颏神经压迫相关。b）CBCT矢状面视图证实了根尖孔推出的充填材料和颏神经的密切关系。c）CBCT冠状面视图。d）另一个CBCT冠状面视图显示，由根尖孔推出的大量充填材料接触下颌神经管。e）翻瓣后明确了颏孔的位置。

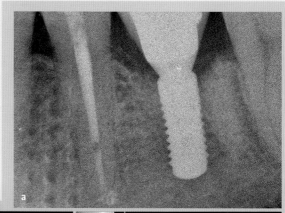

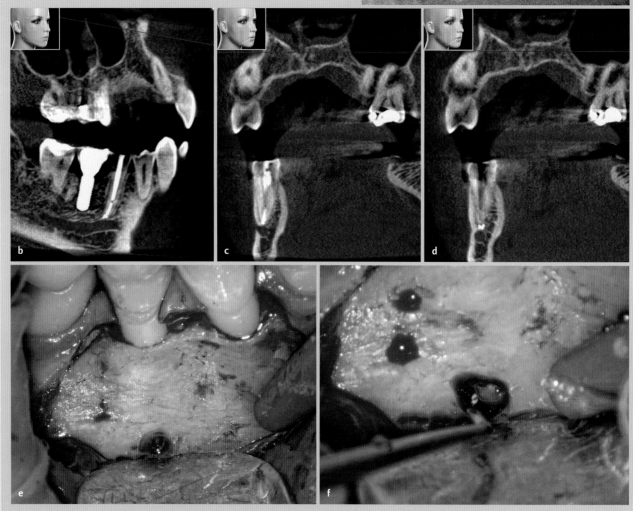

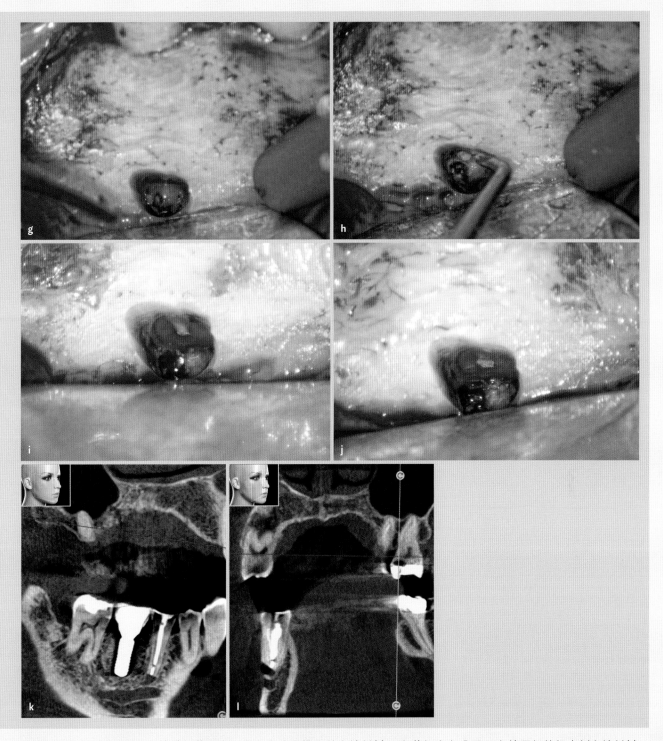

图13.21（续）　f~h）小心地进行截根术，完全去除了推出的充填材料。i）截根术完成后。j）放置好的根尖倒充填材料。k）CBCT矢状面视图。根尖与颏神经之间的距离足够结缔组织进行愈合。l）CBCT冠状面视图。（由Fabio Gorni博士提供）

参考文献

[1] RICHARDS AG, COLQUITT WN. *Reduction in dental X-ray exposures during the past 60 years.* J Am Dent Assoc. 1981;103:713.

[2] GROSSMAN LI. *A brief history of endodontics.* J Endod. Special Issue. 1982;8:536.

[3] RICHARDS AG. *The buccal object rule.* Tenn State Dent Assoc. 1953; 33:263.

[4] GOLDMAN M, PEARSON AH, DARZENTA N. *Endodontic success – Who's reading the radiograph?* Oral Surg Oral Med Oral Pathol. 1972;33(3):432-437.

[5] GOLDMAN M, PEARSON AH, DARZENTA N. *Reliability of radiographic interpretations.* Oral Surg Oral Med Oral Pathol. 1974;38(2):287-293.

[6] BENDER IB, SELTZER S. *Roentgenographic and direct observation of experimental lesions in bone: I.* 1961. J Endod. 2003;29(11):702-706.

[7] BRYNOLF I. *Roentgenologic periapical diagnosis. I. Reproducibility of inter-pretation.* Sven Tandlak Tidskr. 1970;63(5):339-344.

[8] CHEUNG GS, WEI WL, MCGRATH C. *Agreement between periapical radiographs and cone-beam computed tomography for assessment of periapical status of root filled molar teeth.* Int Endod J. 2013;46(10):889-895.

[9] PATEL S, WILSON R, DAWOOD A, MA-NNOCCI F. *The detection of periapical pathosis using periapical radiography and cone beam computed tomography - part 1: pre-operative status.* Int Endod J. 2012;45(8):702-710.

[10] STAVROPOULOS A, WENZEL A. *Accuracy of cone beam dental CT, intraoral digital and conventional film radiography for the detection of periapical lesions. An ex vivo study in pig jaws.* Clin Oral Investig. 2007;11(1):101-106.

[11] BENDER IB, SELTZER S. *Roentgenographic and direct observation of experimental lesions in bone: II. 1961.* J Endod. 2003;29(11):707-712.

[12] PATEL S, DURACK C. *Apical Periodontitis.* In: Patel S, Harvey S, Shemesh H. Durak C. *Cone Beam Computed Tomography in Endodontics.* New Malden: Quintessence Publishing Co. Ltd.; 2016:81.

[13] PATEL S, DAWOOD A, WHAITES E, PITT FORD T. *New dimensions in endodontic imaging: part 1. Conventional and alternative radiographic systems.* Int Endod J. 2009;42(6):447.

[14] DURACK C, PATEL S. *Cone beam computed tomography in end-odontics.* Braz Dent J. 2012;23(3):179-191.

[15] PETERS C, PETERS OA. *Cone beam computed tomography and other imaging techniques in the determination of periapical healing.* Endod Topics. 2012;26(1):57.

[16] TODD R. *Dental Imaging-2D to 3D: a historic, current, and future view of projection radiography.* Endod Topics. 2014;31:36.

[17] LOFTHAG-HANSEN S, HUUMONEN S, GRÖNDAHL K, GRÖNDAHL HG. *Limited cone-beam CT and intraoral radiography for the diagnosis of periapical pathology.* Oral Surg Oral Med Oral Pathol Oral Radiol Endod. 2007;103(1):114-119.

[18] ESTRELA C, BUENO MR, LELES CR, AZEVEDO B, AZEVEDO JR. *Accuracy of cone beam computed tomography and panoramic and periapical radiography for detection of apical periodontitis.* J Endod. 2008;34(3):273-279.

[19] Ørstavik D, Pitt Ford TR. *Essential Endodontology— Prevention and Treatment of Apical Periodontitis.* 2nd ed. Oxford: Blackwell Munksgaard, 2008.

[20] SCARFE WC, LEVIN MD, GANE D, FARMAN AG. *Use of cone be-am computed tomography in end-odontics.* Int J Dent. 2009;63:45.

[21] MILES DA. *Atlas of Cone Beam Imaging for Dental Applications.* 2nd ed. New Malden: Quintessence Publishing Co. Ltd.; 2013:2-14.

[22] LUDLOW JB, DAVIES-LUDLOW LE, BROOKS SL. *Dosimetry of two extraoral direct digital imaging devices: NewTom cone beam CT and Orthophos Plus DS panoramic unit.* Dentomaxillofac Radiol. 2003;32:229.

[23] AMERICAN ASSOCIATION OF END ODONTISTS, COLLEAGUES FOR EXCELLENCE. *Cone beam computed tomography in endodontics.* 2011.

[24] TANIMOTO H, ARAI Y. *The effect of voxel size on image reconstruction in cone-beam computed tomography.* Oral Radiol. 2009;25:149-153.

[25] RIGOLONE M, PASQUALINI D, BIANCHI L, BERUTTI E, BIANCHI SD. *Vestibular surgical access to the palatine root of the superior first molar: "low-dose cone-beam" CT analysis of the pathway and its anatomic variations.* J Endod. 2003;29(11):773-775.

[26] PATEL S, DURACK C, ABELLA F, SHEMESH H, ROIG M, LEMBERG K. *Cone beam computed tomography in Endodontics - a review.* Int Endod J. 2015;48(1):3-15.

[27] PARKER J, MOL A, RIVERA EM, TAWIL P. *CBCT uses in clinical endodontics: the effect of CBCT on the ability to locate MB2 canals in maxillary molars.* Int Endod J. 2016.

[28] DAVIES A, MANNOCCI F, MITCHELL P, ANDIAPPAN M, PATEL S. *The detection of periapical pathoses in root filled teeth using single and parallax periapical radiographs versus cone beam computed tomography – a clinical study.* Int Endod J. 2015;48(6):582-592.

[29] VENSKUTONIS T, PLOTINO G, TOCCI L, GAMBARINI G, MAMINSKAS J, JUODZBALYS G. *Periapical and endodontic status scale based on periapical bone lesions and endodontic treatment quality evaluation using cone-beam computed tomography.* J Endod. 2015;41(2):190-196.

[30] GAMBARINI G, PIASECKI L, MICCOLI G, GAIMARI G, NARDO DD, TESTARELLI L. *Cone-beam computed tomography in the assessment of periapical lesions in endodontically treated teeth.* Eur J Dent. 2018;12(1):136-143.

[31] RODRIGUEZ G, ABELLA F, DURAN-SINDREU F, PATEL S, ROIG M. *Influence of Cone-beam Computed Tomography in Clinical Decision Making among Specialists.* J Endod. 2017;43(2):194-199.

[32] RODRIGUEZ G, PATEL S, DURAN-SINDREU F, ROIG M, ABELLA F. *Influence of Cone-beam Computed Tomography on Endodontic Retreatment Strategies among General Dental Practitioners and Endodontists.* J Endod. 2017;43(9):1433-1437.

[33] LOPEZ FU, KOPPER PM, CUCCO C, DELLA BONA A, DE FIG-UEIREDO JA, VIER-PELISSER FV. *Accuracy of cone-beam co-mputed tomography and periapical radiography in apical periodontitis diagnosis.* J Endod. 2014;40(12):2057-2060.

[34] KANAGASINGAM S, LIM CX, YONG CP, MANNOCCI F, PATEL S. *Diagnostic accuracy of periapical radiography and cone beam computed tomography in detecting apical periodontitis using histopathological findings as a reference standard.* Int Endod J. 2017;50(5):417-426.

[35] LO GIUDICE R, NICITA F, PULEIO F, ALIBRANDI A, CERVINO G, LIZIO AS, ET AL. *Accuracy of Periapical Radiography and CBCT*

in Endodontic Evaluation. Int J Dent. 2018;2018:2514243.

[36] COTTON TP, GEISLER TM, HOLDEN DT, SCHWARTZ SA, SCHINDLER WG. *Endodontic applications of cone-beam volumetric tomography.* J Endod. 2007;33:1121-1132.

[37] BARNETT CW, GLICKMAN GN, UMORIN M, JALALI P. *Interobserver and Intraobserver Reliability of Cone-beam Computed Tomography in Identification of Apical Periodontitis.* J Endod. 2018;44(6):938-940.

[38] BEACHAM JT, GEIST JR, YU Q, HIMEL VT, SABEY KA. *Accuracy of Cone-beam Computed Tomographic Image Interpretation by Endodontists and Endodontic Residents.* J. Endod. 2018;44(4):571-575.

[39] BUENO MR, ESTRELA C, AZEVEDO BC, DIOGENES A. *Development of a New Cone-Beam Computed Tomography Software for Endodontic Diagnosis.* Braz Dent J. 2018;29(6):517-529.

[40] MAVRIDOU AM, PYKA G, KERCKHOFS G, WEVERS M, BERGMANS L, GUNST V, ET AL. *A novel multimodular methodology to investigate external cervical tooth resorption.* Int Endod J. 2016;49(3):287-300.

[41] VAZ DE SOUZA D, SCHIRRU E, MANNOCCI F, FOSCHI F, PATEL S. *External cervical resorption: a comparison of the diagnostic efficacy using 2 different cone-beam computed tomographic units and periapical radiographs.* J Endod. 2017;43(1):121-125.

[42] DELIGA SCHRODER AG, WESTPHALEN FH, SCHRODER JC, FERNANDES A, WESTPHALEN VPD. *Accuracy of digital periapical radiography and cone-beam computed tomography for diagnosis of natural and simulated external root resorption.* J Endod. 2018;44(7):1151-1158.

[43] COSTA FF, GAIA BF, UMETSUBO OS, PINHEIRO LR, TORTAMANO IP, CAVALCANTI MG. *Use of large-volume cone-beam computed tomography in identification and localization of horizontal root fracture in the presence and absence of intracanal metallic post.* J Endod. 2012;38(6):856-859.

[44] COSTA FF, PINHEIRO LR, UMETSUBO OS, DOS SANTOS O, JR, GAIA BF, CAVALCANTI MG. *Influence of cone-beam computed tomographic scan mode for detection of horizontal root fracture.* J Endod. 2014;40(9):1472-1476.

[45] BRADY E, MANNOCCI F, BROWN J, WILSON R, PATEL S. *A comparison of cone beam computed tomography and periapical radiography for the detection of vertical root fractures in nonendodontically treated teeth.* Int Endod J. 2014;47(8):735-746.

[46] MA RH, GE ZP, LI G. *Detection accuracy of root fractures in cone-beam computed tomography images: a systematic review and meta-analysis.* Int Endod J. 2016;49(7):646-654.

[47] TALWAR S, UTNEJA S, NAWAL RR, KAUSHIK A, SRIVASTAVA D, OBEROY SS. *Role of cone-beam computed tomography in diagnosis of vertical root fractures: a systematic review and meta-analysis.* J Endod. 2016;42(1):12-24.

[48] DUTRA KL, PACHECO-PEREIRA C, BORTOLUZZI EA, FLORES-MIR C, LAGRAVERE MO, CORREA M. *Influence of intracanal materials in vertical root fracture pathway detection with cone-beam computed tomography.* J Endod. 2017;43(7):1170-1175.

[49] KHOJASTEPOUR L, MOAZAMI F, BABAEI M, FORGHANI M. *Assessment of root perforation within simulated internal resorption cavities using cone-beam computed tomography.* J Endod. 2015;41(9):1520-1523.

[50] VIZZOTTO MB, SILVEIRA PF, ARUS NA, MONTAGNER F, GOMES BP, DA SILVEIRA HE. *CBCT for the assessment of second mesiobuccal (MB2) canals in ma-xillary molar teeth: effect of voxel size and presence of root filling.* Inter Endod J. 2013;46(9):870-876.

[51] STUDEBAKER B, HOLLENDER L, MANCL L, JOHNSON JD, PARANJPE A. *The incidence of second mesiobuccal canals located in maxillary molars with the aid of cone-beam computed tomography.* J Endod. 2018;44(4):565-570.

[52] SOUSA TO, HAITER-NETO F, NASCIMENTO EHL, PERONI LV, FREITAS DQ, HASSAN B. *Diagnostic accuracy of periapical radiography and cone-beam computed tomography in identifying root canal configuration of human premolars.* J Endod. 2017;43(7):1176-1179.

[53] ROSEN E, VENEZIA NB, AZIZI H, KAMBUROGLU K, MEIROWITZ A, ZIV-BARAN T, ET AL. *A comparison of cone-beam computed tomography with periapical radiography in the detection of separated instruments retained in the apical third of root canal-filled teeth.* J Endod. 2016;42(7):1035-1039.

[54] RAMOS BRITO AC, VERNER FS, JUNQUEIRA RB, YAMASAKI MC, QUEIROZ PM, FREITAS DQ, ET AL. *Detection of fractured endodontic instruments in root canals: comparison between different digital radiography systems and cone-beam computed tomography.* J Endod. 2017;43(4):544-549.

[55] LU Y, LIU Z, ZHANG L, ZHOU X, ZHENG Q, DUAN X, ET AL. *Associations between maxillary sinus mucosal thickening and apical periodontitis using cone-beam computed tomography scanning: a retrospective study.* J Endod. 2012;38(8):1069-1074.

[56] NUNES CA, GUEDES OA, ALENCAR AH, PETERS OA, ESTRELA CR, ESTRELA C. *Evaluation of periapical lesions and their association with maxillary sinus abnormalities on cone-beam computed tomographic images.* J Endod. 2016;42(1):42-46.

[57] CARRUTH P, HE J, BENSON BW, SCHNEIDERMAN ED. *Analysis of the size and position of the mental foramen using the CS 9000 cone-beam computed tomographic unit.* J Endod. 2015;41(7):1032-1036.

[58] CHONG BS, GOHIL K, PAWAR R, MAKDISSI J. *Anatomical relationship between mental foramen, mand-ibular teeth and risk of nerve injury with endodontic treatment.* Clin Oral Investig. 2017;21(1):381-387.

[59] WANG X, CHEN K, WANG S, TIWARI SK, YE L, PENG L. *Relationship between the mental foramen, mandibular canal, and the surgical access line of the mandibular posterior teeth: a cone-beam computed tomographic analysis.* J Endod. 2017;43(8):1262-1266.

[60] UGUR AYDIN Z, GOLLER BULUT D. *Relationship between the anatomic structures and mandibular posterior teeth for endodontic surgery in a Turkish population: a cone-beam computed tomographic analysis.* Clin Oral Investig 2019 Feb 2.

[61] GAMBARINI G, PLOTINO G, GRANDE NM, TESTARELLI L, PRENCIPE M, MESSINEO D, ET AL. *Differential diagnosis of endodontic-related inferior alveolar nerve paraesthesia with cone beam computed tomography: a case report.* Int Endod J. 2011;44(2):176-181.

[62] VON ARX T, FRIEDLI M, SENDI P, LOZANOFF S, BORNSTEIN MM. *Location and dimensions of the mental foramen: a radiographic analysis by using cone-beam computed tomography.* J Endod. 2013;39(12):1522-1528.

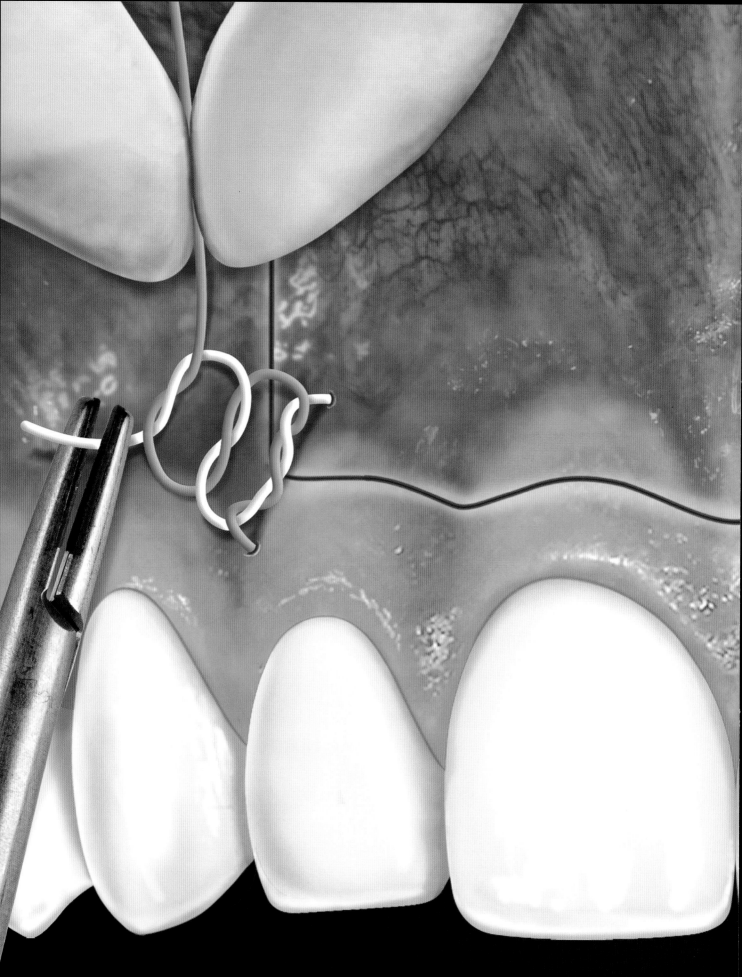

缝合
Sutures

根尖倒充填完成后，在显微镜高倍视野下检查倒充填材料的边缘密合度后，建议在缝合前拍摄术后X线片以确保手术结果的精确性。移除皮瓣牵开器后，将黏骨膜瓣复位并在皮瓣与嘴唇之间放置湿润的无菌纱布并压紧，以保持软组织的弹性和皮瓣的湿润性。然后将胶片底片夹放入患者口内并拍摄X线片。

检查术后X线片后，缝合软组织瓣。

如前所述，术后缝合应在显微镜下操作。显微镜下缝合的优势在于可以更精确地复位软组织瓣，实现完美、不留瘢痕的一期愈合。作者不认同仅将显微镜应用于截骨术、刮除术、根尖切除术、根尖预备、倒充填和影像记录，而不用于切开和缝合的观点[1]。显微镜下缝合有时比较困难，尤其在后牙区，但显微镜下操作时，组织复位的精确度是使用头戴式放大镜和肉眼观察所无法比拟的。

组织复位和压迫

用生理盐水冲洗去除碎屑，在缝合前仔细地将创口边缘复位到术前的位置有利于伤口一期愈合[2]。软组织瓣复位后需要压迫创口，以增强血管内凝血，促进皮瓣和骨之间形成薄层纤维蛋白凝块以及在创口边缘形成薄层空隙[3-6]。手指用力压迫无菌纱布3~5min即可达到压迫效果（图14.1）。压迫的目的是避免在软组织瓣与骨面之间的腔隙中形成血凝块。因为一旦形成血凝块，上皮附着前要先完成血凝块的再激化，导致延迟愈合[3,7]。

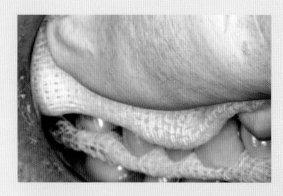

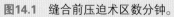
图14.1　缝合前压迫术区数分钟。

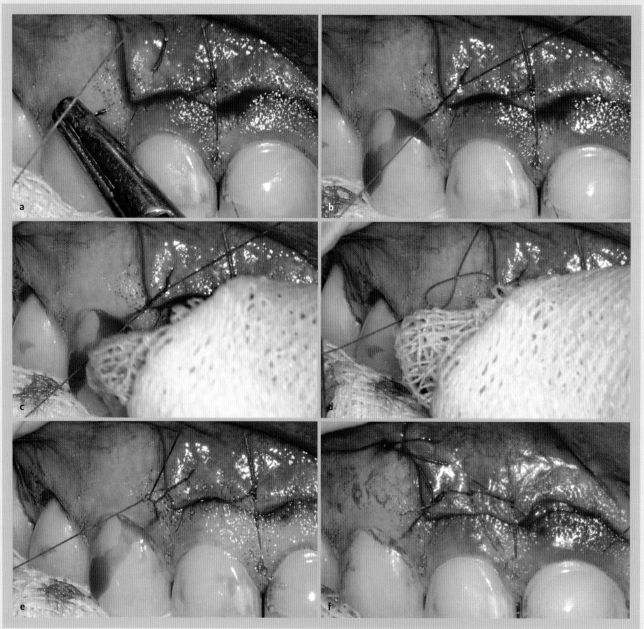

图14.2　a~f）缝合过程中，助理继续压迫术区，以防外科结松脱。

缝合时，医生助理需用湿润的盐水纱布轻柔地压迫复位好的软组织瓣，以防止打结时线结移位（图14.2），并在软组织和骨皮质之间形成一薄层纤维蛋白[6,8]。新生纤维组织取代含平行纤维蛋白的薄层血凝块会促进胶原黏附[2]。

缝线的选择

一直以来，许多外科医生使用丝线进行缝合，现在仍有许多口腔颌面外科医生选择丝线。尽管不可吸收缝线易打结易操作，但因其具有容易引导液体和细菌进入术区的毛细作用而不再推荐[9-10]。细菌可在24h内快速定植于丝线（图14.3），导致创口处严重的炎症反应[3,11-12]，且组织长入会增加拆线的不适感[13]。Parikoh等[14]的研究发现，在缝合后的第3天、第5天和第7天，丝线的表面会覆盖大量的菌斑和碎屑；而聚偏氟乙烯线（PVDF）碎屑附着更少，感染区域更小。 但是，使用PVDF时难以操作，线尾较硬易刺激患者口腔黏膜。另一种聚乙二醇酸单股缝线Supramid®（Supramid®，S. Jackson Inc.）与PVDF相同，也能抑制细菌的传播（图14.4）[15]。使用尼龙线（与其他单股合成线类似）时细菌定植更慢、迁移更少，但由于缝线太硬容易刺激嘴唇和颊部，患者使用感不佳。

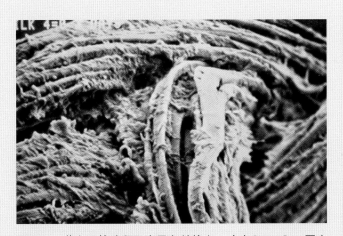

图14.3 菌斑可快速积聚在黑色丝线上。（由Gary Carr医生提供）

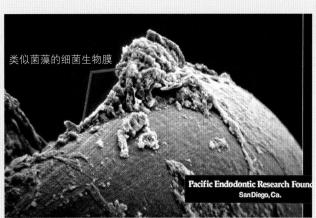

图14.4 与丝线相比，仅少量菌斑积聚在Supramid缝线上。（由Gary Carr医生提供）

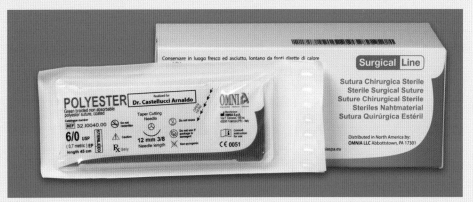

图14.5 涂有薄层蜡的6-0的涤纶线（Omnia S.p.A.，Italy）上无菌斑堆积。

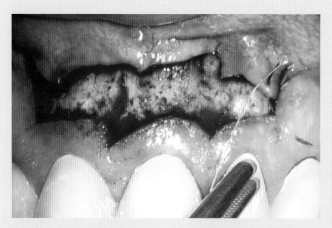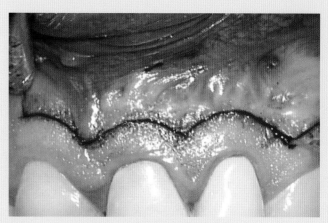

图14.6　针头自游离端进入，从非游离端穿出；进针与出针边距相等。

图14.7　扇形切口有利于组织复位和缝合。

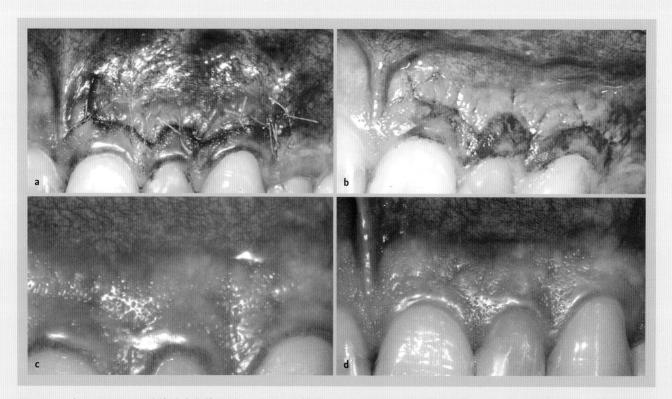

图14.8　a）6–0 Tevdek缝线缝合龈缘下瓣。b）24h后拆线。c）15天后，创口愈合良好。d）17年后随访的照片：术区无瘢痕。

扫码关注后
输入xw01
观看视频

在第3章中已经提到，目前最推荐的缝线是6-0编织涤纶缝线，如Tevdek®（Genzyme Biosurgery，MA，USA），由聚合物（对苯二甲酸乙二酯）和表面涂覆聚四氟乙烯（PTFE或Teflon®）的线性聚酯纤维（Genzyme Corp.MA，USA）或涂覆薄层蜡的6-0涤纶线（Omnia S.p.A.，Italy）组成（图14.5）。涤纶线的特点是：即使没有按时拆线也不会堆积菌斑（图3.32）。

涤纶线易于操作，能够抑制细菌定植且无刺激性。对于龈缘下瓣，缝合时应选择3/8环形锥形针，这种针不会切割或撕裂组织，比具有反向切割能力的针更好。但对于龈沟内瓣，最好使用反向切割针，因为其尺寸较大，在进行连续悬吊缝合时，更有利于穿透组织。

缝合龈缘下瓣时，应从根尖方向进针，冠方出针，进针和出针点到切口边缘的距离应保持2mm，即始终从游离端进针、附着端出针，且进针点和出针点距切口边缘始终相等，以便于后期拆线（图14.6）。由于扇形切口的使用（图14.7），组织更易复位和缝合到术前的位置，在24~48h后，组织将顺利愈合，无炎症反应，远期也不会形成瘢痕组织（图14.8）。

缝合龈沟内瓣时可使用悬吊缝合或者褥式缝合。

持针器

传统型持针器的设计类似剪刀，使用时舒适感差且不易握持。Castroviejo持针器（图14.9）使用更舒适，术者更容易握持，其横截面为圆形，使针头更易穿透组织。

缝合技术

如前所述，术者缝合时助理应使用湿润的盐水纱布轻柔压迫已复位的皮瓣以起到固定作用，并在术者完成打结前保持压迫状态，以免外科结松脱，使皮瓣组织与骨皮质之间形成薄层纤维蛋白层[6,8]。新生纤维组织取代含平行纤维蛋白纤维的血凝块会促进胶原黏附[2]。

缝合应在显微镜低倍视野下进行（2.5×~4.5×）。Castroviejo持针器应夹持在靠近线的一端，避免夹持针尖使其变形。针与持针器垂直以保证良好的视野，且更容易控制进针方向（图14.10）。术者打结时，二助轻柔地帮助患者放松脸颊和嘴唇，一助帮助吸唾和压迫皮瓣。缝合时应始终保持从游离端（皮瓣端）进针，附着端穿出。针头从附着龈穿出后，术者用另一只手拉拽缝线直到

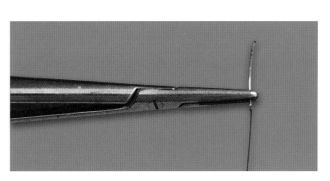

图14.9 Castroviejo持针器。　　　　图14.10 Castroviejo持针器夹持在缝针的近线端。

切口外剩余2~3cm缝线。此时术者应用持针器保持缝线与软组织平行以免撕裂软组织，并将缝线折叠握在手中（图14.11）。术者用持针器的喙部将缝线绕两圈后拉紧外科结（图14.12）。为了保持组织固定和外科结的松紧度，助手需继续压迫皮瓣并保持压力不变，直到打完第二和第三个结。每个外科结都需要从正反两个方向进行，打一个正结后打一个反结，再打一个正结（图14.13）。在检查并确认组织对位良好后，医生剪线并将线结推到出针点处，使外科结尽可能远离切口，避免菌斑堆积在切口上。外科结上会积聚食物、碎屑、细菌和菌斑，如果将外科结放在切口正上方，有可能导致伤口延期愈合[2]。

皮瓣与附着龈之间无缝隙且组织对位良好时，才算完成缝合（图14.14）。为了以防万一，最后一个结应位于松弛切口处，但并不适用于所有病例。缝合松弛切口时应尽量松弛而不必缝合过紧。缝合过紧时不仅拆线困难，还容易导致患者术后不适。

在使用不可吸收单股线缝合时，可以剪掉线尾来消除缝线对患者嘴唇或颊部的刺激（图7.20）。

缝合完成后，可用湿润的无菌纱布再次轻柔地按压皮瓣，以提高复位的准确性，并促使皮瓣下形成薄层纤维蛋白块以加速创口愈合[16]。

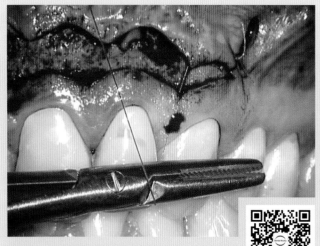

图14.11　用持针器保持缝线与软组织平行以免撕裂软组织，同时术者将缝线折叠握在手中。

扫码关注后
输入xw01
观看视频

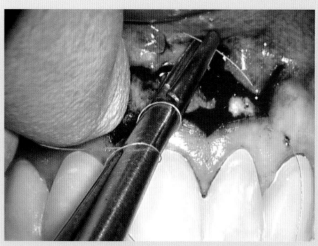

图14.12　将缝线在持针器喙部沿顺时针方向绕两圈。

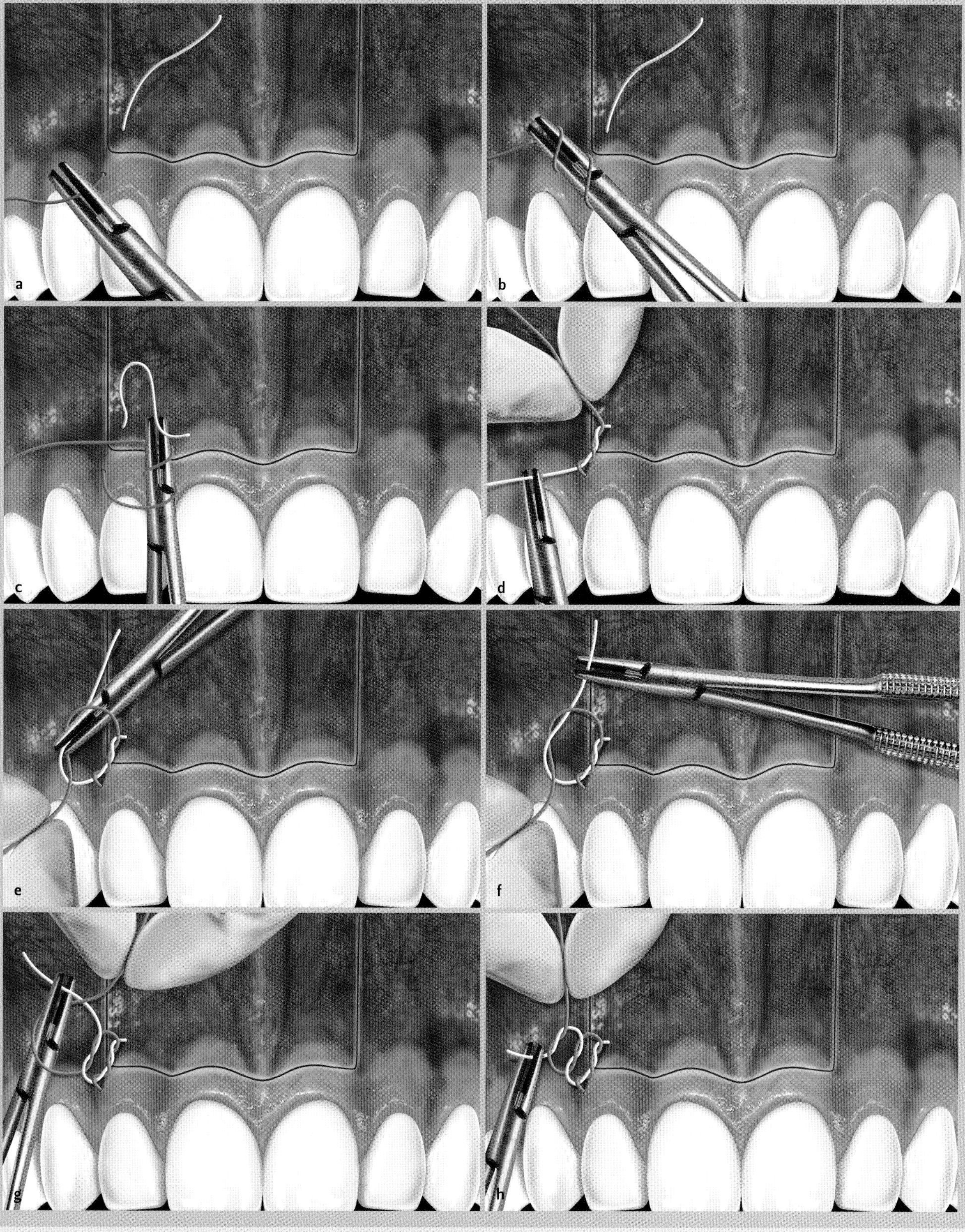

图14.13　a）缝线穿过皮瓣，在游离组织外留3~4cm缝线。b）缝线长的一端顺时针绕持针器两圈。c）持针器夹持缝线短的一端打结。d）术者手指和持针器用力将外科结拉紧。e）缝线长的一端逆时针绕持针器两圈，持针器夹持缝线短的一端打结。f）外科结变得更紧。g）缝线长的一端沿顺时针绕持针器两圈，持针器夹持缝线短的一端打结。h）用更大的力将外科结缚得更紧。

术后医嘱

缝合完成后，患者可离开手术室，将备好的冰袋敷在面部和手术区域（图14.15）。冰敷可以降低血流速度，并有镇痛作用[3]，对冰袋加压有时比冰敷本身更重要[3]。

需告知患者术后一般无疼痛感或仅出现轻微疼痛，一般不会出现轻度至中度镇痛药无法缓解的疼痛[17]。

术后2~3天可能出现轻微肿胀。如果患者之前有过类似的手术经历，且手术流程与之相同，应告知患者可以忘记之前的手术经历（图14.16），因为此次术后不适感很轻微且持续时间很短。

术后医嘱如下：

o 术后的前5/6h，继续冰敷，每小时最少15min

o 术后第1天尽量进软食和温凉饮食

o 术区刷牙要轻柔，避免皮瓣移位，且只刷咬合面或者切端；用0.2%氯己定漱口，每天2次，连续2~3天

o 按说明服用处方药

o 1~2天后拆线

除非患者有相关病史，通常不服用抗生素。如果有相关病史，一般使用常规抗生素。非甾体类抗炎药是一类抗炎和术后镇痛药，通常在术后的前2~3天，每天服用2次（布洛芬600mg），直至术后

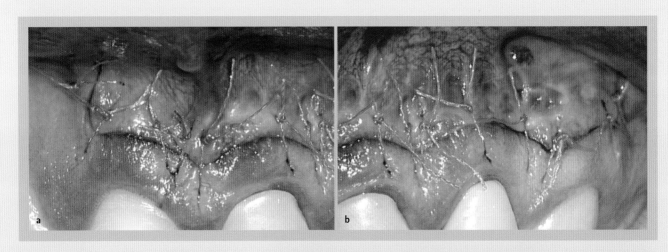

图14.14　皮瓣与附着龈之间无缝隙且组织对位良好，缝合完成。（a）右象限。（b）左象限。

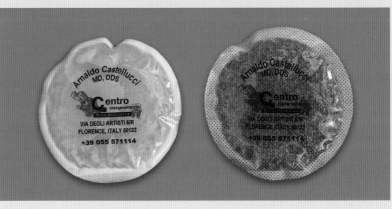

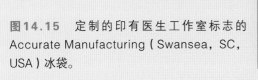

图14.15　定制的印有医生工作室标志的Accurate Manufacturing（Swansea, SC, USA）冰袋。

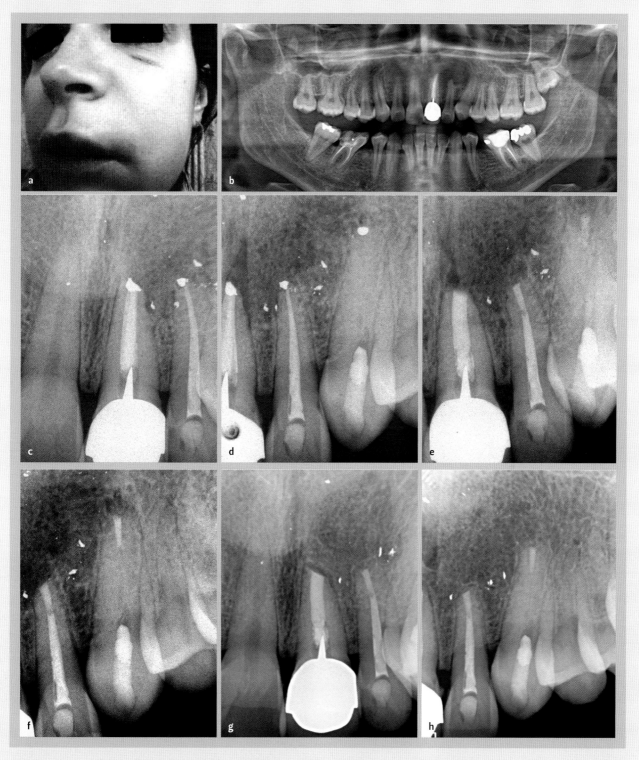

图14.16 a）一位年轻女患者的左上颌中、侧切牙和尖牙曾行手术治疗，口腔外科医生使用传统的手术方法且未使用放大设备，在手术中使用车针和银汞合金对软组织造成创伤。b）术前X线片显示：上颌尖牙无病变，与病变区不相连。c、d）全身麻醉术后的X线片；1个月后窦道未见愈合；这位口腔外科医生对此病例的诊断和治疗计划分别是：3颗牙垂直性根裂，建议拔除后种植修复。e、f）牙髓显微外科术后X线片。g、h）5年后随访X线片。

不适感消失。应告知患者切勿在手术前后服用阿司匹林止痛。

术后15天需要对患者进行随访以检查愈合情况，此时可看到术区愈合良好，创口几乎不可见。

拆线

缝合是在显微镜下进行的，拆线也应在显微镜低倍视野下进行。特别是使用6-0或7-0缝线时，强烈建议使用放大设备。

理想情况下，缝线必须保持在软组织愈合期间不移位，且不利于细菌定植。

根据Gutmann和Harrison的观点[3]，防止缝线对术后伤口愈合产生负面影响的关键是尽早拆线。手术后缝合的主要目的是复位创口边缘并保持稳定，直至术后48h内上皮和肌成纤维细胞–纤维连接蛋白网络充分形成屏障防止皮瓣移位[18]。

若皮瓣已精确复位，那么术后24~48h内就能实现创口一期愈合，这也是建议在术后24~48h内拆线的原因[13,19]。过去认为缝合仅仅是将创口边缘缝到一起并固定，直到机体自身愈合。传统的方法是7~10天后再拆除缝线，临床研究结果似乎也支持这一结论[20]。缝线长期滞留会失去其原有功能而转化为一种刺激物：细菌很快覆盖在缝线上并引起炎

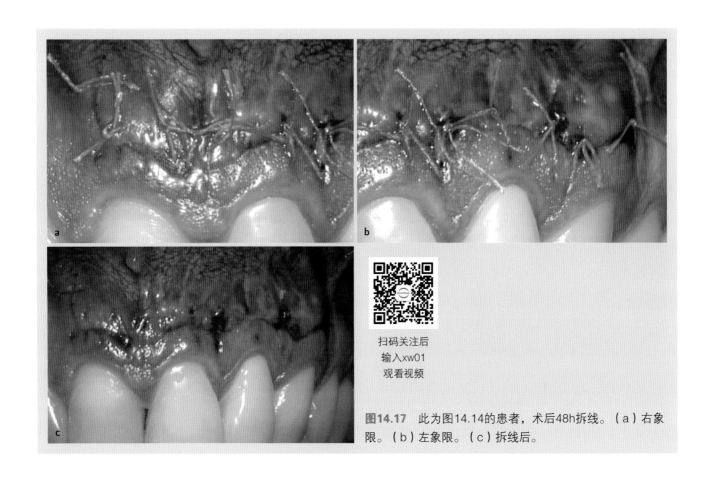

扫码关注后
输入xw01
观看视频

图14.17　此为图14.14的患者，术后48h拆线。（a）右象限。（b）左象限。（c）拆线后。

症、延迟愈合，即二期愈合。这种现象在具有芯吸作用的复丝材料中最为明显，这也是目前不再推荐使用某些材料（如丝线）的原因[13]。

牙周医生处理病变组织时，通常将皮瓣在侧方、根尖方、冠方进行复位，从而达到二期愈合，而根尖手术中则是被动翻瓣且被动地、精确地将皮瓣复位至原始位置，可达到一期愈合，尤其是当手术过程中没有造成其他创伤且均在显微镜下轻柔操作时。

根据Ruben等[21]的理论，上皮爬行生长的速率约为每侧每24h 1mm。形成上皮封闭约需要28h，36～42h后形成的上皮屏障更加明显[22]。

如果在显微镜下将皮瓣精确复位，切口留下的空隙会在24h后完全闭合，缝线也就失去了作用（图14.17和图14.18）。即不需要再保留缝线了。此时缝线只是一个异物，会积聚菌斑，引起炎症，延缓愈合，还会形成瘢痕。另一方面，若在显微镜下进行手术，做扇形切口，被动翻瓣，被动和精确地复

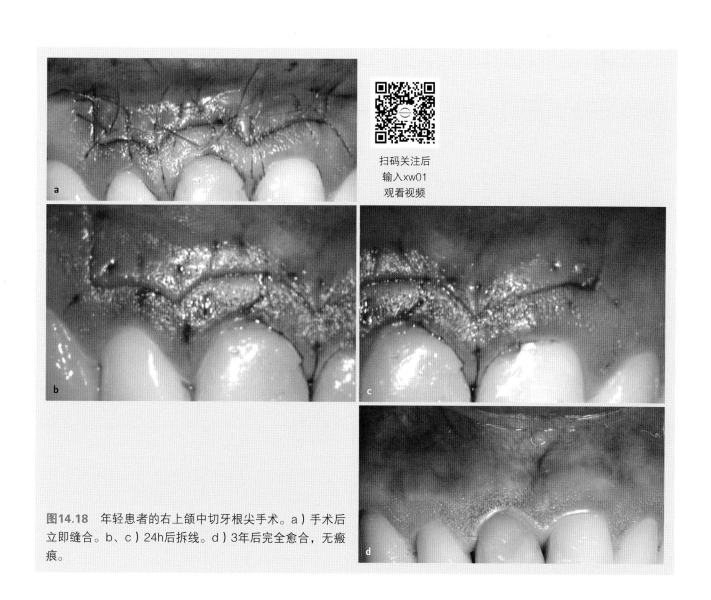

扫码关注后
输入xw01
观看视频

图14.18 年轻患者的右上颌中切牙根尖手术。a）手术后立即缝合。b、c）24h后拆线。d）3年后完全愈合，无瘢痕。

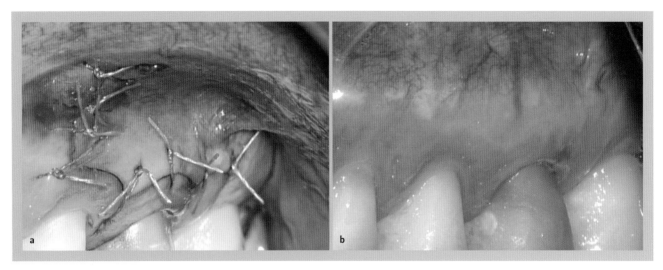

图14.19 a）女性患者左上颌第一磨牙根尖手术，缝合完毕。b）24h后拆线。3年随访，无瘢痕。

位皮瓣，用6-0细丝缝线仔细缝合，则可以在24/48h后拆线，且几乎不留瘢痕（图14.19）。若患者由于某些原因不能于术后2~3天拆线也没有问题（图3.32），但不应超过1周[3,23]。

拆线前，应使用含温和消毒剂的湿纱布清洁缝线及其周围黏膜。这样有助于杀菌并清除缝线上积聚的菌斑和碎屑，从而减少缝线穿过时细菌定植于深层组织的概率[18]。建议使用带有钝刀片的安全末端的缝合剪刀（Laschal Surgical；图14.20）。当助手轻柔地帮助患者牵开嘴唇或脸颊时，术者左手握住Castroviejo持针器夹住缝线的顶端，右手持安全末端的剪刀在缝线最靠近线结的部分剪断，然后将其拉出。使用这种方法时，暴露在口腔中的缝线不会穿过皮瓣，也不会将细菌带入深部组织（图14.21）。

手术伤口的愈合机制

牙髓显微外科治疗后的愈合原理与非手术根管治疗的原理几乎相同，主要区别是手术后愈合需要形成血块。手术伤口会破坏供应黏膜骨膜组织的微脉管系统，因此首要要求是止血并促进凝血。

血管损伤后，血浆成分（如纤维蛋白原）和有形成分（如血小板）会释放到周围组织中。

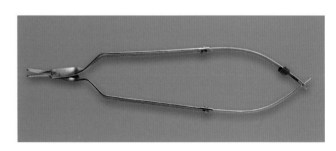

图14.20 Laschal Surgical（Kisco，NY，USA）生产的剪刀，其刀片较钝，非常安全且易于使用。

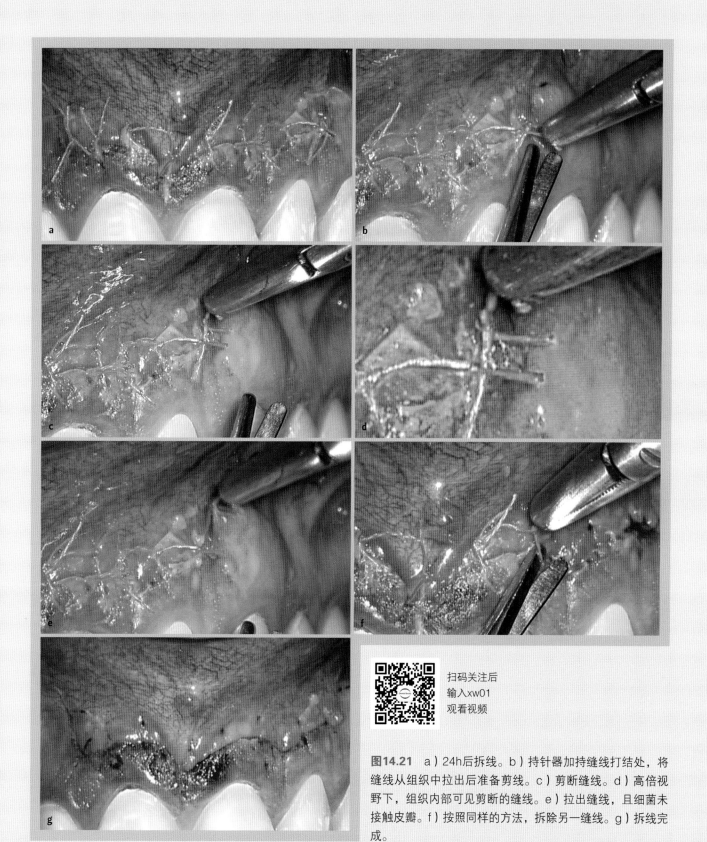

图14.21　a）24h后拆线。b）持针器加持缝线打结处，将缝线从组织中拉出后准备剪线。c）剪断缝线。d）高倍视野下，组织内部可见剪断的缝线。e）拉出缝线，且细菌未接触皮瓣。f）按照同样的方法，拆除另一缝线。g）拆线完成。

扫码关注后
输入xw01
观看视频

触发外源性和内源性凝血机制，继而引发一系列促进血凝块形成的过程[25]。两种凝血机制中的关键步骤是纤维蛋白原转化为纤维蛋白，从而形成纤维蛋白凝块[5,26]。薄层纤维蛋白凝块对快速的一期愈合至关重要，并可在损伤的黏骨膜组织边缘和口腔之间形成初始封闭[24]。当无法实现早期止血且血液继续渗入创口部位时，薄纤维蛋白凝块在伤口愈合中的重要性更为突出。过厚的会延迟愈合，占据空间导致创口边缘贴合不佳，从而导致二期愈合和瘢痕形成[16,21,26]。临床上可见裂开的创口边缘之间较大块的黏液样凝结物。若凝结物在皮瓣和骨皮质之间，通常称为血肿[27]。凝结物抑制伤口愈合，因为它类似屏障，不属于炎性细胞和修复性细胞的途径，必须将其吸收后才能开始结缔组织愈合过程[16,28]。

在手术后数小时内，创口边缘的上皮细胞会发生特定变化[24]。迁移的细胞以单层或片状细胞（可能是几个细胞的厚度）向着伤口表面的中心移动，直到形成细胞接触[28-29]。

创口边缘处相对应的上皮细胞接触会形成上皮封闭（或上皮桥）[30-31]。一旦形成封闭，上皮细胞就会分化，有丝分裂速度加快，并通过成熟过程分化为最终的鳞状上皮[26,28,32]。随着细胞层数增多，形成了有效的上皮屏障，内部结缔组织可继续愈合，而不受到口腔内刺激物的干扰[21,31]。除了防止口腔刺激物进入外，上皮屏障还有两个重要作用[24]。组织液是结缔组织细胞营养的来源，上皮屏障可抑制组织液流失，避免影响组织修复，即上皮屏障通过维持组织的水合作用促进愈合[21]。此外，上皮屏障可极大地提高伤口强度（即抵抗伤口边缘移位或分离的能力）[16,27]。

术后24h可建立薄层上皮封闭，40~72h可建立多层封闭，72~96h可形成上皮屏障。24~48h，创口部位会形成胶原纤维。

综上所述，术后24/48h拆线是可行的。

参考文献

[1] LUI JN, KHIN MM, KRISHNASWAMY G, CHEN NN. *Prognostic factors relating to the outcome of endodontic microsurgery.* J Endod. 2014;40(8):1071-1076.

[2] PETERS LB, WESSELINK PR. *So-ft tissue management in endodontic surgery.* Dent Clin North Am. 1997;41:513-528.

[3] GUTMANN JL, HARRISON JW. *Surgical Endodontics.* St Louis, Missouri: Ishiyaku EuroAmerica; 1994.

[4] LEVINE HL. *Periodontal flap surgery with gingival fiber retention.* J Periodontol. 1972;43:91-98.

[5] LEVINE HL, STAHL SS. *Repair following periodontal flap surgery with the retention of gingival fibers.* J Periodontol. 1972;43:99-103.

[6] SELVIG KA, TORABINEJAD M. *Wound healing after mucoperiosteal surgery in the cat.* J Endod. 1996;22:507-515.

[7] HIATT WH, STALLARD RE, BUTLER ED, ET AL. *Repair following mucoperiosteal flap surgery with full gingival retention.* J Periodontol. 1968;39:11-16.

[8] HARRISON J, JUROSKY K. *Wound healing in the tissues of the periodontium following periradicular surgery. 2. The dissectional wound.* J Endod. 1991;17:544-552.

[9] LILLY GE. *Reaction of oral tissues to sutures materials.* Oral Surg. 1968;26:128-133.

[10] LILLY GE, ARMSTRONG JH, SALEMA JE, ET AL. *Reaction of oral tissues to sutures materials. Part II.* Oral Surg. 1968;26:592-599.

[11] LILLY GE, ARMSTRONG JH, CUTCHER JL. *Reaction of oral tissues to sutures materials. Part III.* Oral Surg. 1969;28:432-438.

[12] LILLY GE, CUTCHER JL, JONES TC, ET AL. *Reaction of oral tissues to sutures materials. Part IV.* Oral Surg. 1972;33:152-157.

[13] SELVIG KA, BIAGIOTTI GR, LEKNES KN, WIKESJO UM. *Oral tissue reactions to suture materials.* Int J Periodontics Restorative Dent. 1998;18:474-487.

[14] PARIKOH M, ASGARY S, EGHBAL MJ, STOWE S, KAKOEL S. *A scanning electron microscope study of plaque accumulation on silk and PVDF suture materials in oral mucosa.* Int Endod J. 2004;37:776-781.

[15] LILLY GE, OSBON DB, HUTCHINSON RA, HEFLICH RH. *Clinical and bacteriologic aspects of polyglycolic acid sutures.* J Oral Surg. 1973;31:103-105.

[16] HIATT WH, STALLARD RE, BUTLER ED, BADGET B. *Repair following mucoperiosteal flap surgery with full gingival retention.* J Periodontol. 1968;39:11-16.

[17] SEYMOUR RA, MEEDHAN JG, BLAIR GS. *Postoperative pain after apicoectomy. A clinical investigation.* Int Endod J. 1986;19:242-247.

[18] GLICKMAN GN, HARTWELL GR. *Endodontic Surgery.* In: Ingle JI, Bakland LK, Baumgartner JC, eds. *Endodontics.* 6th ed. PMPH-USA. 2008:1233-1294.

[19] HARRISON J, JUROSKY K. *Wound healing in the tissues of the periodontium following periradicular surgery. I. The incisional wound.* J Endod. 1991;17:425-435.

[20] VELVART P, PETERS CI. *Soft tissue management in endodontic surgery.* J Endod. 2005;31(1):4-16.

[21] RUBEN MP, SMUCKLER H, SCHULMAN SM, KON S, BLOOM AA. *Healing of periodontal sur-gical wounds.* In: Goldman HM, Cohen DW, eds. *Periodontal therapy.* 6th ed. St. Louis: The CV Mosby Co; 1980:640-754.

[22] MITTLEMAN HR, TOTO PD, SICHER H, ET AL. *Healing in the human attached gingiva.* Periodontics. 1964;2:106-114.

[23] CARR GB. *Surgical Endodontics.* In: Cohen S, Burns RC, eds. *Pathways of the pulp.* 6th ed. St. Louis: Mosby-Year book;1994:535-538.

[24] HARRISON JW. *Healing of surgical wounds in oral mucoperiosteal tissues.* J Endod. 1991;17(8):401-408.

[25] BOUCEK RJ. *Factors affecting wound healing.* Otolaryngol Clin North Am. 1984;17:243-264.

[26] KRAWCZYK WS. *Wound healing in the oral cavity.* In: Shaw JH, Sweeney EA, Cappuccino CC, et al. eds. *Textbook of oral biology.* Philadelphia: WB Saunders; 1978: 937-954.

[27] HARRISON JW, GUTMANN AL (EDS.). *Surgical wound healing. Surgical endodontics.* Boston: Blackwell Scientific Publications; 1991:300-337.

[28] MELCHER AH. *Healing of wounds in the periodontium.* In: Melcher AH, Bowen WH, eds. *Biology of the periodontium.* London: Academic Press; 1969:499-529.

[29] ORDMAN LN, GILLMAN T. *Studies of the healing of cutaneous wo-unds. Part II. The healing of epidermal, appendageal, and dermal injuries inflicted by suture material in the skin of pigs.* Arch Surg. 1966;93:883-910.

[30] ORDMAN LN, GILLMAN T. *Studies in the healing of cutaneous wounds. Part III. A critical comparison in the pig of the healing of surgical incisions closed with sutures or adhesive tape based on tensile strength and clinical and histologic criteria.* Arch Surg. 1966;93:911-928.

[31] ORDMAN LN, GILLMAN T. *Studies in the healing of cutaneous wounds. Part I. The healing of incisions through the skin of pigs.* Arch Surg. 1966;93:857-882.

[32] SCIUBBA J J, WATERHOUSE JP, MEYER J. *A fine structural comparison of the healing of incisional wounds of mucosa and skin.* J Oral Pathol. 1978;7:214-227.

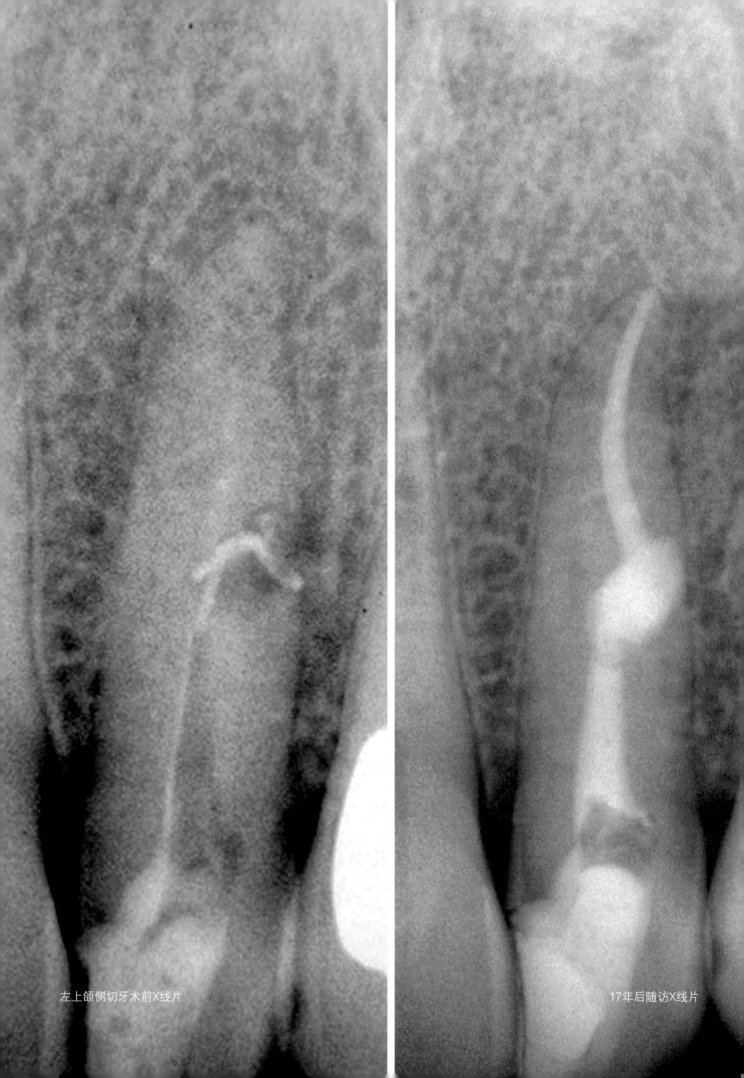

左上颌侧切牙术前X线片   17年后随访X线片

牙髓显微外科治疗的预后
Prognosis of Microsurgical Endodontics

过去的几十年中，牙髓显微外科治疗从根本上改变了根管治疗的预后。目前已研发了许多仪器和技术，以提高根尖手术的精确性。

CBCT等诊断设备改善了术前检查方法[1-2]和放大倍数[3-4]，超声工作尖[5]简化了临床操作，生物相容性充填材料[6]提高了根尖手术的治愈率[7]。

当牙髓病专家发现根尖周透射影时，应考虑以上因素。制订治疗计划的过程非常复杂，需要考虑采取常规的根管治疗还是直接进行手术治疗[8-10]。

对于如何选择治疗方案目前尚无明确共识。此外，最正确的治疗方法通常是经过数次尝试后所选择的最终方案，其中大多数尝试性治疗对患者和口腔医生而言都是很费时的[11-12]。

在诊断过程中，若遇到与根尖部微裂纹相关的病例，即使应拔除患牙，有时也会选择行根尖手术治疗[13-15]。除此之外，还有一些被误诊为需要根尖手术的病例，其根尖切除术的预后均较差。

牙髓显微外科治疗技术的纵向研究概述

如前所述，近30年来，根尖手术的条件已有改善[7]；手术结果与许多因素密切相关，应在日常临床工作中予以考虑。缺少仪器或设备可能会导致治疗效果较差[16]。

若患者术前情况相似，手术视野的放大倍率，使用的超声倒预备尖和充填材料对治疗结果影响较大[7,17-18]。另一方面，根尖周病变的大小[19]，是否存在窦道以及牙周状况[20]是制订治疗计划时需要考虑的临床因素，并可影响显微外科治疗的结果。

非手术再治疗与牙髓显微外科的纵向临床比较表明两种治疗方法的结果无明显差异[21-23]。Riis等[24]认为，牙髓显微外科治疗后愈合较快，但未在研究中得出结论性的结果。

近期研究发现，牙髓显微外科治疗在大多数病例中均能达到较高的成功率：术后3~5年中超过90%的病例是成功的（如本书第1章和第2章中所述）[25]。

最近的关于根尖切除术的系统评价中提出[26]，根尖切除后使用生物相容性材料（例如无机三氧化物聚合物，MTA）进行倒充填治疗效果良好，但并不优于使用氧化锌增强水泥（如SuperEBA，Bosworth，USA，或IRM，Dentsply-Sirona，USA）倒充填的效果。

根尖手术方案也适用于二次治疗，但Gagliani、Gorni等[27]和Peterson和Gutmann[28]均提出，二次手术治疗的成功率略低于首次手术治疗[28]。

临床和影像学的长期疗效评估

随访时间

行根尖切除术和根尖倒充填的患者应在术后3~4年内每年进行随访。

临床和影像学随访评估

使用常规的临床检查和影像学检查评估是否存在异常体征和/或症状，例如：功能丧失、叩诊或触诊压痛、主观不适、松动度、有无窦道、有无感染或肿胀[29]。患者应无任何临床体征/症状，影像学上应观察到术前根尖暗影消失（如果术前存在），并有健康的牙槽骨和牙周膜形成（图15.1）。

当通过影像学表现评估愈合情况时，应特别注意是否存在瘢痕组织。Everett[30]和Penick[31]发现，在根尖手术以及保守的牙髓治疗后完全愈合的病例中存在瘢痕组织，常见于大范围病变愈合后，是致密的纤维结缔组织修复根尖周病变的结果。这种组织具有X线透射性，可能会被误认为治疗失败。此时根尖独立于透射区，周围为健康的牙槽骨（图15.2）。若透射影与经治疗的牙根融合，则视为治疗失败，而不是生成了瘢痕组织。

近来，锥形束计算机断层扫描（CBCT）的使用改变了愈合期间进行疗效评估的方式。Torabinejad等[32]提出了一种新的标准化评估程序，但是这些严格的标准可能会影响医生做出误判，因为其更倾向于评估放射影像而不是患牙的临床情况。

结语

显微外科手术可最大限度地减少手术创伤，提高治疗成功率。当使用放大和照明设备时，可观察到牙根的复杂解剖。使用超声根尖预备器械和生物相容性材料紧密封闭根尖，可以更充分地达到机械和生物学成功的标准。

图15.1 a）左上颌中切牙和侧切牙的术前X线片。数月前两颗牙曾行根尖手术。仅中切牙根尖可见填充物。两颗牙根尖均无明显透射影，但是患者主诉疼痛。b）瘢痕表明患者曾接受过手术治疗。c）翻瓣后可见植骨材料包绕根尖。d）中切牙根尖已切除。e）中切牙根尖倒预备。

扫码关注后
输入xw01
观看视频

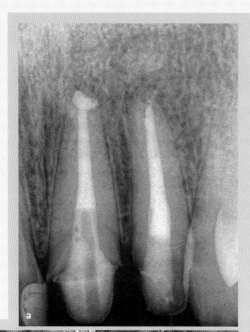

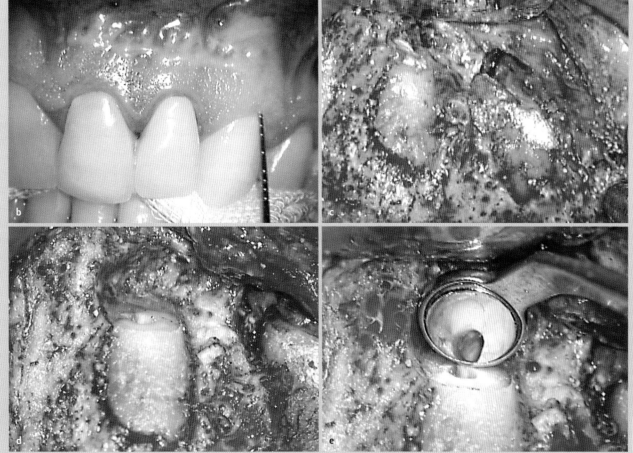

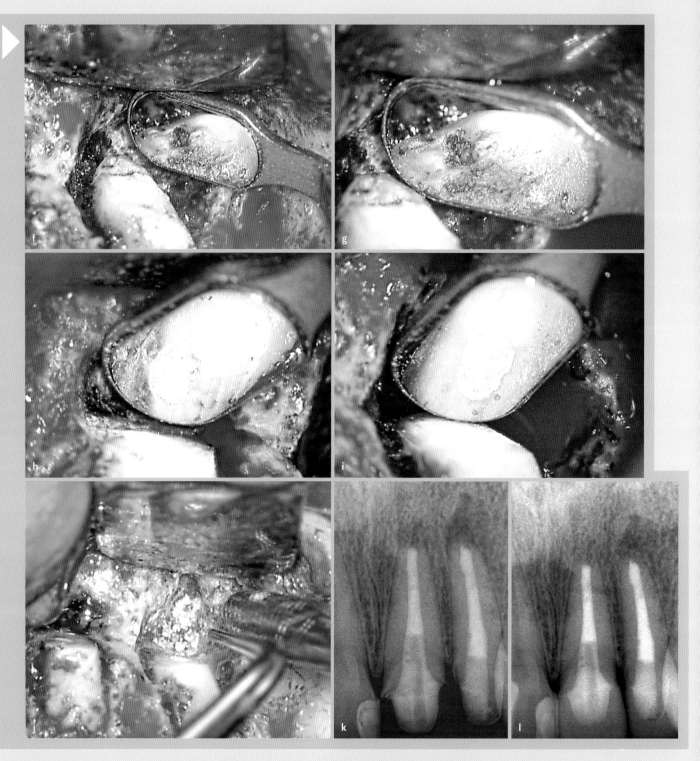

图15.1（续） f、g）上一术者未切除侧切牙根尖。h）中切牙的根尖使用白色MTA倒充填。i）侧切牙的根尖使用白色MTA倒充填。j）使用超声尖Start-X® #3（Maillefer）去除仍位于牙槽窝中的植骨材料；这一过程模拟了牙髓病变的痊愈过程，两患牙根尖的透射影像消失。k）术后X线片。l）3年随访X线片。

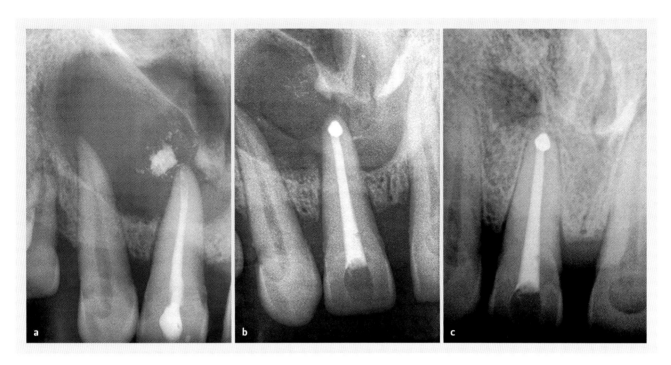

图15.2　a）右上颌侧切牙的术前X线片。可见大面积病变累及相邻中切牙和尖牙，且两颗牙均为活髓。b）术后X线片。c）4年随访X线片。在侧切牙与尖牙之间、侧切牙根方可见明显的透射影，但独立于两颗牙根尖。侧切牙的根尖为健康的牙槽骨；因此，透射影应为原大范围病变愈合后产生的瘢痕组织。

仅靠显微外科手术不会加快上皮的愈合速度，但是切口的精确复位可以在愈合过程中减少上皮迁移的距离。显微外科手术后，软组织愈合更快，是因为组织创伤减少且创口闭合更快。

为使创口更快愈合，需要采取多种措施，包括在术前针对要处理的组织的情况和质量制订准确的治疗计划。切开和翻瓣时，应尽量减少创伤。在整个手术过程中，尤其是在可以有效止血的情况下，皮瓣和牙表面的组织都应保持湿润。最后，在缝合过程中应对软组织进行精细处理，创口边缘精确复位而无张力，并用不可吸收的无创缝线固定[33]。

牙髓显微外科治疗可有效保留天然牙，且目前长期成功率很高，可与原位再治疗和种植术的效果相提并论[34]。

如前所述，显微外科治疗的成功率显著高于传统根尖手术的成功率。

目前仍不确定牙髓逆向治疗是否总是需要行显微外科手术。最近的Meta分析证实，传统的根尖手术已不再作为最新技术[35-36]。

显微外科治疗过程中所用设备非常重要，这是公认的、合理的治疗标准。

参考文献

[1] ROSEN E, TASCHIERI S, DEL FABBRO M, BEITLITUM I, TSESIS I. *The diagnostic efficacy of cone-beam computed tomography in endodontics: a systematic review and analysis by a hierarchical model of efficacy.* J Endod. 2015;41(7):1008-1014.

[2] KRUSE C, SPIN-NETO R, WENZEL A, VAETH M, KIRKEVANG LL. *Impact of cone beam computed tomography on periapical assessment and treatment pla-nning five to eleven years after surgical endodontic retreatment.* Int Endod J. 2018;51(7):729-737.

[3] TASCHIERI S, DEL FABBRO M, TESTORI T, WEINSTEIN R. *Microscope versus endoscope in root-end management: a randomized controlled study.* Int J Oral Maxillofacial Surg. 2008;37(11):1022-1026.

[4] DEL FABBRO M, TASCHIERI S. *Endodontic therapy using magnification devices: a systematic review.* J Dent. 2010;38(4):269-275.

[5] TSESIS I, ROSEN E, SCHWARTZ-ARAD D, FUSS Z. *Retrospective evaluation of surgical endodontic treatment: traditional versus modern technique.* J Endod. 2006;32(5):412-416.

[6] KOHLI MR, BERENJI H, SETZER FC, LEE SM, KARABUCAK B. *Outcome of Endodontic Surgery: A Meta-analysis of the Literature-Part 3: Comparison of Endodontic Microsurgical Techniques with 2 Different Root-end Filling Materials.* J Endod. 2018;44(6):923-931.

[7] TSESIS I, ROSEN E, TASCHIERI S, TELISHEVSKY STRAUSS Y, CERESOLI V, DEL FABBRO M. *Outcomes of surgical endodontic treatment performed by a modern technique: an updated meta-analysis of the literature.* J Endod. 2013;39(3):332-339.

[8] ALANI A, BISHOP K, DJEMAL S. *The influence of specialty training, exp-erience, discussion and reflection on decision making in modern restorative treatment planning.* Br Dent J. 2011;210(4):e4.

[9] BRIGNARDELLO-PETERSEN R. *Evidence about success of endodontic treatment or retreatment versus tooth extraction and implant placement is not sufficient for making clinical decisions.* J Amer Dent Assoc. 2017;148(8):e110.

[10] BURNS LE, VISBAL LD, KOHLI MR, KARABUCAK B, SETZER FC. *Long-term evaluation of treatment planning decisions for non-healing endodontic cases by different gro-ups of practitioners.* J Endod. 2018;44(2):226-232.

[11] DERHALLI M, MOUNCE RE. *Clinical decision making regarding endodontics versus implants.* Comp Contin Educ Dent. 2011;32(4):24-26, 28-30, 32-25; quiz 36.

[12] STOCKHAUSEN R, ASELTINE R, JR, MATTHEWS JG, KAUFMAN B. *The perceived prognosis of endodontic treatment and implant therapy among dental practitioners.* Oral Surg Oral Med Oral Pathol Oral Radiol Endod. 2011;111(2):e42-47.

[13] SONG M, JUNG IY, LEE SJ, LEE CY, KIM E. *Prognostic factors for clinical outcomes in endodontic microsurgery: a retrospective study.* J Endod. 2011;37(7):927-933.

[14] TAWIL PZ, SARAIYA VM, GALICIA JC, DUGGAN DJ. *Periapical microsurgery: the effect of root dentinal defects on short- and long-term outcome.* J Endod. 2015;41(1):22-27.

[15] MADDALONE M, GAGLIANI M, CITTERIO CL, KARANXHA L, PEL-LEGATTA A, DEL FABBRO M. *Prevalence of vertical root fra-ctures in teeth planned for apical surgery. A retrospective cohort study.* Int Endod J.2018;51(9):969-974.

[16] [NO AUTHORS LISTED] *Evidence-based review of clinical stu-dies on surgery.* J Endod. 2009;35(8):1094-1110.

[17] SONG M, SHIN SJ, KIM E. *Outcomes of endodontic micro-resu-rgery: a prospective clinical study.* J Endod. 2011;37(3):316-320.

[18] VON ARX T. *Apical surgery: A review of current techniques and outcome.* Saudi Dent J. 2011;23(1):9-15.

[19] BARONE C, DAO TT, BASRANI BB, WANG N, FRIEDMAN S. *Treatment outcome in endodontics: the Tor-onto study-phases 3, 4, and 5: apical surgery.* J Endod. 2010;36(1):28-35.

[20] KIM D, KU H, NAM T, YOON TC, LEE CY, KIM E. *Influence of Size and Volume of Periapical Lesions on the Outcome of Endodontic Microsurgery: 3-Dimensional Analysis Using Cone-beam Computed Tomography.* J Endod. 2016;42(8):1196-1201.

[21] DANIN J, STROMBERG T, FORSGREN H, LINDER LE, RAMSKOLD LO. *Clinical management of non-healing periradicular pathosis. Surgery versus endodontic retreatment.* Oral Surg Oral Med Oral Pathol Oral Radiol Endod. 1996;82(2):213-217.

[22] KVIST T, REIT C. *Results of endodontic retreatment: a randomized clinical study comparing surgical and nonsurgical procedures.* J Endod. 1999;25(12):814-817.

[23] DEL FABBRO M, TASCHIERI S, TESTORI T, FRANCETTI L, WEINSTEIN RL. *Surgical versus non-surgical en-dodontic re-treatment for per-iradicular lesions.* Cochrane Database Syst Rev. 2007(3):CD005511.

[24] RIIS A, TASCHIERI S, DEL FABBRO M, KVIST T. *Tooth Survival after Surgical or Nonsurgical Endodontic Retreatment: Long-term Follow-up of a Randomized Clinical Trial.* J Endod. 2018;44(10):1480-1486.

[25] TORABINEJAD M, CORR R, HA-

NDYSIDES R, SHABAHANG S. *Outcomes of nonsurgical retreatment and endodontic surgery: a systematic review.* J Endod. 2009;35(7):930-937.

[26] TANG Y, LI X, YIN S. *Outcomes of MTA as root-end filling in endodontic surgery: a systematic review.* New Malden: Quintessence Publishing Co. Ltd.; 2010;41(7):557-566.

[27] GAGLIANI MM, GORNI FG, STROHMENGER L. *Periapical resurgery versus periapical surgery: a 5-year longitudinal comparison.* Int En-dod J. 2005;38(5):320-327.

[28] PETERSON J, GUTMANN JL. *The outcome of endodontic resurgery: a systematic review.* Int Endod J. 2001;34(3):169-175.

[29] ZUOLO ML, FERREIRA MO, GUTMANN JL. *Prognosis in periradicular surgery: a clinical prospective study.* Int Endod J. 2000;33:91-98.

[30] EVERETT FG. *Apicoectomy followed by unusual radiographic finding.* Oral Surg. 1951;4:1531-1533.

[31] PENICK EG. *Periapical repair by dense fibrous connective tissue following conservative endodontic therapy.* Oral Surg. 1961;14:239-242.

[32] TORABINEJAD M, RICE DD, MAKTABI O, OYOYO U, ABRA-MOVITCH K. *Prevalence and Size of Periapical Radiolucencies Using Cone-beam Computed Tomography in Teeth without Apparent Intraoral Radiographic Lesions: A New Periapical Index with a Clinical Recommendation.* J Endod. 2018;44(3):389-394.

[33] VELVART P, PETERS CI. *Soft tissue management in endodontic surgery.* J Endod. 2005;31(1):4-16.

[34] CHERCOLES-RUIZ A, SANCHEZ-TORRES A, GAY-ESCODA C. *Endodontics, Endodontic Retreatment, and Apical Surgery Versus Tooth Extraction and Implant Placement: A Systematic Review.* J Endod. 2017;43(5):679-686.

[35] SETZER FC, SHAH SB, KOHLI MR, KARABUCAK B, KIM S. *Outcome of endodontic surgery: a meta-analysis of the literature-Part 1: Comparison of traditional root-end surgery and endodontic microsurgery.* J Endod. 2010; 36(11):1757-1765.

[36] SETZER FC, KOHLI MR, SHAH SB, KARABUCAK B, KIM S. *Outcome of endodontic surgery: a meta-analysis of the literature-Part 2: Comparison of endodontic microsurgical techniques with and without the use of higher magnification.* J Endod. 2012;38(1):1-10.